Woher kommt Gewalt?

Bernhard Bogerts

Woher kommt Gewalt?

Von Neurowissenschaft bis Soziologie – eine mehrdimensionale Betrachtung

Unter Mitarbeit von Christian Steinmetz

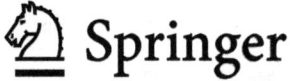

Bernhard Bogerts
Salus-Institut
Magdeburg, Sachsen-Anhalt, Deutschland

ISBN 978-3-662-63337-3   ISBN 978-3-662-63338-0 (eBook)
https://doi.org/10.1007/978-3-662-63338-0

Die Deutsche Nationalbibliothek verzeichnet diese Publikation in der Deutschen Nationalbibliografie; detaillierte bibliografische Daten sind im Internet über http://dnb.d-nb.de abrufbar.

© Der/die Herausgeber bzw. der/die Autor(en), exklusiv lizenziert durch Springer-Verlag GmbH, DE, ein Teil von Springer Nature 2021
Das Werk einschließlich aller seiner Teile ist urheberrechtlich geschützt. Jede Verwertung, die nicht ausdrücklich vom Urheberrechtsgesetz zugelassen ist, bedarf der vorherigen Zustimmung der Verlage. Das gilt insbesondere für Vervielfältigungen, Bearbeitungen, Übersetzungen, Mikroverfilmungen und die Einspeicherung und Verarbeitung in elektronischen Systemen.
Die Wiedergabe von allgemein beschreibenden Bezeichnungen, Marken, Unternehmensnamen etc. in diesem Werk bedeutet nicht, dass diese frei durch jedermann benutzt werden dürfen. Die Berechtigung zur Benutzung unterliegt, auch ohne gesonderten Hinweis hierzu, den Regeln des Markenrechts. Die Rechte des jeweiligen Zeicheninhabers sind zu beachten.
Der Verlag, die Autoren und die Herausgeber gehen davon aus, dass die Angaben und Informationen in diesem Werk zum Zeitpunkt der Veröffentlichung vollständig und korrekt sind. Weder der Verlag, noch die Autoren oder die Herausgeber übernehmen, ausdrücklich oder implizit, Gewähr für den Inhalt des Werkes, etwaige Fehler oder Äußerungen. Der Verlag bleibt im Hinblick auf geografische Zuordnungen und Gebietsbezeichnungen in veröffentlichten Karten und Institutionsadressen neutral.

Titelbild: Fight in a football game crowd © Adobe Stock

Planung/Lektorat: Joachim Coch
Springer ist ein Imprint der eingetragenen Gesellschaft Springer-Verlag GmbH, DE und ist ein Teil von Springer Nature.
Die Anschrift der Gesellschaft ist: Heidelberger Platz 3, 14197 Berlin, Germany

Vorwort

Gewalt tritt in vielgestaltiger Form auf und kann alle Lebensbereiche betreffen. Voraussetzung zur Eindämmung von Gewalt ist die Kenntnis von deren Erscheinungsformen und Ursachen. Wegen der Bedeutung dieses Themas ist es nicht verwunderlich, dass in letzter Zeit hierzu mehrere exzellente und recht umfangreiche Bücher publiziert wurden. Diese beleuchten jedoch das Gewaltproblem aus dem Blickwinkel einzelner Fachrichtungen heraus. Hierzu gehört das einflussreiche Buch von Pinker *Gewalt: Eine neue Geschichte der Menschheit*, dessen Schwerpunkt in historischen, evolutionsbiologischen und neuropsychologischen Aspekten liegt, die Bücher von Raine *Als Mörder geboren – Die biologischen Ursachen von Gewalt und Verbrechen*, Sapolsky *Gewalt und Mitgefühl: Die Biologie des menschlichen Verhaltens* und Haller *Neurobiopsychological Perspectives on Aggression and Violence* mit einem neurobiologischen, das Buch von Straßmaier und Werbik *Aggression und Gewalt, Theorien, Analysen und Befunde* mit einem psychologischen Fokus, die Bücher von Metz *Geschichte der Gewalt* und Gerlach *Extrem gewalttätige Gesellschaften* zur historischen Sichtweise sowie das Buch von Armstrong *Im Namen Gottes: Religion und Gewalt*, um nur einige zu nennen. In den verfügbaren interdisziplinären deutschsprachigen Werken zum Thema wie *Gewalt – Ein interdisziplinäres Handbuch* (Hrsg. Gudehus u. Christ) finden sich in der Regel fachspezifische Einzelbeiträge verschiedener Autoren unter Vernachlässigung integrativer Ansätze mit Ausnahme des 2009 erschienen Buches von Wahl *Aggression und Gewalt: Ein biologischer, psychologischer und sozialwissenschaftlicher Überblick*. Die Motivation zum Schreiben dieses Buches bestand darin, eine die verschiedenen Teildisziplinen zusammenfassende aktualisierte mehrdimensionale Sichtweise des Gewaltphänomens in überschaubarer und allgemeinverständlicher Form unter Berücksichtigung des weltweiten Literaturstandes anzubieten. Um dieses Ziel zu erreichen, wurde bei der Komplexität des Gegenstandes oft eine vereinfachende Darstellungsweise neurowissenschaftlicher, genetischer, psychologischer und sozialwissenschaftlicher Sachverhalte notwendig. Hinweise auf wissenschaftliche Details und weiterführende Publikationen finden sich im umfangreichen Literaturverzeichnis.

Der Autor dieses Buches ist Psychiater und Hirnforscher, seine Kernkompetenzen liegen somit auf klinischem und neurowissenschaftlichem Gebiet. Das komplexe Bedingungsgefüge der vielen Facetten von Gewalt wird aber nur durch eine integrative Sichtweise neurobiologischer, psychologischer, psychopathologischer und soziologischer Gesichtspunkte verstehbar. Die Einbeziehung von soziologischem Wissen in dieses Buch erfolgte mit Hilfe von Herrn Steinmetz (M.A.), wissenschaftlicher Mitarbeiter des Salus-Instituts.

Das Buch ist so aufgebaut, dass zunächst Ausmaß und Art des Auftretens verschiedener Gewaltphänomene mit besonderer Berücksichtigung der Situation in Deutschland (Stand 2020) dargestellt werden. Daran anschließend werden die Prinzipien der evolutionsbiologischen sowie die der genetischen und der neurowissenschaftlichen Grundlagen erklärt. Es folgt eine laienverständliche Zusammenfassung von Theorien und Befunden aus Psychologie, Psychiatrie und Sozialwissenschaften bei besonderer Gewichtung psychischer Störungen, hedonistischer und kollektiver Gewalt sowie des sensiblen Themas Religion und Gewalt. In den Kapiteln über Hirnpathologie, Amok, Terror und hedonistische Gewalt werden markante Beispiele aufgeführt.

Eine Zusammenfassung mehrerer unterschiedlicher Wissenschaftsgebiete zu einem so weitreichenden und komplexen Themenfeld durch nur einen Autor wird es mit sich bringen, dass Experten der einzelnen Teilbereiche Ergänzungen vorzutragen wissen. Die Intensivierung eines fachrichtungsübergreifenden Dialoges zur Erforschung der Ursachen von Gewalt ist ein wesentliches Anliegen dieses Buches, um damit die Voraussetzungen einer besseren Prävention zu schaffen.

Magdeburg
Februar 2021

Bernhard Bogerts

Danksagung

Die Zuarbeit zur inhaltlichen Gestaltung sozialwissenschaftlicher Aspekte und der Abbildungen verdanke ich Herrn Christian Steinmetz, wissenschaftlicher Mitarbeiter des Salus-Instituts Magdeburg. Frau Müller-Tönnigs danke ich für die Hilfe bei den Schreibarbeiten und bei der Erstellung der Diagramme.

Mein besonderer Dank gilt Herrn Thomas Kluger, der in vielen freundschaftlichen Diskussionen hilfreiche Kommentare zu allen Kapiteln des Buches einbrachte, zudem Frau Prof. Dr. Anne-Maria Möller-Leimkühler für die wertvollen Anregungen zum Gesamtkonzept des Buches. Meinen Schwestern danke ich für die kritische Prüfung des Textes auf Laienverständlichkeit und Lesbarkeit. Nicht zuletzt habe ich Herrn Fietz-Mahlow, Geschäftsführer der Salus-Altmark Holding, zu danken für die Schaffung hervorragender Rahmenbedingungen zum Verfassen dieses Buches.

Inhaltsverzeichnis

1	**Einleitung**	1
2	**Formen von Gewalt**	3
	Literatur	6
3	**Vorkommen, Häufigkeit und Folgen von Gewalt**	7
	Gewaltdimensionen im globalen Vergleich	7
	Gewalt in Deutschland	9
	Gewalt in der Partnerschaft	11
	Kindesmisshandlung	12
	Psychische und wirtschaftliche Langzeitfolgen von Gewalt	13
	Derzeitige Situation im historischen Vergleich	14
	Literatur	16
4	**Warum gehört Gewaltneigung zu den menschlichen Eigenschaften?**	19
	Aggression und Gewalt als Resultat der Menschheitsentwicklung: Phylogenetische Ursachen	19
	Variation von Wesensmerkmalen durch Genselektion	21
	Phylogenese als Grundlage von Gewaltneigung und prosozialem Verhalten	22
	Warum verschwanden Vor- und Frühmenschen?	24
	Abnahme von Gewalt mit zunehmender Zivilisation?	26
	Literatur	31

5	**Erblichkeit aggressiven Verhaltens**	35
	Bedeutung der Gene für das Verhalten	35
	Zusammenspiel von Genen und Umwelt – Epigenetik	36
	Wie stark ist der Einfluss der Gene? Zwillings- und Familienforschung	37
	Welche Gene spielen eine Rolle?	39
	Was bewirken Gene im Gehirn?	41
	Können Genanalyen gefährliches Verhalten voraussagen?	41
	Auch prosoziales Verhalten unterliegt genetischen Einflüssen	42
	Gene und die Zukunft unseres Verhaltens	42
	Literatur	43
6	**Neurobiologie der Gewalt**	47
	Nachweis von „Aggressionszentren" im Gehirn	47
	Steuerung und Kontrolle der „Aggressionszentren" im Gehirn	51
	Phylogenetische Dreiteilung von Hirnstruktur und -funktion: Konzept des limbischen Systems	52
	Stadien des Informationsflusses durch das Gehirn	55
	Verbindung zwischen Gewalt- und Belohnungszentren	56
	Hirnbiologische Grundlagen von Ethik und Moral?	59
	Hirnaktivität bei Empathie	59
	Mitmenschlichkeit ist trainierbar	60
	Literatur	61
7	**Hirnstruktur und Hirnfunktion von Gewalttätern**	65
	Untersuchungen des Gehirns mit bildgebenden Verfahren	65
	Ursachen der Hirnstruktur- und -funktionsdefizite	67
	Historische Fälle – prominente Beispiele	67
	Hirnpathologische Befunde bei inhaftierten Gewalttätern	71
	Literatur	73
8	**Bedeutung von Hormonen und Botenstoffen des Gehirns**	77
	Testosteron	77
	Oxytocin	78
	Serotonin	80
	Literatur	80
9	**Geschlechterdifferenz der Gewaltneigung**	83
	Phylogenetische Ursachen	83
	Hirnbiologische Korrelate der Geschlechtsdifferenz	84
	Literatur	85

10	**Psychische Störungen und Gewaltneigung**	87
	Allgemeines Gewaltrisiko psychischer Erkrankungen	87
	Schizophrene und psychotische Erkrankungen	89
	Depressive Erkrankungen	91
	Bipolare Erkrankungen	91
	Aufmerksamkeitsdefizit – Hyperaktivitätsstörung (ADHS)	92
	Hirnorganische Psychosyndrome	92
	Posttraumatische Belastungsstörungen	93
	Borderline-Persönlichkeitsstörung	94
	Dissoziale/antisoziale Persönlichkeitsstörungen	95
	Psychopathie („psychopathy")	95
	Narzisstische und histrionische Persönlichkeitsstörungen	96
	Paranoide Persönlichkeitsstörungen – Fanatiker	96
	Pathologischer Jähzorn – Wutsyndrom – Choleriker	97
	Wie hoch ist das Gewaltrisiko durch Persönlichkeitsstörungen?	98
	Literatur	99
11	**Alkohol, Drogen und Gewalt**	103
	Sucht als Ursache und Folge von Gewalt	103
	Häufigkeit von Gewalt unter Alkoholeinfluss	104
	Wirkung von Alkohol im Gehirn	105
	Wirkungen von Drogen	106
	Drogenterror	107
	Literatur	108
12	**Psychologie der Gewalt**	111
	Historische Erklärungsversuche	111
	Triebtheorien von Freud und Lorenz	114
	Frustrationstheorie und Lerntheorie	115
	Gewalt – ein Produkt der Zivilisation?	116
	Gewalt nur als Reaktion auf Unrecht oder Zurücksetzung?	116
	Banalität des Bösen	117
	Neue psychologische Aggressionstheorien	120
	Die dunkle Tetrade der Persönlichkeit	122
	Literatur	124
13	**Gewalt als Selbstzweck und Lustgewinn**	127
	Aktuelle und historische Beispiele	127
	Folter und Sadismus	129
	Sadistische Serienmörder	130

Rache 132
Kollektive Gewalt als Rauschzustand 132
Hedonistische Gewalt als Relikt der Stammesgeschichte 134
Hirnbiologische Korrelate hedonistischer Aggression 136
Literatur 139

14 Soziale Ursachen von Gewalt 143
Historische und geografische Schwankungen der Gewalthäufigkeit 143
Bedeutung des staatlichen Gewaltmonopols zur Eingrenzung von Gewalt 145
Kehrseiten des staatlichen Gewaltmonopols 147
Polizeigewalt 149
Wirtschaftliche Verhältnisse und Gewalt 149
Gesellschaftliche Einstellung zur Gewalt 151
Einteilung von Gewalt nach Reemtsma 151
Anomie und Desintegration als Ursachen von Gewalt 152
Literatur 156

15 Gewalt bei Kindern und Jugendlichen – frühe Risikofaktoren 159
Neurobiologie des heranreifenden Gehirns 159
Vorkommen und Häufigkeit 160
Nehmen Gewalthandlungen bei Kindern und Jugendlichen zu? 161
Ursachen von Aggressivität im Kindes- und Jugendalter 162
Neue Medien und Gewaltrisiko bei Jugendlichen 165
Vorhersagbarkeit künftiger Gewalttätigkeit bei Kindern und Jugendlichen? 166
Extremistische Einstellungen bei Jugendlichen 168
Literatur 168

16 Amok und School Shooting 173
Unterschied zwischen Amok und Terror 173
Häufigkeit von Amokläufen in Deutschland 174
Häufigkeit von Amokläufen in den USA 175
School-Shootings weltweit 175
School Shootings in Deutschland 176
Wer wird Amoktäter? 179
Untersuchung von überlebenden Amokläufern 179
Weitere Forschungsprojekte zur Psyche von Amokläufern 181
Maßnahmen zur Prävention von Amokläufen an Schulen 182

Frühe Warnsymptome – „Leaking" 184
Warnsymptome bei erwachsenen Amokläufern 185
Welche Hirnfunktionen sind bei Amokläufern geschädigt? 185
Amoktaten im Vorlaufstadium schizophrener Erkrankungen 187
Künftiges Risiko von Amoktaten 189
Literatur 189

17 Terror 195
Was ist Terror? 195
Historischer Hintergrund und aktuelle Entwicklungen 196
Zunehmende Bedeutung des Internets 198
Nimmt der Terrorismus zu? 199
Wer wird Terrorist? 200
Psychische Erkrankungen in Einzelfällen 201
Psychologie und Soziologie des Linksterrorismus 202
Psychologie und Soziologie des Rechtsterrorismus 203
Rechtsterrorismus als überwiegend männliches Phänomen 204
Islamistischer Terrorismus 205
Besonderheiten des salafistischen Terrorismus 207
Gemeinsame Charakteristika von Terrorgruppen 208
Merkmale terroristischer Einzeltäter 209
Hirnstruktur und Hirnfunktion von Terroristen 211
Zusammentreffen von Persönlichkeitsanlage und Umfeld bei Terroristen 212
Literatur 213

18 Kollektive Gewalt, Fremdenfeindlichkeit, Pogrome, Völkermord 219
Kollektive Gewalt als Hinterlassenschaft der Evolution 219
Ähnlichkeiten zwischen Mensch und Tier 220
Historische Dimensionen kollektiver Gewalt 222
Risikofaktoren für Kriege und Genozide 225
Sozialwissenschaftliche Untersuchungen zur Entstehung von Gruppenhass und -gewalt 226
Gruppengewalt als männliche Domäne 230
Aufhebung von Hemmmechanismen – Verhalten im Krieg 231
Enthemmung als Phänomen der Massenpsychologie 233
Hirnbiologische Korrelate von Gruppenaggression und Rassismus 234
Kennenlernen gegen Vorurteile 235
Literatur 236

19 Sexuelle Gewalt — 241
Definition — 241
Häufigkeit — 242
Tätertypen — 243
Krieg und sexuelle Gewalt — 245
Phylogenetische Aspekte — 245
Literatur — 246

20 Religion und Gewalt — 249
Gemeinsame Charakteristika der großen Religionen — 249
Gewalt im Namen der Religionen — 250
Islam — 250
Christentum — 252
Judentum — 255
Buddhismus und Hinduismus — 257
Sekten — 258
Psychologische und soziologische Erklärungsmodelle für den Zusammenhang zwischen Religion und Gewalt — 259
Neurowissenschaftliche Erklärungsmodelle für den Zusammenhang zwischen Religion und Gewalt — 261
Religiöse Phänomene und Gewalt bei Hirnerkrankungen — 263
Grenzen der Erkenntnis — 264
Literatur — 265

21 Schlussfolgerungen für die Vorhersage und Prävention von Gewalt — 269
Grenzen der Vorhersagbarkeit individueller Gewalt — 269
Vorhersagbarkeit kollektiver Gewalt — 272
Phylogenetische Disposition zu individueller und kollektiver Gewalt bleibt unverändert — 272
Derzeitige Ausgangslage zur Gewaltprävention — 273
Präventionsprojekte — 274
Schlussbemerkung — 276
Literatur — 276

Über den Autor

Prof. Dr. med. Bernhard Bogerts ist Facharzt für Psychiatrie und Psychotherapie. Nach mehreren Jahren Tätigkeit in der Hirnforschung und anschließender klinischer und wissenschaftlicher Arbeit in der Psychiatrischen Universitätsklinik in Düsseldorf war er von 1994 bis 2015 Klinikdirektor und Ordinarius für Psychiatrie an der Medizinischen Fakultät der Universität Magdeburg. Seit seiner Emeritierung ist er Leiter des Salus-Institutes in Magdeburg, dessen Forschungsschwerpunkt Ursachen von Gewalt ist. Für seine Forschungsarbeiten zu hirnbiologischen Veränderungen bei psychischen Störungen wurde er mehrfach ausgezeichnet. Zudem wurde er durch seine Arbeiten über psychische und hirnpathologische Befunde bei Gewalttätern bekannt.

1

Einleitung

Menschliches Zusammenleben zeichnet sich überwiegend durch friedfertiges Miteinander aus; zwischenmenschliche Harmonie bestimmt unser Leben viel häufiger als Dissonanz. Gewalt taucht jedoch mitunter als spontanes oder geplantes Verhalten Einzelner oder ganzer Gruppen auf, manchmal aber auch – und dafür gibt es derzeit und in der Geschichte zahlreiche Beispiele – als ein sich bedrohlich entfaltendes Massenphänomen, das schließlich apokalyptische Ausmaße annehmen kann.

Warum gibt es überhaupt Gewalt in ihren verschiedenen Formen: Gewalthandlungen einzelner Täter, Gewalt zwischen Gruppen, Randale und Krawalle durch Gangs und Hooligans, gewaltsame ethnische und religiöse Konflikte, Extremgewalt in Form von Amok und Terror bis hin zu kriegerischen Auseinandersetzungen und Völkermord. Wie und wo entsteht Gewalt in unserem Gehirn? Warum hat sich Gewaltneigung in der Entwicklung der Menschheit als nicht unerheblicher Teil unseres Verhaltensrepertoires etabliert? Welche Einflüsse auf die Persönlichkeitsentwicklung können zu gewalttätigen Charakteren führen? Wie oft ist Gewalt Produkt einer krankhaften Psyche? Spielen Gene eine Rolle? Welche sozialen Konstellationen tragen dazu bei?

Dieses Buch bietet eine integrative Sichtweise des Gewaltphänomens an, das sonst verschiedene Disziplinen wie Kriminologie, Soziologie, Psychologie, Hirnforschung, Genetik, Pädagogik, Geschichtswissenschaften und Justiz aus unterschiedlichen Blickwinkeln und häufig ohne weitere Berücksichtigung der Erkenntnisse der benachbarten Wissensgebiete zu erklären versuchen. Insbesondere sollen die Sozialwissenschaften, die derzeit die Meinungsbildung zu dieser Thematik dominieren, durch hirnbiologische, phylogenetische, psychologische und psychiatrische Aspekte ergänzt werden.

2

Formen von Gewalt

Aggressivität und daraus resultierende Gewalt sind komplexe Phänomene vielfältig ineinandergreifender Ursachen. Gewalt tritt nicht nur in physischer Form auf mit dem Ziel der körperlichen Schädigung, Unterwerfung, Beseitigung oder Vernichtung anderer. Häufiger sind Praktiken von psychischer Aggression in Form von Mobbing, Intrigen, Stalking, Bullying, Cyber-Mobbing, Diffamierung, Ausgrenzung bis hin zu psychischem Terror mit all seinen Varianten, deren Erfindungsreichtum mitunter unbegrenzt erscheint. Nicht weniger bedeutsam ist sog. strukturelle Gewalt, womit Unterdrückung und Ausbeutung ganzer Menschengruppen gemeint ist.

Aufgrund des multidimensionalen Charakters von Gewalt, der Gegenstand oft kontrovers geführter Diskussionen zwischen Sozialwissenschaftlern, Psychologen und Neurobiologen ist, ist es nicht verwunderlich, dass es unterschiedliche Auffassungen zu Ursachen, Definitionen, Einteilungskriterien und Prävention des Phänomens Gewalt gibt.

Dieses Buch widmet sich vorwiegend der physischen Gewalt. Die vielfältigen Formen psychischer Gewalt und struktureller Gewalt, die ähnlich desaströse Folgen haben können wie direkte körperliche Gewaltanwendung und dieser oft vorangehen, stehen nicht im Mittelpunkt dieses Buches.

Folgende Erscheinungsformen von physischer Gewalt können unterschieden werden:

I. Einteilung in Einzeltäter- oder Gruppengewalt:

a) **Individuelle Gewalt,** bei der eine einzelne Person gegen eine oder mehrere andere Personen gewalttätig wird, z. B. in Form von Körperverletzung, Freiheitsberaubung, Vergewaltigung, Mord, Totschlag bis hin zu Amokläufen.

b) **kollektive Gewalt,** bei der eine Gruppe von Menschen eine andere oder Einzelpersonen angreift, angefangen bei Randalen und Schlägereien von Hooligans, Auseinandersetzungen zwischen Gangs, Stämmen, radikalisierten politischen Gruppen oder Religionsgemeinschaften bis hin zu Pogromen, Kriegen und Völkermord. Zur kollektiven Gewalt gehören auch Vertreibungen, Deportationen und Umsiedlungen, die auch ohne Anwendung direkter körperlicher Gewalt oft ein Massensterben der Betroffenen zur Folge hatten.
Akteure kollektiver Gewalt berufen sich – ähnlich wie Terroristen – in der Regel auf gewaltrechtfertigende Ideologien.

c) **staatliche Gewalt** in Form eines Gewaltmonopols zur Aufrechterhaltung und Sicherung eines politischen oder gesellschaftlichen Systems, zur Durchsetzung von Rechtsnormen und zum Schutz der Bürger. Zahlreiche Beispiele aus der Geschichte zeigen jedoch, dass staatliche Gewalt nicht nur die Ordnung erhalten soll und sicherheitsgarantierenden Zielen dient, sondern – je nach Art des politischen Systems und gewaltsanktionierender Ideologien – auch immense Formen von Staatsterror annehmen kann.

II. Einteilung nach Ursachen und Motivation:

Unabhängig von der Zahl der durchführenden Personen und der Art der Ausübung kann Gewalt nach Ursachen oder Motiven unterteilt werden:

a) **reaktive Gewalt,** die durch Provokation oder Bedrohung ausgelöst wird und diese beseitigen soll. Zur reaktiven Gewalt gehört im weiteren Sinn auch Rache, somit der Drang, den Schaden in gleicher Münze heimzuzahlen. Zu den reaktiven Gewalttätern zählen häufig die von der Justiz und der Gerichtspsychiatrie als Affekttäter bezeichneten Delinquenten.

b) **proaktive, d. h. geplante und vorsätzliche Gewalt,** mit der von vornherein beabsichtigt ist, sich durch Schädigung anderer einen eigenen Vorteil zu verschaffen. Ziele sind Machtausübung, Dominanzstreben,

Bereicherung, Habgier, Unterwerfung, Vertreibung oder Beseitigung anderer, ohne dass von den Gewaltopfern eine Provokation ausging. Hierzu gehören räuberische und ausbeuterische Gewalt, sexuelle Gewalt, Gewalt aus Dominanzstreben oder zum Machterhalt, aber auch hedonistische Gewalt, die um ihrer selbst willen ausgeübt wird, weil sie Spaß macht, somit dem Lustgewinn dient, bis hin zu Sadismus und Folter.

c) **Rache und Vergeltung** als Kombination von reaktiver und proaktiver Gewalt. Im Übergangsbereich von reaktiver und proaktiver Gewalt liegen auch gewaltsames Aufbegehren gegen tatsächliche oder vermeintliche Unterdrückung und Ausbeutung.

d) **Gewalt als Resultat einer krankhaften seelischen Störung oder Hirnschädigung:** Hierzu gehören wahnhafte Symptome bei psychotischen Erkrankungen, Störungen der Affekte, schwere Persönlichkeitsstörungen, krankhafter Fanatismus sowie Schädigungen bestimmter gewaltkontrollierender Bereiche des Hirngewebes.

Diese Einteilung von Gewalt ist nicht als schubladenförmige Trennung der hier aufgeführten einzelnen Formen zu verstehen; oft sind fließende Übergänge oder Kombinationen anzutreffen. Reaktive Gewalt kann sich mit geplanter oder krankheitsbedingter verbinden, individuelle mit kollektiver Gewalt.

Von Galtung[1] wurden die Begriffe „**strukturelle Gewalt**" und „kulturelle Gewalt" in die Diskussion eingeführt. Damit sind in Abgrenzung zu direkter personaler Gewalt Repressionen durch politische und gesellschaftliche Strukturen, kulturelle Systeme oder Ideologien gemeint, die Menschen an den Möglichkeiten ihrer Verwirklichung hindern[1], ohne dass konkrete gewaltausübende Akteure erkennbar sind. Die Folgen von Unterdrückung, Ausbeutung, Ausgrenzung, extremer Einkommensungleichheit, maroden Rechtssystemen, moderner Sklaverei, damit einhergehender Armut, unzureichender medizinischer Versorgung sowie Mangel an Nahrung und anderen lebensnotwendigen Gütern können zweifellos noch desaströser sein als die Folgen direkter physischer Gewaltanwendung[2].

Der Begriff „strukturelle Gewalt" wurde kritisiert, da er unscharf und beliebig auslegbar sei und fast alle soziale Ungerechtigkeiten so bezeichnet werden könnten[3]. Zudem wurde eingewandt, dass jede Form direkter physischer personaler Gewaltausübung im Erleben der Beteiligten völlig unvergleichbar sei mit dem, was als strukturelle Gewalt bezeichnet wird. Auch sind es immer konkrete soziale Akteure oder Personengruppen, die sich motiviert durch Macht-, Dominanz- oder Besitzstreben bestimmter

Strukturen, politischer Systeme oder Ideologien bedienen, um die eigenen Möglichkeiten auszubauen und die anderer einzuschränken. Somit beinhalten die Konzepte der strukturellen und kulturellen Gewalt immer eine– wenn auch indirekte – Form personaler Gewalt.

Literatur

1. Galtung J. Violence, Peace, and Peace Research. *J Peace Res*. 1969;6(3):167–191. doi: https://doi.org/10.1177/002234336900600301
2. Lee BX. *Violence – An interdisciplinary appoach to causes, consequences, and cures*. Wiley Blackwell; 2019.
3. Riekenberg M. Auf dem Holzweg? Über Johan Galtungs Begriff der „strukturellen Gewalt". In: *Zeithistorische Forschungen*. 2008:172–177.

3

Vorkommen, Häufigkeit und Folgen von Gewalt

Häufigkeit und Ausmaß individueller und kollektiver Gewalt unterliegt in Abhängigkeit von der Weltregion sowie von der historischen und sozialen Situation ganz erheblichen Schwankungen. Orientierende statistische Daten zur Beschreibung der Intensität des Gewaltproblems werden hier mit Fokus auf Deutschland vor dem Hintergrund der weltweiten Situation dargestellt.

Gewaltdimensionen im globalen Vergleich

In Europa leben wir zur Zeit im globalen Vergleich in einer relativ sicheren Weltregion. Die Zahl der Tötungsdelikte liegt in Deutschland mit jährlich 0,8 pro 100.000 Einwohner[1] auf einem statistisch niedrigen Niveau im Vergleich von 4 bis 6-fach höheren Raten in mehreren osteuropäischen Regionen und den USA und bis zu 40-fach höheren Quoten an Mord und Totschlag in einigen Ländern Afrikas und Lateinamerikas[2, 3]. Eine Übersicht über die Häufigkeit von Morden in den verschiedenen Regionen der Welt ist in Abb. 3.1 gegeben.

Das Risiko Opfer einer Tötungshandlung zu werden schwankt zwischen einzelnen Weltregionen um mehr als das Hundertfache. Im Jahr 2017 lagen die niedrigsten Mordraten in Singapur und Japan (0,2 bzw. 0,3 pro 100.000 Einwohner/Jahr), die höchsten in Mittelamerika: El Salvador 62 pro 100.000 Einwohner, Venezuela 57, Honduras 41, gefolgt von Südafrika 34. Die globale Durchschnittsrate lag 2017 bei 6,1 pro 100.000 Menschen[3].

© Der/die Autor(en), exklusiv lizenziert durch Springer-Verlag GmbH, DE, ein Teil von Springer Nature 2021
B. Bogerts, *Woher kommt Gewalt?*, https://doi.org/10.1007/978-3-662-63338-0_3

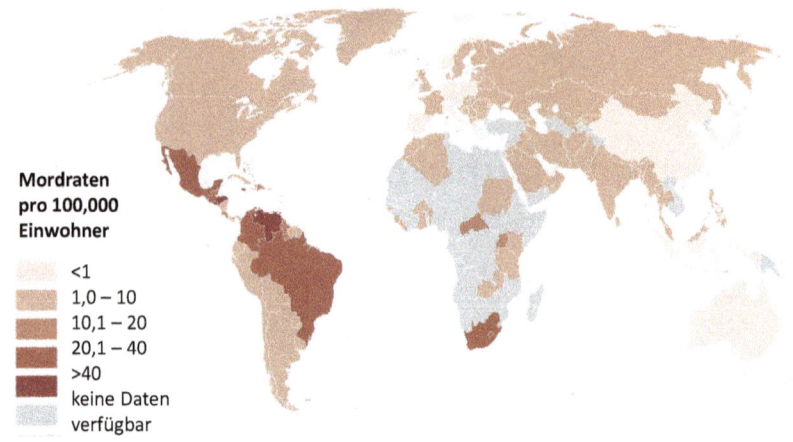

Abb. 3.1 Weltweite Mordraten (pro 100.000 Einwohner) im Jahr 2017. (Aus UNODC Global Study on Homicide[3])

Weltweit gehört Gewalt bei Erwachsenen der jüngeren und mittleren Altersgruppen zu den führenden Todesursachen. Je nach erhebender Institution schwanken die Angaben der Todesopfer für die Jahre 2015 bis 2017 zwischen 460.000 und 600.000 pro Jahr[3-5]. Davon wurden zwei Drittel Opfer individueller Gewalt, ein Drittel Opfer kollektiver Gewalt[6, 7]. Junge Männer im Alter von 14–29 Jahren hatten ein fünffach höheres Risiko als die übrigen Altersgruppen.

Kriminelle Tötungshandlungen verursachen mehr Todesopfer als bewaffnete Konflikte und Terrorismus zusammen. Laut UNODC (United Nations Office on Drugs and Crime) lag 2017 die Zahl der weltweiten Opfer von Mord und Totschlag mit 464.000 deutlich über der durch bewaffnete Konflikte (89.000) und Terroranschläge (26.000)[3]. Allein durch organisierte Kriminalität kamen 2017 rund um den Globus fast so viele Menschen zu Tode wie durch alle bewaffneten Konflikte zusammen. Jährlich soll das etwa 65.000 Menschen treffen[3].

40 % der globalen Mord- und Totschlagshandlungen ereignen sich laut Bericht der WHO (2015) unter Kindern, Jugendlichen und jungen Männern mit geschätzten 200.000 Toten dieser Altersgruppe[8]. Knapp die Hälfte der Jungen und etwa ein Viertel der Mädchen im Alter von 13–15 Jahren berichten, dass sie an körperlichen Gewalthandlungen entweder als Täter oder Opfer beteiligt waren.

Gewalt in Deutschland

In *Deutschland* liegt die Gewaltkriminalität im internationalen Vergleich auf einem niedrigen Niveau. Sie ging laut Polizeilicher Kriminalstatistik nach einem Anstieg in früheren Jahren in den letzten 10 Jahren wieder zurück, mit Ausnahme eines vorübergehenden Anstiegs in den Jahren 2015 und 2016 (s. Abb. 3.2), der mit der Situation der Migranten in diesem Zeitraum zusammenhing[9].

Die Tatverdächtigenbelastungszahlen (Taten pro 100.000 Einwohner) liegen für Personen mit Migrationshintergrund höher als für Deutsche ohne einen solchen Hintergrund[10]. Ein Teil der Erklärung liegt darin, dass viele Migranten junge Männer sind und damit dem Geschlecht und der Altersklasse angehören, die auch bei Deutschen die höchste Rate an Gewaltdelikten aufweist. Zudem werden ausländische Täter von den Opfern signifikant häufiger angezeigt[11].

Der in Abb 3.2 dargestellte Verlauf der Gewaltkriminalität in Deutschland gibt nur die polizeilich erfassten Fälle des sogenannten Hellfeldes wieder, das von der Anzeigebereitschaft für solche Taten abhängt. Zur Ermittlung der deutlich höheren Dunkelziffer wurden repräsentative Befragungen der deutschen Bevölkerung zur Opferhäufigkeit durchgeführt[12]. Diese ergaben, dass 2,8 % der Befragten im Verlauf ihres Lebens (Prävalenz) Opfer einer Körperverletzung wurden; innerhalb eines Jahres (Inzidenz) waren es 0,05 %, d. h. fünf von 10.000 Befragten. Mehr als die Hälfte hiervon waren Mehrfachopfer, was insbesondere für männliche Jugendliche und junge Männer zutrifft. Diese sind nicht nur überproportional häufig Täter, sondern auch Opfer von Gewalthandlungen.

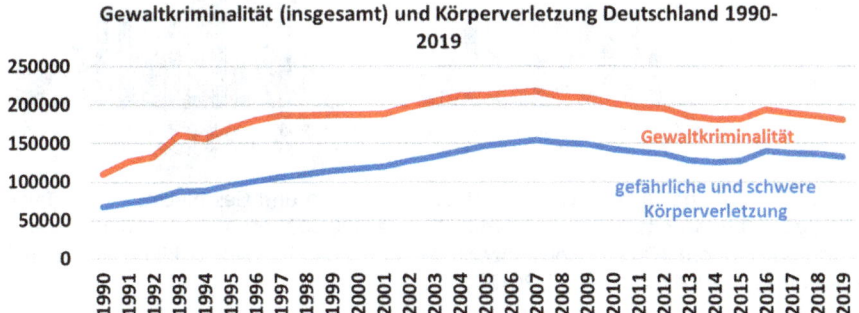

Abb. 3.2 obere Kurve: Gewaltkriminalität insgesamt, erfasste Fälle („Hellfeld") im Bundesgebiet 1990–2019; untere Kurve gefährliche und schwere Körperverletzung. (Quelle: BKA Polizeiliche Kriminalstatistik 2019[13])

Auch aus den Statistiken des Bundeskriminalamtes ist zu ersehen, dass die Anwendung körperlicher Gewalt ein vorwiegend männliches Phänomen ist[9]. Alljährlich werden 9 von 10 Gewalttaten, wie Mord, Totschlag, Vergewaltigung, schwere Körperverletzung und Sachbeschädigung von Männern durchgeführt. In der Statistik Nicht-Gewalt-bezogener Straftaten, wie Betrug, Beleidigung und Diebstahl kommen sich jedoch beide Geschlechter recht nahe (s. Abb. 3.3). Neben männlichem Geschlecht ist das Alter ein zweiter Risikofaktor für Gewalttaten; die Altersgruppe der 15–25-Jährigen ist weit überproportional häufig vertreten; mit steigendem Alter sinkt die Häufigkeit solcher Straftaten erheblich[14]. Im Strafvollzug sind 30-mal mehr Männer als Frauen wegen einer Körperverletzung inhaftiert. Gewaltakzeptanz, rechtsradikale Orientierungen sowie Gewaltanwendung bei Hooligans sind eine Domäne männlicher Jugendlicher.

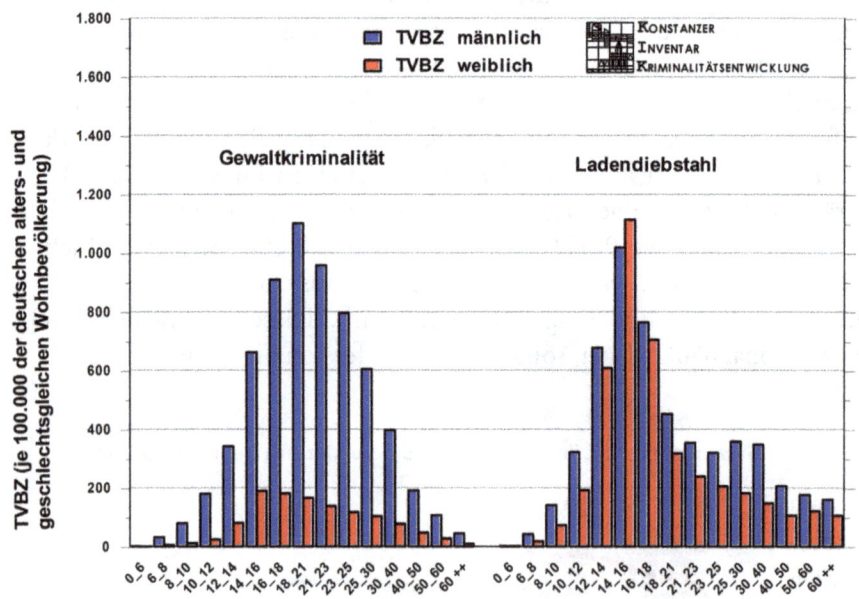

Abb. 3.3 Deutsche Tatverdächtige nach Altersgruppen und Geschlecht. TVBZ = Tatverdächtigungsbelastungszahlen (Tatverdächtige je 100.000 der alters- und geschlechtsgleichen Personen). (Quelle: Konstanzer Inventar Kriminalitätsentwicklung, Datenquelle BKA Polizeiliche Kriminalstatistik 2017[15])

Gewalt in der Partnerschaft

Jeder siebente Fall von Mord und Totschlag in Deutschland ereignet sich in einer Partnerschaft; 75 % der Opfer waren weiblich, 25 % männlich; umgekehrt werden ca. 80 % der Gewalttaten in der Partnerschaft durch Männer verübt, aber auch 20 % durch Frauen[16] (s. Abb. 3.4). Mehr als die Hälfte der Tatopfer lebte im gemeinsamen Haushalt mit dem Täter. Gemessen an der Zahl aller Gewalttaten in Deutschland entsprach die Zahl von Gewalthandlungen in der Partnerschaft einem Anteil von etwa 17 %[16, 17]. In den letzten Jahren kam es laut BKA zu einer ständigen jährlichen Zunahme von Gewalt in der Partnerschaft (2015: 127457 Fälle, 2019: 141792 Fälle, Zunahme um 11,2 %). Gewalt zu Hause wird als besonders traumatisierend erlebt, weil der Ort häuslicher Geborgenheit nicht mehr zur Verfügung steht. In Deutschland erleiden fast jedes Jahr etwa 140.000 Menschen Gewalt durch ihren Partner in Form von Körperverletzung, Vergewaltigung, sexuelle Nötigung, Bedrohung und Stalking bis hin zu Mord und Totschlag. Die Dunkelziffer liegt deutlich darüber, nur etwa 20 % der Betroffenen erstatten Anzeige[17].

Weltweit wird der Anteil der Frauen, die Gewalt durch den Intimpartner oder sexuelle Gewalt erfahren, auf 35 % geschätzt[18, 19]. 80 % aller Morde an Frauen werden durch den Intimpartner verübt; das waren 50.000 Fälle im Jahr 2017[3]. Die Zahlen sind nur eine ungefähre Annäherung an die tatsächlichen Verhältnisse, da aus vielen Ländern keine zuverlässigen Daten vorhanden sind; dass trifft insbesondere für den östlichen Mittelmeerraum, arabische Länder und afrikanische Staaten zu. Gewalt gegen Frauen findet

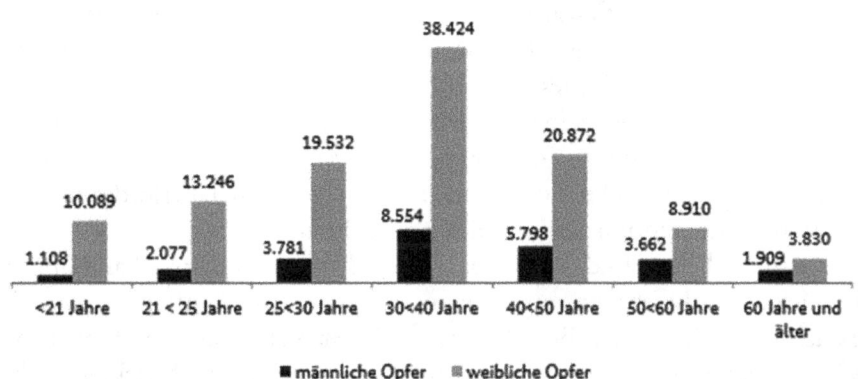

Abb. 3.4 Opfer partnerschaftlicher Gewalt in Deutschland im Jahre 2019 nach Geschlecht und Altersklassen. (Quelle: BKA, Partnerschaftsgewalt. Aus: Kriminalstatistische Auswertung-Berichtsjahr 2019[16])

selten in der Öffentlichkeit statt, dagegen vorwiegend im privaten Milieu, weshalb sich viele solcher Taten der öffentlichen Aufmerksamkeit entziehen.

Kindesmisshandlung

Laut UNICEF-Bericht 2017[20] erleiden weltweit drei Viertel der Zwei- bis Vierjährigen (fast 300 Mio.) und mehr als die Hälfte der sechs- bis zehnjährigen Gewalt in Form von körperlicher Bestrafung oder psychologischer Aggression durch Eltern oder Erzieher. Die tatsächlichen Zahlen sind jedoch nur schwer abschätzbar, da die kindlichen Tatopfer kaum darüber berichten und selbst keine Möglichkeit haben, Anzeige zu erstatten. 2017 starben weltweit 21.000 Kinder unter 14 Jahren eines gewaltsamen Todes[20]. Besonders gefährdet sind männliche Jugendliche; sie werden vier Mal häufiger als Mädchen Opfer eines Tötungsdeliktes. Mädchen sind dagegen mehr durch sexuelle Gewalt gefährdet[20]. Körperliche Bestrafung von Kindern ist nur in einigen Ländern verboten, so auch in Deutschland (elterliches Züchtigungsrecht seit dem Jahre 2000); in den meisten Weltregionen aber nicht.

Auch bei uns sind Kindesmisshandlungen keine Seltenheit. Laut Polizeilicher Kriminalstatistik wurden 2017 in Deutschland mehr als 4000 Kinder Opfer von Misshandlungen, bei etwa 2000 männlichen und 1500 weiblichen erwachsenen Tatverdächtigten[21]. Die Opferzahlen nahmen in den letzten 15 Jahren leicht zu. 2017 endeten bei 140 Kindern die Gewalthandlungen tödlich. Nicht aufgeführt in dieser Statistik sind die Fälle sexuellen Missbrauchs von Kindern, die mit einer hohen Dunkelziffer einhergehen.

Als massive und offensichtliche Folgen von Gewaltanwendung ist die Häufigkeit von Frakturen (Knochenbrüche von Rippen, Armen, Beinen und Schädel) durch Kindesmisshandlungen relativ gut dokumentiert. Für das Jahr 2018 wird eine Inzidenz (neue Fälle) von 57/100.000 für bis zu sechs Monate alte und von 40/100.000 für sechs bis elf Monate alte Kleinkinder angegeben[21]. Die Taten sind meist Folgen von Überforderung und Frustration bei emotionaler Instabilität eines Elternteils.

Ein zusätzliches Bild über das Ausmaß von Kindesmisshandlung in den letzten Jahrzehnten ergab eine repräsentative Umfrage unter der erwachsenen deutschen Bevölkerung[22]. 3,3 % gaben an, in ihrer Kindheit schwere körperliche Gewalt erfahren zu haben, 2,3 % berichteten über sexuellen Missbrauch und 7,1 % über schwere emotionale Vernachlässigung. Neben den bleibenden psychischen Schäden erreichten die Betroffenen einen niedrigeren Bildungsstand und waren häufiger arbeitslos.

Psychische und wirtschaftliche Langzeitfolgen von Gewalt

Die weltweiten Kosten, die durch Gewalt und deren Folgen entstehen, wurden auf eine Gesamtsumme von 9–10 Billionen (10^{12}) US$ pro Jahr geschätzt[23]. Dies entspricht etwa 11 % der globalen Wirtschaftsleistung. Im Vergleich dazu liegen die Rüstungsausgaben deutlich niedriger[24] (s. Abb. 3.5).

Die mit Abstand höchsten Folgekosten durch Gewalt werden weltweit durch häusliche Gewalt verursacht (Gewalt durch den Partner und Kindesmisshandlungen). Diese Kosten wurden 6–7-mal höher als außerhäusliche Gewalt und mehr als 50-mal höher als die durch Gruppengewalt inklusiv Terror eingeschätzt[23, 24].

Im Gegensatz zu Bürgerkrieg, Terror und Mord steht Gewalt gegen Partnerin und Kinder – obwohl quantitativ um ein vielfaches gewichtiger – nicht im Vordergrund der medialen Berichterstattung und auch nicht im Zentrum der politischen Aufmerksamkeit, wohl deshalb, weil häusliche Gewalt sich im privaten Raum abspielt und manchen schon fast alltäglich erscheint.

In Deutschland wurden die durchschnittlichen Folgekosten durch einen Intensivtäter bis zu seinem 25. Lebensjahr auf 1,7 Mio. EUR berechnet[26]. Den größten Anteil hierbei machen medizinische, juristische und soziale Folgekosten von Körperverletzungsdelikten aus.

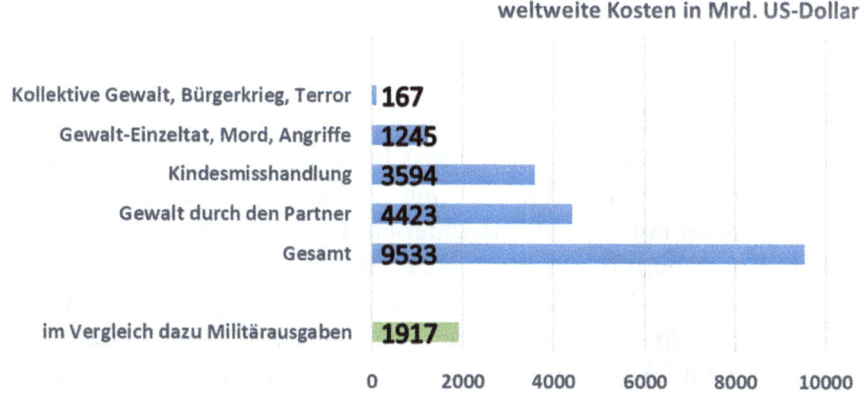

Abb. 3.5 Gewalt in ihren unterschiedlichen Formen verursachte weltweit Folgekosten in Höhe von ca. 9,5 Billionen (= 9.500 Mrd.) US$. Dies entspricht 11,16 % des weltweiten Bruttoinlandsprodukts (letzte Daten aus 2013)[23]. Im Vergleich dazu lagen die Militärausgaben bei 1,9 Billionen US$ (2019)[25]

Gravierender als die wirtschaftlichen Folgen sind die psychischen Langzeitfolgen von Gewalt wie posttraumatische Belastungsstörungen und andauernde Persönlichkeitsveränderungen nach Extrembelastung in Form von Depression, Apathie, Angst und Schreckhaftigkeit. Kinder, die in den ersten Lebensjahren Gewalt erfahren, sind anfälliger gegenüber späteren psychischen Erkrankungen, Schulversagen, Alkohol- und Drogenabhängigkeit, aber auch für körperliche Erkrankungen, wie Diabetes und Herz-Kreislauf-Erkrankungen[20]. Zudem haben Kinder, die unter gewalttätigen Verhältnissen aufwachsen, ein hohes Risiko später selbst Gewalttäter zu werden oder weiterhin Opfer von Gewalt zu sein. Armut, Ungleichheit und Ausgrenzung sowie das Gefühl ungerechter Behandlung erhöhen ihrerseits das Gewaltrisiko der Betroffenen. Höhere Gewalt in bestimmten Regionen der Welt wiederum reduziert die wirtschaftlichen Investitionen und führt damit zu weiterer Armut. Diese wiederum fördert Gewalt, woraus sich ein Teufelskreis ergibt.

Laut Schätzungen der Vereinten Nationen waren allein im Jahre 2018 ungefähr 70 Mio. Menschen auf der Flucht vor gewalthaltigen Konflikten oder Verletzungen der Menschenrechte in ihren Herkunftsländern. 41 Mio. davon blieben Flüchtlinge und Entwurzelte im eigenen Land, 26 Mio. verteilten sich als Flüchtlinge in anderen Ländern[27]. Unter diesen Flüchtlingen befanden sich zirka 100.000 Kinder ohne Eltern oder andere Bezugspersonen. Ursachen für diese Flüchtlingsströme in den letzten Jahren waren u. a. die Konflikte in Syrien und Irak.

Derzeitige Situation im historischen Vergleich

Nicht nur im Vergleich zu anderen Regionen der Welt, sondern auch aus historischem Blickwinkel leben wir jetzt in Westeuropa in einer sehr friedfertigen Zeit; die Gewaltrate war hier nie niedriger als heute.

Angesichts der fast täglichen Berichterstattung über weltweit stattfindende Gewalt, Kriege und Terror gerät schnell aus dem Blickfeld, dass Europa seit Ende des Zweiten Weltkrieges die längste Friedensperiode seit Beginn der Geschichtsschreibung erlebt; zumindest waren in Europa (wenn man von Kriegen und Völkermord im ehemaligen Jugoslawien in den Jahren 1991 bis 1999 und den seit 2015 stattfindenden Kämpfen in der Ostukraine absieht) wie auch in Japan die Lehren, die aus den katastrophalen Folgen von Faschismus, Nazizeit und Stalinismus gezogen wurden, bislang nachhaltig. Das trifft jedoch nicht für alle Teile der Welt zu. Zudem erhebt sich die Frage, inwieweit der in den letzten Jahren in Europa und

Amerika wieder erstarkende Nationalismus und Populismus, verbunden mit zunehmender Fremdenfeindlichkeit, die Saat für eine Entwicklung legt, die an das Nationalstaatendenken zu Beginn des letzten Jahrhunderts und dessen Folgen erinnert.

Zur geschichtlichen Würdigung unserer jetzigen Situation sollte auch erwähnt werden, dass es in den europäischen Staaten zwischen dem Spätmittelalter und dem 20. Jahrhundert zu einem erheblichen Rückgang der Mordquote bezogen auf die Bevölkerungszahlen kam[28–30] (Abb. 3.6). Diese Entwicklung während der letzten vier Jahrhunderte ist auf die zunehmende Ächtung von Gewalt infolge des aufkommenden Humanismus, die Beendigung des mittelalterlichen Fehdewesens, die Renaissance, die Aufklärung, zunehmende Bildung, bessere Lebensbedingungen und nicht zuletzt auch auf die Übernahme des Gewaltmonopols durch den Staat zurückzuführen[28]. Diese positive Entwicklung beschränkte sich jedoch auf die westliche Welt. Mord Totschlag, Vertreibung und Vernichtung der einheimischen Bevölkerung durch Europäer in den von ihnen besetzten Kolonien bestanden in den letzten Jahrhunderten in unveränderter Intensität fort[31, 32]. Auch heute noch ist die Rate von Gewalttaten, Mord und Totschlag in einigen Ländern der sog. Dritten Welt (s. Abb. 3.1) vergleichbar mit der Situation Europas im Mittelalter.

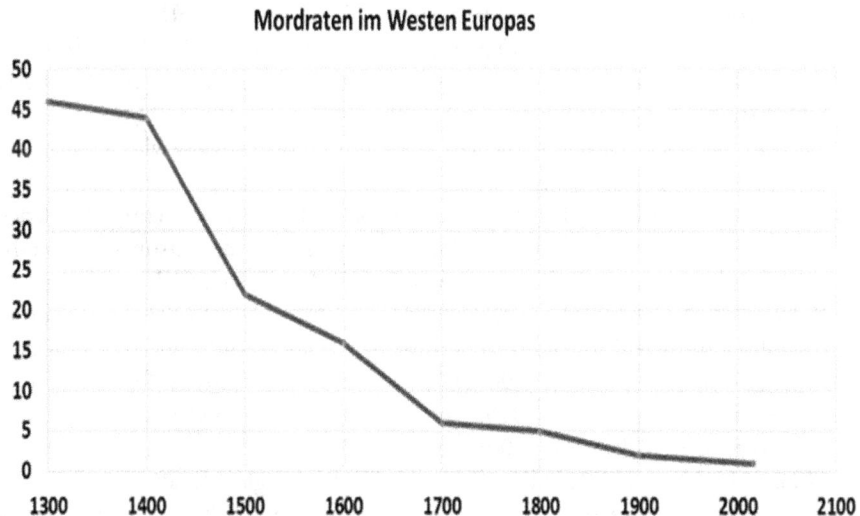

Abb. 3.6 Entwicklung der Mordraten seit dem Mittelalter bis zur Gegenwart (13. Jahrhundert bis 2010) in einer ausgewählten Anzahl von Ländern oder regionalen Gruppen in Westeuropa (Mittelwerte aus 7 europäischen Ländern: Niederlande, Belgien, Skandinavien, Italien, Deutschland, Schweiz, England). Anzahl der Morde pro 100.000 Personen/Jahr. (Quelle: Our World in Data[30])

Trotz der im historischen und globalen Vergleich zumindest in den höher entwickelten Industrienationen heute relativ friedlichen Welt bleibt weltweit individuelle und kollektive Gewalt neben Hunger (der oft eine Folge von Unterdrückung und Gewalt ist) das größte Problem der Menschheit.

Bildnachweise

Abb 3.1 Aus: UNODC Global Study on Homicide (abgerufen April 2020); s. Ref. 3
Abb 3.2 Eigene Darstellung. Datenquelle s. Ref 13
Abb. 3.3 Mit Genehmigung des Autors W. Heinz, Konstanz; s. Ref. 15
Abb. 3.4 Aus: Kriminalstatistische Auswertung-Berichtsjahr 2019; s. Ref 16
Abb. 3.5 Eigene Darstellung. Datenquelle s. Ref. 23 u. 25
Abb. 3.6 Eigene Darstellung. Datenquelle s. Ref. 30

Literatur

1. Bundeskriminalamt. Polizeiliche Kriminalstatistik (PKS) 2017. https://www.bka.de/DE/AktuelleInformationen/StatistikenLagebilder/PolizeilicheKriminalstatistik/PKS2017/pks2017_node.html. Published 2018.
2. WHO. Global Status Report on Violence Prevention. Geneva. 2014. www.who.int/violence_injury_prevention/violence/status_report/2014.
3. UNODC United Nations Office on Drugs and Crime. *Global Study on Homicide*. Vienna; 2019. https://www.unodc.org/unodc/en/data-and-analysis/global-study-on-homicide.html.
4. WHO. 10 facts about violence prevention. http://www.who.int/features/factfiles/violence/en/. Published 2017.
5. 5. Bellis M, Hardcastle K, Hughes K, Wood S, Nurse J. Preventing Violence, Promoting Peace – A Policy Toolkit for Preventing Interpersonal, Collective and Extremist Violence. *Commonw Secr Public Heal Wales*. 2017.
6. Kassebaum NJ, Arora M, Barber RM, u. a. Global, regional, and national disability-adjusted life-years (DALYs) for 315 diseases and injuries and healthy life expectancy (HALE), 1990–2015: a systematic analysis for the Global Burden of Disease Study 2015. *Lancet*. 2016; 388(10053):1603–1658. doi: https://doi.org/10.1016/S0140-6736(16)31460-X
7. Wang H, Naghavi M, Allen C, u. a. Global, regional, and national life expectancy, all-cause mortality, and cause-specific mortality for 249 causes of death, 1980–2015: a systematic analysis for the Global Burden of Disease Study 2015. *Lancet*. 2016; 388(10053):1459–1544. doi: https://doi.org/10.1016/S0140-6736(16)31012-1

8. WHO. Preventing youth violence: an overview of the evidence. http://www.who.int/violence_injury_prevention/violence/youth/youth_violence/en/. Published 2015.
9. Bundeskriminalamt. *Polizeiliche Kriminalstatistik 2018*. Wiesbaden; 2019. https://www.bka.de/DE/AktuelleInformationen/StatistikenLagebilder/PolizeilicheKriminalstatistik/PKS2018/pks2018_node.html.
10. Baier D. Gutachten für den 23. Deutschen Präventionstag am 11. & 12. Juni 2018 in Dresden. In: Kerner H-J, Marks E, Hrsg. *Internetdokumentation des Deutschen Präventionstages*. Hannover; 2017.
11. Pfeiffer C, Baier D, Kliem S. Zur Entwicklung der Gewalt in Deutschland. Schwerpunkte: Jugendliche und Flüchtlinge als Täter und Opfer. Gutachten im Auftrag des Bundesministeriums für Familie, Senioren, Frauen und Jugend. Institut für Delinquenz und Kriminalprävention. https://www.bmfsfj.de/bmfsfj/service/publikationen/zur-entwicklung-der-gewalt-in-deutschland-/121148. Published 2018. Zugegriffen September 22, 2020.
12. 12. Birkel C. Opfer einer Straftat werden nur wenige und das Risiko variiert mit dem Lebensstil: Ergebnisse des Deutschen Viktimisierungssurvey 2012. *Informationsd Soz Indik*. 2016;(55):11–16. doi: https://doi.org/10.15464/isi.55.2016.11-16
13. Bundeskriminalamt. PKS 2019-Zeitreihen Übersicht Falltabellen. https://www.bka.de/DE/AktuelleInformationen/StatistikenLagebilder/PolizeilicheKriminalstatistik/PKS2019/Zeitreihen/zeitreihenFaelle.html?nn=124798. Published 2020. Zugegriffen April 16, 2020.
14. 14. Boers K. Delinquenz im Altersverlauf. *Monatsschrift für Kriminologie und Strafrechtsreform*. 2019; 102(1):3–42. doi: https://doi.org/10.1515/mks-2019-0004
15. Heinz W. *Kriminalität und Kriminalitätskontrolle in Deutschland – Berichtsstand 2015 im Überblick*. 2017. http://www.ki.uni-konstanz.de/kis/.
16. Bundeskriminalamt (BKA). Partnerschaftsgewalt, Kriminalstatistische Auswertung – Berichtsjahr 2019. https://www.bka.de/DE/AktuelleInformationen/StatistikenLagebilder/Lagebilder/Partnerschaftsgewalt/partnerschaftsgewalt_node.html. Published 2019. Zugegriffen November 23, 2020.
17. Bundeskriminalamt. Jahresberichte und Lagebilder: Partnerschaftsgewalt: Kriminalstatistische Auswertung: Berichtsjahr 2017. https://www.bka.de/SharedDocs/Downloads/DE/Publikationen/JahresberichteUndLagebilder/Partnerschaftsgewalt/Partnerschaftsgewalt_2017.html?nn=63476. Published 2018.
18. Devries KM, Mak JYT, Garcia-Moreno C, u. a. The Global Prevalence of Intimate Partner Violence Against Women. *Science (80-)*. 2013; 340(6140):1527–1528. doi: https://doi.org/10.1126/science.1240937
19. Abrahams N, Devries K, Watts C, u. a. Worldwide prevalence of non-partner sexual violence: a systematic review. *Lancet*. 2014; 383(9929):1648–1654. doi: https://doi.org/10.1016/S0140-6736(13)62243-6

20. Unicef. *Unicef-Report „A Familiar Face. Violence in the lives of children and adolescents"*. 2017. https://data.unicef.org/wp-content/uploads/2017/10/EVAC-Booklet-FINAL-10_31_17-high-res.pdf.
21. 21. Berthold O, Fericks B, John T, Clemens V, Fegert JM, von Moers A. Misshandlung als Ursache von Frakturen im Kindesalter. *Dtsch Ärzteblatt Int.* 2018;115(46):769–775.
22. Witt A, Fegert JM, Rodens KP, Brähler E, Lührs Da Silva C, Plener PL. The Cycle of Violence: Examining Attitudes Toward and Experiences of Corporal Punishment in a Representative German Sample. *J Interpers Violence.* September 2017:1–24. doi: https://doi.org/10.1177/0886260517731784
23. Fearon J, Hoeffler A. *Benefits and Costs of the Conflict and Violence Targets for the Post-2015 Development Agenda.* 2014. doi: https://doi.org/10.1017/CBO9781107415324.004
24. Institute for Economics & Peace. *The economic value of peace 2018: Measuring the global economic impact of violence and conflict.* 2018. http://visionofhumanity.org/reports/.
25. Stockholm International Peace Research Institute (SIPRI). Global military expenditure sees largest annual increase in a decade -says SIPRI- reaching $1917 Billion in 2019. SIPRI.org. https://sipri.org/media/press-release/2020/global-military-expenditure-sees-largest-annual-increase-decade-says-sipri-reaching-1917-billion. Published 2020. Zugegriffen April 28, 2020.
26. Prognos. *Kosten-Nutzen-Analyse der kriminalpräventiven NRW-Initiative „Kurve kriegen".*; 2016. https://www.kurvekriegen.nrw.de/wp-content/uploads/2016/06/2016-05-20-KNA-Kurve-kriegen_Managementsummary.pdf.
27. UNHCR. *Global Trends, Forced Displacement in 2018.* Genf; 2019. https://www.unhcr.org/5d08d7ee7.pdf.
28. Pinker S. *Gewalt: Eine neue Geschichte der Menscheit.* Frankfurt am Main: S. Fischer Verlag GmbH; 2013.
29. Ferguson RB. Pinker's List: Exaggerating Prehistoric War Mortality. In: *War, Peace, and Human Nature.* Oxford University Press; 2013:112–131. doi: https://doi.org/10.1093/acprof:oso/9780199858996.003.0007
30. Rosner M, Ritchie H. Homicides – How have homicide rates changed over time? Our World in Data. https://ourworldindata.org/homicides. Published 2019.
31. Elkins C. The "Moral Effect" of Legalized Lawlessness, Violence in Britain's Twentieth-Century Empire. In: Dwyer, Philip; Micale MS, Hrsg. *On Violence in History.* 1. New York: Berghan Books; 2020:293–338.
32. Micale MS. What Pinker Leaves Out. In: Dwyer, Philip; Micale MS, Hrsg. *On Violence in History.* 1. New York: Berghan Books; 2020:466–508.

4

Warum gehört Gewaltneigung zu den menschlichen Eigenschaften?

Gewalt ist nicht das Werk böser Mächte, obwohl es manchmal naheliegt, das anzunehmen. Sie ist Produkt einer Mentalität, die von genetischen, biografischen und aktuellen sozialen Einflüssen geformt wird. Unsere genetische Ausstattung, die auch die Anlage zu Aggressivität und Gewalt beinhaltet, ist das Resultat einer über viele Millionen Jahre gehenden stammesgeschichtlichen Entwicklung. Diese phylogenetische Erblast wird auch den künftigen Verlauf der Geschichte maßgeblich mitbestimmen.

Aggression und Gewalt als Resultat der Menschheitsentwicklung: Phylogenetische Ursachen

Die psychischen Eigenschaften des Menschen sind ebenso wie seine körperlichen Merkmale das Produkt einer langen stammesgeschichtlichen Entwicklung, der Phylogenese. In mehreren Jahrmillionen der Menschheitsentwicklung setzen sich nicht nur körperliche, sondern auch psychische Merkmale durch, die im Daseinskampf zum Fortbestehen einer Art vorteilhaft waren. Darauf hat Darwin als erster im Jahre 1859 hingewiesen[1].

Es sei hier betont, dass der sich auf diese Erkenntnis berufende *Sozialdarwinismus* keine naturwissenschaftliche Sichtweise ist, sondern eine wertende Ideologie mit Einstufung verschiedener Menschengruppen oder -rassen als höher- oder minderwertig, bis hin zu rassistischem Überlegenheitsdenken und der Vorstellung vom Herrenmenschentum. Unsere jüngere

Geschichte zeigte, dass diese Ideologie verheerende Folgen hatte, insbesondere zur Zeit des Nationalsozialismus.

Die Umweltbedingungen, mit denen sich die Vorstufen des Homo sapiens auseinanderzusetzen zu hatten, waren nicht nur Klima, Nahrungsangebot, Fressfeinde und Krankheitserreger, sondern insbesondere auch andere um Nahrung, Territorien und Sexualpartner konkurrierende Menschen[2]. Hier waren diejenigen im Vorteil, die aufgrund körperlicher Überlegenheit, höherer Intelligenz, besserer Kommunikation und sozialer Interaktion und daraus resultierender überlegener Gruppenorganisation sich behaupten und damit ihre Gene eher an ihre Nachkommen weitergeben konnten als die Unterlegenen. Entscheidend für das Überleben in den frühen Phasen der Menschheitsentwicklung und somit für den Reproduktionserfolg war nicht nur das natürliche, sondern auch das soziale Umfeld. Zusammenhalt innerhalb einer Sippe, Dorfes oder Stammes bei erfolgreicher Aggression gegenüber anderen konkurrierenden Gruppen erhöhte die Wahrscheinlichkeit zu überleben.

Elementare psychische Eigenschaften – hierzu gehören auch Aggression und Gewalt ebenso wie mitmenschliche, prosoziale Einstellungen – können nur auf dem Boden einer evolutionsbedingten, ererbten Persönlichkeitsanlage entstehen, die entsprechende Verhaltensweisen ermöglicht. Dies schmälert nicht die Bedeutung der Einflüsse der individuellen Lebensgeschichte und des psychosozialen Umfeldes auf die Persönlichkeitsentwicklung, was insbesondere in den ersten Lebensjahren eines Individuums prägend ist, aber auch noch in späteren Lebensphasen die Persönlichkeit formen kann. Als Endprodukt der Phylogenese gibt die genetische Grundausstattung des Menschen aber die Rahmenbedingungen vor, innerhalb derer soziale und kulturelle Einflüsse unsere Charaktermerkmale gestalten können. Um dies am Beispiel eines Musikinstrumentes zu veranschaulichen: die Gene sind sozusagen die Klaviatur, auf der das soziale Umfeld spielen kann. Dabei kann aber nur solche Musik entstehen, die durch die Anordnung der vorgegebenen Tasten und die Klangqualität der Saiten ermöglicht wird. Außerhalb der genetisch gesetzten Rahmenbedingungen, die von Individuum zu Individuum variieren, bleiben Umwelteinflüsse wirkungslos.

Die Evolutionstheorie der Entstehung elementarer psychischer Eigenschaften wie Intelligenz, Aggressivität aber auch Friedfertigkeit und Mitmenschlichkeit besagt, dass sich die Anlage hierzu bei Homo sapiens über zehntausende von Generationen hinweg durch natürliche Selektion der zugrundeliegenden genetischen Ausrüstung schrittweise herausbildete. Dieses allgemeine Prinzip der Phylogenese, das auf Variation, Selektion und

Vererbung beruht, wurde von Darwin natürliche Auslese oder natürliche Zuchtwahl genannt[1]. Dieses Prinzip trifft für elementare psychische ebenso wie für körperliche Merkmale zu[2].

Variation von Wesensmerkmalen durch Genselektion

Die natürliche Auslese psychischer Merkmale in der Phylogenese über viele Generationen hinweg verläuft nach ähnlichen Prinzipien wie die Herausbildung bestimmter Charaktereigenschaften von Tieren durch selektive Züchtung. Deshalb können die Gesetzmäßigkeiten der Evolution von mentalen Eigenschaften und Verhaltensmustern am Beispiel selektiver Züchtungen von Tieren mit bestimmten Charaktereigenschaften verdeutlicht werden. Der Unterschied zur natürlichen Selektion besteht darin, dass hier nicht das natürliche oder soziale Umfeld über die Chance zur Fortpflanzung entscheidet, sondern der Züchter Tiere nach bestimmten Kriterien zur Fortpflanzung auswählt, um nach mehreren Generationen eine besondere Ausprägung der erwünschten Eigenschaften bei den Nachkommen zu erreichen.

Schon in der ersten Hälfte des vergangenen Jahrhunderts konnte in Experimenten mit Laborratten nachgewiesen werden, dass deren „Intelligenz" gemessen am Lernverhalten in einem Labyrinth–Test durch selektive Züchtung über wenige Generationen verstärkt oder abgeschwächt werden konnte[3]. Dabei wurden die Nachkommen der Ratten, die im Labyrinth am besten abschnitten und die Nachkommen derer, die am schlechtesten abschnitten, jeweils getrennt voneinander gepaart. Schon nach acht Generationen lagen zwei Stämme von Ratten vor, die sich in ihrer Labyrinth-Intelligenz deutlich unterschieden. Um auszuschließen, dass die guten Leistungen der Nachkommen von den Eltern erlernt wurden, wurden die Jungtiere wechselseitig von Adoptiveltern der anderen Gruppe aufgezogen. Die Nachkommen der intelligenten Ratten machten auch wenn sie von weniger lernfähigen Eltern adoptiert wurden, deutlich weniger Fehler als deren eigene Nachkommen; die Nachkommen der „dummen" Ratten schnitten auch dann noch schlechter im Labyrinth ab, wenn sie von den „intelligenten" Eltern adoptiert wurden. In diesem Experiment wurden somit Gene für besseres (oder schlechteres) Lernverhalten selektiert.

Neben der Intelligenz unterliegen viele andere Persönlichkeitseigenschaften genetischen Einflüssen. Beispielsweise lassen sich aggressive

Merkmale von Kampfhunden durch gezielte Züchtung über Generationen hinweg verstärken oder auch wieder abbauen[4]. Durch selektive Zucht von Mäusen gelangte man schon nach 4 oder 5 Generationen zu einem Stamm, der deutlich aggressiver war, als eine gewöhnliche Labormaus[5].

Selbst friedliches Verhalten kann durch selektive Züchtung entstehen. Der russische Biologe Beljajew[6] konnte bei sibirischen Füchsen, die sonst aggressiv und nicht an die Nähe des Menschen zu gewöhnen sind, durch Selektion zahmer Exemplare über 35 Generationen hinweg erreichen, dass sie die Nähe des Menschen bereitwillig ertrugen und sich sogar wie Haustiere anschmiegsam zeigten.

Phylogenese als Grundlage von Gewaltneigung und prosozialem Verhalten

In der mehrere Millionen Jahre anhaltenden Entwicklung der Menschheit (Menschen und Menschenaffen trennten sich in der Phylogenese vor etwa 7 Mio. Jahren, das entspricht etwa 250.000 bis 300.000 Generationen) bildete sich durch natürliche Selektion der zugrundeliegenden genetischen Ausrüstung unsere heutige Anlage zu aggressiv-gewalttätigem parallel zu friedfertigem mitmenschlichen Verhaltensweisen heraus. Beides – Aggressivität und Mitmenschlichkeit – sind die wesentlichen Bausteine der Mentalität von Homo sapiens, die in unterschiedlicher Ausprägung nebeneinander oder gegeneinander unser soziales Leben bestimmen.

Um herauszufinden, wie sich die Mentalität ganzer Menschengruppen auf deren Überlebensfähigkeit im Verlauf der Evolution auswirkt, wurden in einer Studie unter Anwendung analytischer Methoden aus der Spieltheorie in einer Computersimulation verschiedene Interaktionsmöglichkeiten innerhalb der Eigengruppe und zwischen Fremdgruppen über tausende Generationen hinweg bei Lebensbedingungen der Frühzeit der Menschheitsentwicklung simuliert. Dabei zeigte sich, dass diejenigen Gruppen in der Evolution die größeren Überlebenschancen hatten, die bei ausgeprägtestem Zusammenhalt innerhalb der eigenen Gruppe die höchste kriegerische Einstellung gegenüber Fremdgruppen aufwiesen[7]. Auch diese statistische Simulationsstudie von Verhältnissen der Frühzeit über viele Generationen hinweg macht deutlich, dass die genetischen Voraussetzungen für Zusammenhalt und Verbundenheitsgefühl innerhalb der eigenen Sippe oder des eigenen Stammes einerseits, verbunden mit aggressivem Verhalten gegenüber Fremdgruppen andererseits, sich in der Phylogenese als stammesgeschichtliche Universalien in unserem Erbgut verankerten. Die von der Evolutionsbiologie hervorgebrachten genetischen Voraussetzungen erfolgreichen Gruppenverhaltens wurden an die Nachkommen weitervererbt und blieben bis heute eine seit Urzeiten in uns verankerte Grundmentalität menschlichen Zusammenlebens.

Diese ererbte urtümliche Mentalität bestimmt als eine Art kollektives Unbewusstes fremdenfeindliches Verhalten von Gemeinschaften auch heute noch besonders dann, wenn durch Erziehung und Sozialisierung Mitgefühl, Empathie, Fremdwertgefühle und Wertschätzung anderer Denkweisen und Kulturen nur unzureichend vermittelt werden.

Stammesgeschichtliche Vorformen menschlicher Gruppenaggression können bei Schimpansen beobachtet werden, die in der Entwicklungsgeschichte gemeinsame Vorfahren mit der Gattung Mensch hatten. In ihrem Buch „In the Shadow of Man" (1971) beschreibt Jane Goodall[8] das Gruppenverhalten dieser Primaten. Die Forscherin beobachtete über Jahre hinweg Schimpansen-Gruppen in ihrem natürlichen Lebensraum in Afrika und ordnete sich sogar selbst in diese Gruppen nach und nach ein, bis sie als Sippenmitglied akzeptiert wurde. Sie schilderte eindrucksvoll, dass innerhalb der Schimpansen-Gruppen nicht nur nach Etablierung der sozialen Rangordnung friedliches Zusammenleben herrschte, sondern dass Horden erwachsener männlicher Schimpansen regelmäßig die Grenzen ihres Territoriums abstreiften und sobald sie auf eine fremde Affengruppe trafen, diese solange attackierten bis sie vertrieben war, wobei es häufig zu tödlichen Auseinandersetzungen kam.

In einem in dem angesehenen Wissenschaftsmagazin „Nature" von einer spanischen Forschergruppe publizierten Artikel mit dem Titel *„The phylogenetic roots of human lethal violence"*[9] konnte nachgewiesen werden dass bei allen untersuchten Arten von Säugetieren (einschließlich Mensch) tödliche Aggression gegen eigene Artgenossen bei Primaten und Mensch am häufigsten vorkommt. Wie bei Primaten können auch im Verlauf der Menschheitsentwicklung etwa zwei Prozent der Todesfälle durch Tötungshandlungen eigener Artgenossen erklärt werden[9]. Diese Todesrate kann in Abhängigkeit von den jeweils vorliegenden kulturellen Bedingungen und sozialen Rahmenkonstellationen jedoch erheblich variieren. Sie nahm in Europa seit dem Spätmittelalter erheblich ab. In Europa liegt die Inzidenz (Fälle pro 100.000 Personen pro Jahr) von Tötungshandlungen derzeit bei ca. 1; d. h. 0,001 % der Bevölkerung sterben bei uns jährlich durch Mord oder Totschlag.

Warum verschwanden Vor- und Frühmenschen?

Beim Rückblick auf die Entwicklungsgeschichte der Menschheit stellt sich die Frage, warum die zahlreichen Vorstufen von Homo sapiens im Verlauf der Phylogenese verschwanden. Hierzu gehören Australopithecus (der vor 4–2 Mio. Jahren lebte), Homo habilis (vor 2–1,5 Mio. Jahren), Homo erectus (1,8 Mio.–40.000 Jahre) und der Neandertaler (200.000–30.000 Jahre). Mit letzterem lebte Homo sapiens noch mehrere Tausend Jahre nach seiner Einwanderung in Europa zusammen bis der Neandertaler schließlich verschwand. Die Vermutung liegt hier nahe, dass diese Frühmenschen nicht nur wegen klimatischer oder anderer widriger Lebensbedingungen untergingen, sondern auch deshalb, weil sie im Rahmen von rivalisierenden Gruppenkämpfen bis hin zu ethnischen Auseinandersetzungen in der Art von Pogromen über viele Generationen hinweg im Verlauf der Jahrtausende von überlegenen Rassen der Gattung Homo ausgelöscht wurden. Es ist deshalb wahrscheinlich, dass Homo sapiens gegenüber dem Neandertaler, und davor Homo erectus gegenüber dem Homo habilis, eine Rasse früher Formen von Menschen gegen eine andere, ähnlich wie es heute sowohl bei Gruppenkämpfen von Primaten als auch in kriegerischen Auseinandersetzungen, Pogromen und Rassenhass bei Homo sapiens weiter zu sehen ist, ihre Konkurrenten verdrängten und ausschalteten. Gewaltbereitschaft gegenüber anderen Menschen, die nicht der eigenen Gruppe zugehörig waren, verbunden mit überlegeneren körperlichen Fähigkeiten, höherer Intelligenz und daraus resultierender effektiverer Gruppenorganisation führte über tausende von Generationen hinweg zur Verdrängung der Rivalen um Territorien und Nahrungsressourcen und zur Verbreitung der Gene der Sieger, deren Mentalität damit weitervererbt wurde.

Es gibt eine umfangreiche archäologische Evidenz für kriegerische Auseinandersetzungen in der Frühgeschichte der Menschheit. Die amerikanischen Autoren Keeley und Pinker berichteten über Gewalttätigkeit in prähistorischen Stammesgesellschaften[10, 11]. Hiervon zeugen die Ergebnisse archäologischer Ausgrabungen in der Ukraine, Frankreich, Schweden, Asien, Afrika und Amerika. Der älteste bekannte Schauplatz eines solchen prähistorischen Massakers, das vor 12.000 bis 14.000 Jahren stattfand, liegt am Nil im Nord-Sudan (Jebel-Sahaba). Dort wurden Sklette von 40 Männern, Frauen und Kindern gefunden, von denen die Hälfte Steingeschosse in ihren Knochen stecken hatten. Auch andere Funde der Früh- und Vorgeschichte konnten in den letzten Jahren zahlreiche Nachweise

4 Warum gehört Gewaltneigung zu den menschlichen Eigenschaften? 25

prähistorischer individueller und kollektiver Gewalttaten erbringen. Eine eindrucksvolle Zusammenstellung solcher Nachweise wurde in der Sonderausstellung *„Krieg – eine archäologische Spurensuche"* im Landesmuseum für Vorgeschichte in Halle (2015/2016) gezeigt[12]. Dazu gehörten Waffen aus der Steinzeit, wie die Scheibenkeule, die als zwar Jagdinstrument untauglich war, aber zum Erschlagen anderer Menschen benutzt werden konnte (Abb. 4.1 und 4.2), zudem Kampfszenen aus der Jungsteinzeit, in denen unsere Ur-Urahnen mit Pfeil und Bogen und Lanzen gegeneinander losrannten (Abb. 18.1). Massengräber aus dem Zeitraum 5000–10.000 v. Chr, mit Dutzenden von Erschlagenen, deren Schädel und Knochen eindeutige Zeichen von Gewalteinwirkung aufwiesen, wurden bei Halberstadt (Sachsen-Anhalt) (Abb. 4.3), Talheim (Baden-Würtemberg)[13], Kilianstädten (Hessen)[14] und Schletz (Niederösterreich)[15] entdeckt.

Die wohl bekannteste prähistorische Gestalt, die vor mehr als 5000 Jahren ein Gewaltopfer wurde, ist „Ötzi", der als Eismumie in einem

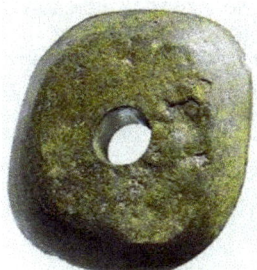

Abb. 4.1 Scheibenkeule aus der Steinzeit[12]. In der Mitte befindet sich ein Loch für einen Holzgriff. Das Gerät war als Jagdwaffe untauglich; konnte aber zum Erschlagen anderer Menschen angewendet werden. (Aus Meller u. Schefzik; mit Genehmigung des Landesamtes für Denkmalpflege und Archäologie Sachsen-Anhalt[12])

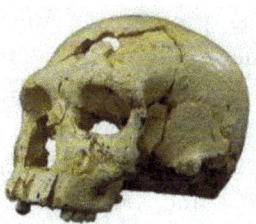

Abb. 4.2 ältester belegter Mord der Menschheitsgeschichte, vor 430.000 Jahren, spanische Sierra de Atapuerca; Schädel mit zwei deutlich erkennbaren Frakturen im Stirnbereich als Folge von Gewalteinwirkung (Cranium 17 aus der Sima de los Huesos; Javier Trueba / Madrid)

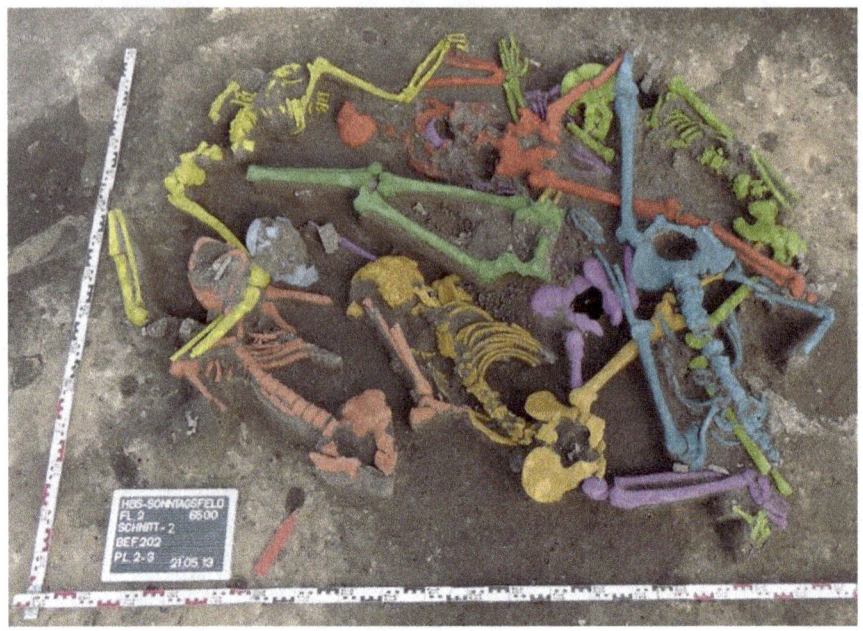

Abb. 4.3 Massengrab Erschlagener, bei Halberstadt, ca. 5000 v. Chr. *Befundlage der Skelette aus dem Massengrab von Halberstadt, Harz.* (Aus Meller u. Schefzik,; mit Genehmigung des Landesamtes für Denkmalpflege und Archäologie Sachsen-Anhalt[12])

schmelzenden Gletscher in Süd-Tirol gefunden wurde. In seiner Schulter steckte eine Pfeilspitze.

Abnahme von Gewalt mit zunehmender Zivilisation?

Einiges spricht dafür, dass mit zunehmender Zivilisation das Ausmaß tödlicher Gewalt sank. Der prozentuale Anteil von Todesfällen in prähistorischen archäologischen Fundstätten durch zwischenmenschliche Gewalt wird von Pinker[16] und Keeley[11] im Größenbereich von 10–30 % angegeben, bei Jägern und Sammlern mit 10–20 %, für die Ureinwohner Amerikas vor Eintreffen der Europäer sowie für die indigenen Völkern in Amazonien, Neuguinea, Australien aber auch für die Inuits in Größenordnungen von 20 % bis zu 60 %. Dagegen liegen die Todesfälle durch Kriege in den Staaten Europas und in den USA im 20. Jahrhundert bei 1–5 %. Der Anteil von gewaltsamen Todesfällen der Weltbevölkerung im 20. Jahrhundert, einschließlich der Weltkriege, durch kriegerische Auseinandersetzungen wurde auf 3 % geschätzt[10].

Unter den Ureinwohnern Latein- und Mittelamerikas, den Inkas, Azteken und Mayas, wurden im Rahmen archäologischer Untersuchungen bei den dort noch als Jäger und Sammler lebenden Einwohnern Anzeichen für gewaltsame Verletzungen bei 13 % gefunden; unter den Stadtbewohnern trug ein Anteil von 2,7 % Spuren gewaltsamer Verletzungen. Das weist wie die zuvor genannten Zahlen darauf hin, dass das Risiko Opfer einer Gewalttat zu werden mit zunehmender Zivilisation sinkt[17]. Keeley[11] und Pinker[18] kommen zu dem Schluss, dass auch heute noch in nichtstaatlichen Gesellschaften tödliche Auseinandersetzungen zwischen den Stämmen fast alltäglich sind; so bei den Kopfjägern in Neu-Guinea und Borneo, den Massai- und Zulu-Kriegern in Afrika sowie bei den Bewohnern des Amazonasbeckens. Die Mordrate ist dort um ein Vielfaches höher als in staatlich organisierten Gesellschaften. Bei dem Stamm der Yanomami, der im Amazonasbecken von Brasilien und Venezuela lebt, sollen fast 30 % der Todesfälle von Männern durch Gewaltakte verursacht sein; Yanomami-Männer, die Killer sind, haben mehr Frauen und Nachkommen als durchschnittliche Männer und geben daher auch mehr Kopien ihrer Gene weiter[19]. Der Durchschnitt für gewaltbedingte Todesfälle in nichtstaatlichen Gesellschaften wurde mit 500 pro 100.000 Einwohner geschätzt. Die Mordrate in den am wenigsten gewalttätigen nichtstaatlichen Gesellschaften – aufgeführt werden die Inuit in der kanadischen Arktis – wurden auf 100 je 100.000 Einwohner, bei den Kung in Südafrika auf 30 und den Semai in Malaysia ebenfalls auf 30 geschätzt[18]. Im Vergleich dazu verstarben 2017 durch Mord und Totschlag in den USA 6 pro 100.000 Menschen und in Westeuropa ca. 1 pro 100.000.

Die Darstellungen von Keeley und Pinker wurden kritisiert, da sie die Gewalttätigkeit unserer Vorfahren aufgrund ungenauer Quellenanalysen überschätzt und die späterer Generationen unterschätzt hätten[20, 21, 22]. Auch entsteht dadurch der Eindruck, die Menschheit sei in unserer Geschichte und Vorgeschichte ausschließlich von Mord und Totschlag heimgesucht worden. Die Funde bei allen archäologischen Ausgrabungen zusammenbetrachtet ergäben eine Rate gewaltsamer Todesfälle von weniger als 15 %[23]. Es wurde eingewandt, dass moderne Gesellschaften und Staaten nicht weniger gewalttätig seien als ihre historischen Vorläufer[24]. Seit der Antike bis heute seien die Armeen stets größer geworden, die Waffen- und Zerstörungstechnologie immer ausgefeilter und damit die Zahl der Toten bei kriegerischen Auseinandersetzungen stets gestiegen[25]; die erste Hälfte des 20. Jahrhunderts sei die tödlichste in der Menschheitsgeschichte gewesen[26].

Es wurde darauf verwiesen, dass es zeitgleich mit der Abnahme von Gewalt in Zentral- und Westeuropa eine massive Zunahme imperialistischer Gewalt durch Europäer in den Kolonien des britischen Empires und denen anderer europäischer Länder mit vielen Millionen Opfern unter der indigenen Bevölkerung in Afrika, Asien, Amerika, Australien und Neuseeland gab[27, 28].

Die hohe Präsenz tödlicher Gewalt im gesamten Verlauf der Geschichte darf nicht den Blick dafür verstellen, dass neben der Anlage zu gewalttätigen Verhalten auch friedfertiges Miteinander einer positiven phylogenetischen Selektion unterlag. Dieses entfaltete sich in verschiedenen Gruppen und Gesellschaften jedoch in unterschiedlicher Ausprägung. Die Entwicklung der Menschheitsgeschichte war nicht nur durch kriegerische Auseinandersetzungen, sondern auch durch mitmenschliches Miteinander geprägt als wichtigste Voraussetzung zum Zusammenhalt und Fortbestand von Familien, Sippen, Stämmen und Völkern. Auch zwischen den verschiedenen indigenen Völkern gibt es erhebliche Unterschiede hinsichtlich gewalttätiger und friedfertiger Lebensweisen.

Wie sehr sich aggressiv-kriegerisches Verhalten einerseits und friedfertiges Miteinander andererseits in der Phylogenese in unterschiedlicher Richtung entwickeln können wird am Beispiel von Schimpansen und Bonobos deutlich. Beide sind unter den Menschenaffen unsere nächsten Verwandten. Bonobos sind ausgesprochen friedfertige Tiere im Gegensatz zu Schimpansen. Mit beiden Primatenarten sind wir etwa gleichermaßen verwandt; etwa 98 % der DNA haben wir mit ihnen gemeinsam[29]. Beide Affenarten leben in Zentralafrika und es fragt sich, warum die kleineren, schwächeren und friedliebenderen Bonobos im Verlauf der Evolution nicht von den aggressiveren Schimpansen ausgerottet wurden. Der Grund ist einfach: Schimpansen leben nördlich des Kongoflusses, Bonobos südlich davon; der Fluss ist eine für diese Affen unüberwindliche Grenze.

Phylogenese gewalthemmender prosozialer Verhaltensweisen

Die großen Gegenspieler von Gewalt sind prosoziale Eigenschaften, die Gewalthandlungen hemmen oder erst gar nicht aufkommen lassen. Hierzu gehören Mitgefühl, Anteilnahme, Wohlwollen, Hilfsbereitschaft, Fairness, Gefühl für Gerechtigkeit, somit alles was als moralisches Verhalten angesehen wird. Diese Verhaltenskategorien werden üblicherweise aber nicht aus naturwissenschaftlicher Sicht betrachtet, sondern fallen eher in den

4 Warum gehört Gewaltneigung zu den menschlichen Eigenschaften?

Bereich der Ethik, Religion, Philosophie und Sozialwissenschaften. Solche menschlichen Eigenschaften entstanden aber nicht aus dem Nichts heraus oder durch höhere Eingebung, sondern unsere Anlage zu gegenseitiger Hilfe und Zusammenhalt ist ebenso ein Produkt einer über hunderttausende von Generationen gehenden Menschheitsentwicklung wie unsere Anlage zu Gewalthandlungen.

In seinem Buch „Eine Naturgeschichte der menschlichen Moral" hat Tomasello (2016)[30] ausführlich dargelegt, dass das, was wir als moralisches Handeln ansehen, im Verlauf der Evolution deshalb von der Phylogenese begünstigt wurde, weil es zum Überleben der Menschheit wichtig war. Prosoziale Eigenschaften wie Vertrauen, Verantwortlichkeit, Verpflichtung, Verbindlichkeit, Schuldempfinden und Tadel, Fairness und Mitgefühl haben sich parallel zu antisozialen Eigenschaften und der Anlage für aggressives und gewalttätiges Verhalten entwickelt und stehen bis heute konkurrierend in jedem Einzelindividuum, im Gruppenverhalten von Menschen und ganzen Gesellschaften nebeneinander.

Bei Gefahr bevorteilten prosoziale Mentalitäten für die Eigengruppe diese im Kampf gegen andere, bei denen diese Eigenschaften weniger ausgeprägt waren. Altruistischer Einsatz füreinander, Zurückstellen von Eigeninteresse zugunsten der Gruppe oder allgemeiner ausgedrückt moralische Qualitäten waren ebenso einer phylogenetischen Selektion ausgesetzt wie Aggressivität und Gewaltneigung[30]. Kooperation erfordert die Einhaltung gemeinsamer Regeln und die Bereitschaft, Eigeninteressen zugunsten von Gruppeninteressen zurückzustellen. Eine Gruppe, die nur aus selbstsüchtigen Mitgliedern ohne gegenseitige Hilfsbereitschaft besteht, wird sich im Daseinskampf weniger gut behaupten als eine kooperative sich gegenseitige unterstützende Gemeinschaft mit besserer Gruppenorganisation und deshalb eine geringere Chance haben, Kopien ihrer zur antisozialen Mentalität disponierenden Gene an den Nachwuchs weiterzugeben[31].

Die beiden Pole, ‚Aggression und Gewalt' auf der einen und ‚Altruismus, Empathie und prosoziale Verhaltensweisen' auf der anderen Seite, haben sich in der Vielzahl bisheriger und jetziger Kulturen unterschiedlich entwickelt und sind bei einigen heute noch lebenden Naturvölkern recht ungleich ausgeprägt. Die „Kung-Buschleute" im südlichen Afrika, die eine niedrige Geburtenrate haben und bei widrigen Umweltbedingungen zum Überleben auf Gruppenjagd und Zusammenhalt der Gemeinschaft angewiesen sind, haben ein ausgeprägt sozialkooperatives Klima, bei sehr niedriger Gewaltrate untereinander, wohingegen die Munduruku-Indianer im Amazonasbecken eine Gewalt- und Mordrate von 30 % aller Todesfälle bei Männern haben; je höher dort die Gewaltneigung eines Mannes, desto höher sein sozialer Status und desto höher seine Reproduktionschancen[32].

Die Annahme, dass über viele Generationen hinweggehende Konflikte zwischen Gruppen wesentlich zu einer genetischen Disposition nicht nur zu gewalttätigem, sondern auch altruistischem Verhalten gegenüber der Eigengruppe beitrug, schließt keinesfalls aus, dass Verhaltensweisen und mentale Einstellungen auch kulturell von Generation zu Generation übertragen wurden. Neben der Weitergabe von zu prosozialen Verhaltensweisen disponierenden Genen ist die Vermittlung kultureller Werte, wozu auch religiöse Einstellungen gehören, zwischen den Generationen von wesentlicher Bedeutung. Die durch die Phylogenese geprägten Möglichkeiten zur Entwicklung bestimmter Mentalitäten geben aber die Rahmenbedingungen vor, innerhalb derer kulturelle Einflüsse wirksam werden können.

Der evolutionäre Ursprung altruistischen Verhaltens wird auch durch Beobachtung von Menschenaffen sichtbar: Schimpansen und andere Primaten zeigen bereits einfache prosoziale Beziehungen zu bestimmten Angehörigen ihrer Gruppe. Nach Tomasello[30] fand der erste Schritt einer Entwicklung zu Frühformen von Moral vor hunderttausenden von Jahren statt, als eine Veränderung der Ökologie die Frühmenschen dazu zwang mit Partnern oder Gruppen auf Nahrungssuche zu gehen, um zu überleben. Hierzu war die Definition gemeinsamer Ziele, eine gemeinsame Intentionalität notwendig. Voraussetzung dafür war das Befolgen gemeinsamer Regeln, zudem Mitgefühl über Verwandte und Freunde hinaus auch für andere kooperierende Partner. Das Überleben der Gruppe war an einen kollektiven Erfolg gebunden, der eine aufeinander abgestimmte Gruppenorganisation und Kooperativität zur Erreichung eines gemeinschaftlichen Zieles voraussetzte. Hierzu waren Mentalitäten erforderlich, die neben ausreichender Intelligenz und Kommunikationsfähigkeiten ein moralisches Bewusstsein hatten[30].

Auch bei Schimpansen gibt es Hinweise darauf, dass sie sich gegenseitig unterstützen und Mitgefühl mit denen haben, denen sie helfen, was mit einem Anstieg des Säugetierbindungshormons Oxytocin einhergeht. Das gilt nicht nur bei gegenseitiger Fellpflege, sondern auch für den Fall, dass solche Primaten Nahrung teilen[33]. Man kann also annehmen, dass die letzten gemeinsamen Vorfahren von Menschen und Menschenaffen schon prosoziale Wesenszüge hatten; dies parallel zu aggressivem Verhalten zur Verteidigung des sozialen Status innerhalb der Gruppe und gegenüber Fremdgruppen im Kampf um Territorien und Ressourcen.

Auch andere Zweige der Evolution im Tierreich bis hin zu Insekten zeigen Ansätze altruistischen Verhaltens, was das Überleben dieser Lebewesen im

Verlauf vieler Millionen Jahre sicherte; hierzu gehören soziale Insekten, wie etwa Ameisen und Bienen, die sich zum Fortbestehen ihrer Art füreinander einsetzen.

Erfolg in der Evolution lässt sich also nicht nur auf das Überleben des Stärkeren, Aggressiveren oder Rücksichtsloseren reduzieren[34].

Bildnachweise

Abb. 4.1 Mit Genehmigung d. Landesamtes f. Denkmalpflege u.Archäologie Sachsen-Anhalt, s. Ref. 12

Abb. 4.2 Cranium 17 aus der Sima de los Huesos; Javier Trueba / Madrid Scientific Films

Abb. 4.3 Mit Genehmigung d. Landesamtes f. Denkmalpflege u.Archäologie Sachsen-Anhalt,.s. Ref. 12

Literatur

1. Darwin C. *On the origin of species by means of natural selection, or the preservation of favoured races in the struggle for life.* John Murray, London; 1859.
2. Euler HA. Die Beitragsfähigkeit der evolutionären Psychologie zur Erklärung von Gewalt. In: Heitmeyer W, Soeffner H-G, Hrsg. *Gewalt. Entwicklungen, Strukturen, Analyseprobleme.* Frankfurt am Main: Suhrkamp Verlag; 2004:411–435.
3. Tyron RC. Genetic differences in maze-learning ability in rats. *Yearb Natl Soc Stud Educ.* 1940;39:111–119.
4. Stur I. Zur Frage der besonderen Gefährlichkeit von Hunden auf Grund der Zugehörigkeit zu bestimmten Rassen. sos-hamburgdog. http://www.sos-hamburgdog.de/Gut_4.htm. Zugegriffen Februar 15, 2019.
5. Cairns RB, MacCombie DJ, Hood KE. A developmental-genetic analysis of aggressive behavior in mice: I. Behavioral outcomes. *J Comp Psychol.* 1983; 97(1):69–89. http://www.ncbi.nlm.nih.gov/pubmed/6603330.
6. WELT. Sibirische Forscher züchten zahme Füchse. welt.de. https://www.welt.de/newsticker/dpa_nt/infoline_nt/wissenschaft_nt/article176630052/Sibirische-Forscher-zuechten-zahme-Fuechse.html%0D. Published 2018. Zugegriffen September 22, 2020.
7. Choi J-K, Bowles S. The Coevolution of Parochial Altruism and War. *Science (80-).* 2007; 318(5850):636–640. doi: https://doi.org/10.1126/science.1144237
8. Goodall J. *In the shadow of man.* London: William Collins Sons & Co.; 1971.

9. Gómez JM, Verdú M, González-Megías A, Méndez M. The phylogenetic roots of human lethal violence. *Nature.* 2016;538(7624):233–237. doi: https://doi.org/10.1038/nature19758
10. Pinker S. *Gewalt – eine neue Geschichte der Mennschheit – S. 74 ff.*. Fischer-Verlag, Frankfurt a. M.; 2013.
11. Keeley L. *War before civilization: The myth of the peachful savage.* Oxford University Press; 1996.
12. Meller H, Schefzik M. *Krieg – eine archäologische Spurensuche. Begleitband zur Sonderausstellung im Landesmuseum für Vorgeschichte Halle (Saale).*; 2015.
13. Wahl J, König HG. Antropologisch.traumatologische Untersuchung der menschlichen Sklettreste aus dem bandkeramischen Massengrab bei Talheim, Kreis Heilbronn. *Fundberichte aus Baden-württemb.* 1987;12:180–186. https://de.wikipedia.org/wiki/Massaker_von_Talheim.
14. Wikipedia.de. Massaker von Kilianstädten. 2021. https://de.wikipedia.org/wiki/Massaker_von_Kilianstädten.
15. Wikipedia.de. Massker von Schletz. https://de.wikipedia.org/wiki/Massaker_von_Schletz. Published 2021. Zugegriffen Januar 15, 2021.
16. Pinker S. *Gewalt: Eine neue Geschichte der Menschheit S. 106 ff.* Fischer-Verlag, Frankfurt a. M.; 2013.
17. Fry DP. *War, Peace, and Human Nature: The Convergence of Evolutionary and Cultural Views.* Oxford University Press.
18. 1. Pinker, S. *Gewalt: Eine neue Geschichte der Menscheit. (S. Fischer Verlag GmbH, 2013). Seite 98.*
19. Sapolsky RM. Gewalt und Mitgefühl – Seite 406. 2017.
20. Ferguson RB. Pinker's List: Exaggerating Prehistoric War Mortality. In: *War, Peace, and Human Nature.* Oxford University Press; 2013:112–131. doi: https://doi.org/10.1093/acprof:oso/9780199858996.003.0007
21. Butler SM. Getting Medieval on Steven Pinker; Violence and Medieval England. In: Dwyer, Philip; Micale MS, Hrsg. *On Violence in History.* 1. New York: Berghan Books; 2020:120–164.
22. Dwyer P. Whitewashing History; Pinker's (Mis)Representation of the Enlightenment and Violence. In: Dwyer, Philip; Micale MS, Hrsg. *On Violence in History.* 1. New York: Berghan Books; 2020:206–249.
23. Sapolsky R. *Gewalt und Mitgefühl – Seite 790.* Hanser Verlag GmbH; 2017.
24. Fibiger L. The Past as a Foreign Country: Bioarchaeological Perspectives on Pinker's "Prehistoric Anarchy". In: Dwyer, Philip; Micale MS, Hrsg. *On Violence in History.* 1. New York: Berghan Books; 2020:40–76.
25. Trundle M. Were There Better Angels of a Classical Greek Nature? Violence in Classical Athens. In: Dwyer, Philip; Micale MS, Hrsg. *On Violence in History.* 1. New York: Berghan Books; 2020:77–119.
26. Roth R. Does Better Angels of Our Nature Hold Up as History? In: Dwyer, Philip; Micale MS, Hrsg. *On Violence in History.* 1. New York: Berghan Books; 2020:339–376.

27. Elkins C. The "Moral Effect" of Legalized Lawlessness, Violence in Britain's Twentieth-Century Empire. In: Dwyer, Philip; Micale MS, Hrsg. *On Violence in History*. 1. New York: Berghan Books; 2020:293–338.
28. Micale MS. What Pinker Leaves Out. In: Dwyer, Philip; Micale MS, Hrsg. *On Violence in History*. 1. New York: Berghan Books; 2020:466–508.
29. Prüfer K, Munch K, Hellmann I, u. a. The bonobo genome compared with the chimpanzee and human genomes. *Nature*. 2012; 486(7404):527–531. doi: https://doi.org/10.1038/nature11128
30. Tomasello M. *Eine Naturgeschichte der menschlichen Moral*. Suhrkamp Verlag Berlin; 2016.
31. Choi J, Bowels S. The coevolution of parochial altruism and war. *Science (80-)*. 2007;(318):636–640.
32. Raine A. *Als Mörder geboren – Die biologischen Wurzeln von Gewalt und Verbrechen – Seite 33*. Klett-Cotta; 2015.
33. Tomasello M. *Eine Naturgeschichte der menschlichen Moral – Seite 54*. Suhrkamp Verlag, Berlin; 2016.
34. Laue C. *Evolution, Kultur und Kriminalität*. Berlin, Heidelberg: Springer Berlin Heidelberg; 2010. doi: https://doi.org/10.1007/978-3-642-12689-5.

5

Erblichkeit aggressiven Verhaltens

Der Einfluss des Erbgutes auf unser Verhalten wurde lange unterschätzt. Er ist aber sowohl hinsichtlich Gewaltneigung wie auch mitmenschlicher Wesenszüge erheblich. Welche Gene spielen eine Rolle und wovon hängt ihre Aktivität ab? Was bewirken Gene im Gehirn? Lässt sich durch Genanalysen das Risiko für Gewalttaten bestimmen?

Bedeutung der Gene für das Verhalten

Die phylogenetische Selektion elementarer psychischer Funktionen setzt voraus, dass zumindest ein erheblicher Anteil des Ursachengefüges der seelischen Konstitution eines Menschen durch Vererbung geprägt und ebenso wie körperliche Merkmale von Generation zu Generation weitergegeben wird. Im Unterschied zu vielen körperlichen Merkmalen, die ausschließlich von der genetischen Ausstattung geformt werden (wie z. B. die Blutgruppe oder Augenfarbe), werden psychische Eigenschaften sowohl von den Genen als auch von frühen und späten Einflüssen des sozialen Umfeldes geprägt. Doch in welchem Ausmaß können Gene unser Verhalten und Empfinden beeinflussen und inwieweit können unsere Persönlichkeitsmerkmale durch unser frühes und spätes soziales Umfeld geformt werden? Um diese Fragen beantworten zu können, soll zunächst zum besseren Verständnis der Interaktion zwischen genetischer Ausstattung und Umwelteinflüssen die Arbeitsweise eines Gens kurz erklärt werden:

Ein Gen besteht aus DNA-Basensequenzen, die Ausgangspunkt für die Eiweißsynthese (Genexpression – Proteinsynthese) in der Zelle sind (Abb. 5.1). Die Genexpression ist die Grundlage des Aufbaus von Struktur und Funktion aller Organe einschließlich des Gehirns. Die Vielfalt der Basensequenzen der DNA entspricht der Vielfalt der Proteine, die daraus zusammengesetzt werden, sowie der Vielfalt zellulärer Eigenschaften und Organfunktionen. Ein Gen veranlasst aber nicht in starrer, unabänderlicher, lebenslanger Weise die Eiweißsynthese, sondern unterliegt regulativen Einflüssen der Umwelt. Die Vorstellung, dass ein bestimmtes Gen für eine bestimmte Charaktereigenschaft verantwortlich ist, trifft nicht zu. Einzelne Gene oder die Kombination verschiedener Gene erhöhen lediglich die Wahrscheinlichkeit, dass sich bestimmte Charaktermerkmale, wie dissoziales Verhalten, Aggressivität und Gewaltneigung oder auch psychische Störungen dann entwickeln, wenn bestimmte Konstellationen des sozialen Umfeldes die Aktivität dieser Gene hemmen oder fördern[1].

Zusammenspiel von Genen und Umwelt – Epigenetik

Auf molekularbiologischer Ebene befasst sich das relativ neue Forschungsfeld der Epigenetik mit der molekularen Feinabstimmung von Genaktivität und Umwelt. Es gibt besondere molekulare Mechanismen (in der Nomenklatur der Molekulargenetiker sind das DNA-Methylierung, Histonproteinen-Modifikation und microRNA-Regulation), die in Abhängigkeit von Umwelteinflüssen, das zur Proteinsynthese erforderliche Ablesen des DNA-Codes erschweren oder erleichtern[2, 3] (Abb. 5.1). Mehrere Studien konnten nachweisen, dass durch psychosoziale Umwelteinflüsse, wie z. B. frühkindliche Misshandlung, solche molekulare epigenetische Aktivitäten angeregt werden, die die Ablesbarkeit des DNA-Codes zur Synthese von Proteinen beeinträchtigen, die im Gehirn für Stressregulation und für das Nervenwachstum erforderlich sind[2]. Es zeichnet sich mehr und mehr ab, dass eine Vielzahl psychischer Erkrankungen und Persönlichkeitsstörungen einschließlich antisozialen und aggressiven Verhaltens nicht nur durch die ererbten Gene, sondern auch durch molekulare epigenetische Mechanismen mitgestaltet werden, die Folge schädigender früher Kindheitserfahrungen sind[4].

Deshalb ist die alte Streitfrage, ob für die psychischen Reaktionsweisen eines Menschen, wie auch für deren pathologische Abweichungen, entweder die Umwelt oder Gene verantwortlich sind, überflüssig. Gene,

5 Erblichkeit aggressiven Verhaltens

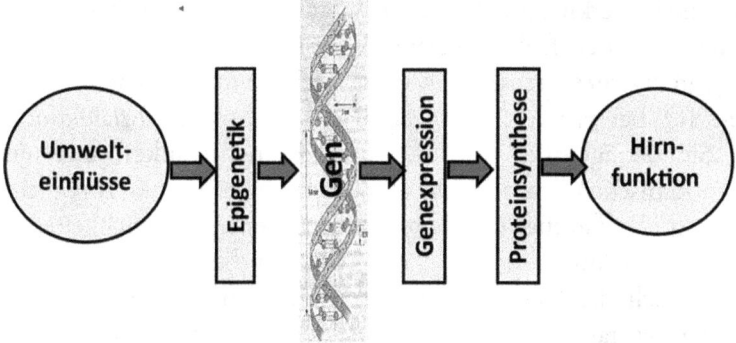

Abb. 5.1 Schematische Darstellung der Umwelteinflüsse auf die Genaktivität

die für die Funktion des Gehirns essentielle Proteine synthetisieren und damit psychische Eigenschaften mitbeeinflussen, werden in ihrer Aktivität durch die genannten epigenetisch wirksamen Moleküle in Abhängigkeit von Umwelteinflüssen gehemmt oder verstärkt. Gene sind somit keine unflexiblen Akteure, die in eigener Regie den Ablauf unserer Gehirnaktivitäten bestimmen. Sie ändern ihre Aktivität in Abhängigkeit vom jeweils vorliegenden Umfeld; für die psychische Ausstattung sind das vor allem die in der Kindheit vorliegenden psychosozialen Gegebenheiten. Das macht verständlich, warum die genetische Ausstattung stets nur einen bestimmten Anteil der ursächlichen Varianz von normalen und krankhaften seelischen Eigenschaften erklären kann.

Genetische Disposition oder Umwelteinflüsse können allerdings eine unterschiedliche Gewichtung bei verschiedenen mentalen Eigenschaften oder psychischen Erkrankungen haben. So spielen zum Beispiel im Bedingungsgefüge posttraumatischer Belastungsstörungen massive psychische Traumata die entscheidende Rolle, bei bipolaren Störungen (früher manisch-depressive Erkrankungen genannt) sind es überwiegend Erbfaktoren.

Wie stark ist der Einfluss der Gene? Zwillings- und Familienforschung

Das Zusammenspiel von Genen und Umwelt ist am Beispiel der Intelligenz gut belegt. Mehrere Studien zeigen, dass etwa 50 % des Bedingungsgefüges der Intelligenz durch Gene festgelegt ist, die andere Hälfte durch Einflüsse von Erziehung und Bildung[5]. Das Gleiche gilt für andere psychische

Persönlichkeitsmerkmale[6]. Wie ausgeprägt der genetische Varianzanteil ist, hängt auch von den frühen sozialen Verhältnissen ab. So liegt die Erblichkeit für intelligentes Verhalten in einer Größenordnung von etwa 50–60 % für den IQ bei Kindern aus Familien mit hohem sozialökonomischen Status. Sie beträgt aber nur ca. 20–30 % bei Kindern mit niedrigem sozialökonomischen Status[7,8]. Ein hoher sozialer Status ermöglicht somit eine bessere Entfaltung der genetisch gegebenen Möglichkeiten auf die Intelligenzentwicklung, während ein niedriger Status diese Einflüsse einschränkt. Auch die Gene, die für aggressives und gewalttätiges Verhalten disponieren, entfalten nur dann ihre Wirkung, wenn ein hierfür geeignetes soziales Umfeld vorliegt.

In den 1980er Jahren wurde erstmals durch Familien-, Zwillings- und Adoptionsstudien nachgewiesen, dass sowohl genetische Faktoren wie auch das frühe familiäre Umfeld zu kriminellem Verhalten beitragen[9,10]. Untersucht wurden adoptierte männliche Jugendliche, deren biologische Väter oder Adoptivväter wegen Straftaten verurteilt worden waren, im Vergleich zu solchen, deren biologische Väter und Adoptivväter nicht verurteilt wurden. Adoptierte Söhne, deren biologische Väter straffällig geworden waren, zeigten eine wesentlich höhere Rate kriminellen Verhaltens als Söhne von nicht straffälligen biologischen Vätern, unabhängig davon, ob der Adoptivvater Straftäter war oder nicht. Die höchste Rate von Verurteilungen fand sich bei solchen Söhnen, bei denen sowohl der biologische als auch der Adoptivvater durch delinquente Verhaltensweisen aufgefallen waren. Dieser Befunde wurde mehrfach bestätigt; so auch durch eine landesweite Adoptionsstudie in Schweden[11], die nachweisen konnte, dass sowohl gewalttätiges als auch nicht-gewalttätiges kriminelles Verhalten der biologischen Eltern zu einem hohen Prozentsatz gleichartiges Verhaltens von deren Kinder vorhersagte, auch wenn diese in einer Adoptivfamilie aufwuchsen.

Dass eine Vielzahl von Charaktereigenschaften erblich mitbedingt ist, konnte durch Vergleich von eineiigen Zwillingen, deren Gene identisch sind, mit zweieiigen Zwillingen, deren genetische Ausstattung der normaler Geschwister entspricht, bewiesen werden (Abb. 5.2). Solche Untersuchungen zeigten, dass insbesondere antisoziales und rücksichtsloses Verhalten, das im amerikanischen Sprachgebrauch als „psychopathy" bezeichnet wird, zu mehr als 50 % des Ursachenspektrums genetisch bedingt ist[12,13].

In einer zusammenfassenden statistischen Auswertung (Metaanalyse) von 103 Studien wurde die Erblichkeit von aggressivem Verhalten mit regelwidrigem nicht-aggressivem Verhalten verglichen. Nicht-aggressives antisoziales Verhalten war zu 48 % der Ursachenvarianz erblich, aggressives Verhalten zu 65 %[14].

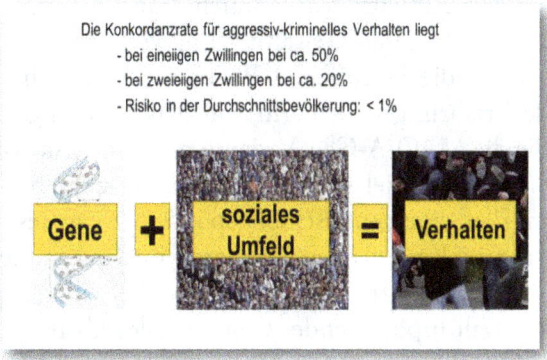

Abb. 5.2 Genetik delinquenten Verhaltens. Die Wahrscheinlichkeit für aggressiv-kriminelles Verhalten steigt mit dem genetischen Verwandtschaftsgrad. Eine Konkordanzrate (Grad der Übereinstimmung) von z. B. 50 % besagt, dass die Hälfte der jeweiligen Population die gleichen Verhaltensmerkmale zeigt[9–11]

Gegen die Erblichkeit von Gewaltneigung wurde eingewandt, dass diese häufig mit Alkoholsucht einhergeht, die selbst wiederum eine starke genetische Komponente hat und deshalb eher die Neigung zum Alkoholkonsum als die daraus resultierende Aggressivität vererbt sei[15]. Dagegen spricht die Mehrzahl der hier aufgeführten Studien sowie der Nachweis, dass Aggressivität schon im Kindes- und Kleinkindesalter, in dem Alkoholkonsum noch keine Rolle spielen dürfte, einen erheblichen genetischen Ursachenanteil hat[16,17].

Hinsichtlich der Gewichtung von Erbanlage und Umwelt konnte durch Zwillings- und Adoptionsstudien festgestellt werden, dass die genetische Ausstattung etwa die Hälfte der ursächlichen vielfältigen Teilursachen für antisoziales Verhalten bedingt, wobei die Angaben je nach Aggressionsart und untersuchter Population zwischen 30 % und 70 % schwanken[12,18,19]. Dabei scheint eine stärkere Erblichkeit für offen aggressives Verhalten als für verdeckt aggressives Verhalten vorzuliegen. Bei Kindern wurde eine stärkerer genetischer Ursachenanteil (85 %) für proaktiv-aggressives Verhalten, das mit einer geringeren Empathie einhergeht, festgestellt im Vergleich zu reaktiver Aggression (48 %) aufgrund hoher emotionaler Irritierbarkeit[17,20,21].

Welche Gene spielen eine Rolle?

Das Gen, das als erstes verdächtig wurde, zu gewalttätigem Verhalten zu disponieren, ist für den Stoffwechsel bestimmter Überträgerstoffe im Nervensystem zuständig (MAO-A-Gen)[22]. Dieses Gen kann in Varianten mit hoher oder niedriger Aktivität vorkommen. Eine niedrige MAO-A-Gen-Aktivität ist mit einer höheren Gewaltneigung verbunden. Das ist aber nur dann der Fall, wenn die betroffenen Personen in der Kindheit psychisch traumatisierende Erfahrungen in Form von Misshandlungen erlebt hatten. Bei Personen, die die MAO-A-Gen-Variante mit hoher Aktivität hatten, war aggressives Verhalten sehr viel seltener[23,24]. Durch mehrere Studien konnte bestätigt werden, dass eine genetische Disposition zu aggressivem Verhalten nur im Zusammenspiel mit frühen Stressoren in der Kindheit zu späterem gewalttätigen Verhalten führt; umgekehrt, dass bei einer genetischen Ausstattung ohne gewaltdisponierende Gene vergleichbare widrige Lebensumstände sehr viel seltener zu aggressivem Verhalten führen[25]. Auch eine Meta-Analyse, die Daten von 11.000 Personen zusammenfasste, konnte ein Zusammentreffen von niedriger Aktivität des MAO-A-Genotyps und aversiven Kindheitserfahrungen als Bedingungsfaktoren für späteres antisoziales Verhalten nachweisen[26]. Der Genotyp mit niedriger MAO-A-Aktivität kann insbesondere dann zu extrem gewalttätigem Verhalten führen, wenn Alkohol- oder Drogenkonsum hinzukommt[27].

Die Bedeutung des MAO-A-Gens für aggressives Verhalten konnte auch im Tierversuch eindrucksvoll nachgewiesen werden. Mäuse, bei denen das MAO-O-Gen ausgeschaltet wurde, sind extrem aggressiv und greifen ihre Artgenossen sofort an[28].

Die Anlage zu bestimmten Verhaltensweisen wird nicht nur von einem Gen, sondern durch die Interaktion von vielen Genen bestimmt. In einer kürzlich veröffentlichten Übersichtsarbeit[28], in der alle molekulargenetischen Studien zur Aggressivität an Menschen und Labortieren zusammengefasst wurden, wurde eine Rangliste von 40 Genen erstellt, die vielfach mit anderen Genen interagieren und mit unterschiedlicher Gewichtung zu aggressivem Verhalten beitragen. In dieser Rangliste steht das MAO-A-Gen ganz oben.

Neben dem MAO-A-Gen ist ein Gen, dass für den Serotonintransport im Gehirn verantwortlich ist (5-HTT-Gen) von Bedeutung. Auch für dieses Gen konnte gezeigt werden, dass es dann zu gewalttätigem Verhalten disponiert, wenn die Person als Kind körperlichen Misshandlungen ausgesetzt war[29]. Dazu kommen weitere Gene, die sowohl durch Interaktion miteinander als auch mit der frühen psychosozialen Umwelt zu gewalttätigem Verhalten disponieren. Bei der Vielzahl von Genen, die die Wahrscheinlichkeit für aggressives Verhalten erhöhen, kommt jedem einzelnen nur eine relativ geringe Bedeutung zu. Die Wirkung einzelner Gene ist zudem recht unspezifisch. Zum Beispiel erhöht das MAO-A-Gen nicht nur die Gewaltbereitschaft, sondern ebenfalls die Risiken für Alkoholismus; das 5-HTT-Gen das Risiko für Gewalt und für das Aufmerksamkeitsdefizitsyndrom[30].

Was bewirken Gene im Gehirn?

Der Einfluss der Gene auf die äußerst komplexe strukturelle und funktionelle Organisation des Gehirns kann hier nur sehr vereinfacht und in Teilaspekten dargestellt werden. Gene, die zu einer mehr oder weniger hohen Gewaltneigung einer Person beitragen, sind insbesondere solche, die den Stoffwechsel einiger Überträgerstoffe der Hirnzellen (Neurotransmitter) regulieren. Dazu gehören Serotonin, Dopamin und Noradrenalin, die für die neurobiologischen Mechanismen aggressiven Verhaltens wichtig sind. Die Variante des MAO-A-Genes, die mit einer niedrigen Expression des Enzyms Monoaminooxidase (MAO-A) einhergeht, welches Dopamin und Noradrenalin im Hirngewebe abbaut, kann wegen des verminderten Abbaus eine Überaktivität dieser antriebssteigernden Transmitter verursachen. Eine Minderaktivität des Gens, das für den Serotonintransport im Hirn verantwortlich ist (5-HTT-Gen) geht mit einer mangelhaften Serotoninfunktion einher, wodurch aggressives Verhalten begünstigt wird. Diese Gene können somit durch eine zu niedrige Aktivität von Serotonin oder durch eine Überaktivität von Dopamin und Noradrenalin in aggressionsrelevanten Hirnsystemen unter Hinzukommen psychosozialer Stressoren gewalttätiges Verhalten begünstigen[17].

Können Genanalyen gefährliches Verhalten voraussagen?

In einer Meta-Analyse[10], die die Ergebnisse von 185 Studien bewertete, wurde auch der Frage nachgegangen, ob aufgrund des Vorliegens einer dieser Genvarianten gefährliches Verhalten vorhergesagt werden kann. Das wurde aufgrund der Datenlage verneint. Die Vorhersage von Risiko und Ausmaß aggressiv-gewalttätigen Verhaltens basierend auf der Analyse einzelner Gene, z. B. des MAO-A-Genes oder der Gene, die für den Serotoninstoffwechsel von Bedeutung sind, ist ausgehend vom derzeitigen Forschungsstand (noch?) nicht möglich. Das ist wegen des breiten Spektrums psychosozialer Umwelteinflüsse und der Vielzahl von Genen, die erst in Kombination das Risiko für gewalttätiges Verhalten erhöhen, auch plausibel.

Eine Brauchbarkeit von genetischen Analysen zur Prognose der Gefährlichkeit von Personen in Hinblick auf therapeutische Interventionen oder forensische Fragestellungen ist somit derzeit nicht gegeben.

Auch prosoziales Verhalten unterliegt genetischen Einflüssen

Nicht nur antisoziale, sondern auch prosoziale Charaktereigenschaften werden durch genetische Faktoren mitbedingt. Durch umfangreiche Zwillings- und Familienstudien konnte gezeigt werden, dass prosoziales Verhalten in erheblichem Umfang nicht nur durch soziale-familiäre Einflüsse, sondern auch durch Gene wesentlich mitgeprägt wird[31]. Der genetische Anteil des Ursachenspektrums beträgt bei beiden Geschlechtern, bei Kindern und Erwachsenen für prosoziales Verhalten 50–60 % und erreicht damit ungefähr die gleiche Größenordnung wie die Erblichkeit für dissoziales Verhalten und Aggressivität. Für Empathie wurde ein genetischer Ursachenanteil von 40–50 % ermittelt. Zu den prosozialen Genen gehört auch ein Gen, das im Gehirn für den Rezeptor des Bindungshormons Oxytocin (auch Kuschelhormon genannt) verantwortlich ist[31].

Gene und die Zukunft unseres Verhaltens

An der genetischen Ausstattung des Menschen, die Resultat einer über Millionen von Jahren langen Phylogenese der Menschheit ist, hat sich in den letzten Jahrtausenden bei Homo sapiens nicht viel geändert. Nach wie vor wird etwa die Hälfte des komplexen Ursachengefüges unserer mentalen Ausrüstung, seien es antisoziale, prosoziale, aggressiv-gewalttätige oder mitmenschliche Wesenszüge, in unserem Erbmaterial für die nächsten Jahrtausende fest verankert bleiben. Der genetisch festgesetzte Spielraum unserer Emotionen und die vielfältigen sich daraus ergebenden Verhaltensmöglichkeiten werden in ihrer Summe unverändert bleiben. Einen neuen Menschentypus wird es so schnell nicht geben. Was sich dagegen schnell ändern kann sind die psychosozialen, gesellschaftlichen und damit auch politischen Rahmenbedingungen, die über epigenetische Mechanismen die Aktivität unserer zu pro- oder antisozialem Verhalten disponierenden Gene bremsen oder stimulieren. Das erklärt, warum sich Menschengruppen bis hin zu ganzen Völkergemeinschaften, deren Gen-Pool über Jahrhunderte derselbe bleibt, zu unterschiedlichen Zeiten so verschiedenartig verhalten können. Man vergleiche nur Deutschland zur Zeit des Nationalsozialismus mit dem heutigen. Hier findet sich die Schnittstelle zu den Berührungspunkten von Genetik und Sozialwissenschaften.

Bildnachweise

Abb. 5.1 Eigene Darstellung
Abb. 5.2 Eigene Darstellung

Literatur

1. Maier W, Giegling I, Rujescu D. Genetik und Gen-Umwelt-Interaktionen bei psychischen Erkrankungen. In: *Psychiatrie, Psychosomatik, Psychotherapie*. Berlin, Heidelberg: Springer Berlin Heidelberg; 2017:147–191. doi: https://doi.org/10.1007/978-3-662-49295-6_5
2. Binder EB. Environment and epigenetics. *Nervenarzt*. 2019;90(2):107–113. doi: https://doi.org/10.1007/s00115-018-0657-3
3. Ziegler C, Schiele MA, Domschke K. Patho- and therapyepigenetics of mental disorders. *Nervenarzt*. 2018;89(11):1303–1314. doi: https://doi.org/10.1007/s00115-018-0625-y
4. Gescher DM, Kahl KG, Hillemacher T, Frieling H, Kuhn J, Frodl T. Epigenetics in Personality Disorders: Today's Insights. Frontiers in Psychiatry. doi: https://doi.org/10.3389/fpsyt.2018.00579
5. Plomin R, von Stumm S. The new genetics of intelligence. *Nat Rev Genet*. 2018;19(3):148–159. doi: https://doi.org/10.1038/nrg.2017.104
6. DiLalla D, Carey G, Gottesman I, Bouchard TJ. Heritability of MMPI personality indicators of psychopathology in twins reared apart. *J Abnorm Psychol*. 1996;(105):491–499.
7. Harden KP, Turkheimer E, Loehlin JC. Genotype by Environment Interaction in Adolescents' Cognitive Aptitude. *Behav Genet*. 2007;37(2):273–283. doi: https://doi.org/10.1007/s10519-006-9113-4
8. Tucker-Drob EM, Rhemtulla M, Harden KP, Turkheimer E, Fask D. Emergence of a Gene × Socioeconomic Status Interaction on Infant Mental Ability Between 10 Months and 2 Years. *Psychol Sci*. 2011;22(1):125–133. doi: https://doi.org/10.1177/0956797610392926
9. Mednick SA, Gabrielli WF, Hutchings B. Genetic influences in criminal convictions: evidence from an adoption cohort. *Science*. 1984; 224(4651):891–894. http://www.ncbi.nlm.nih.gov/pubmed/6719119.

10. Vassos E, Collier DA, Fazel S. Systematic meta-analyses and field synopsis of genetic association studies of violence and aggression. *Mol Psychiatry.* 19(4):471–477. doi: https://doi.org/10.1038/mp.2013.31
11. Hjalmarsson R, Lindquist MJ. The origins of intergenerational associations in crime: Lessons from Swedish adoption data. *Labour Econ.* 2013;20:68–81. doi: https://doi.org/10.1016/j.labeco.2012.11.001
12. Rhee SH, Waldman ID. Genetic and environmental influences on antisocial behavior: a meta-analysis of twin and adoption studies. *Psychol Bull.* 2002; 128(3):490–529. http://www.ncbi.nlm.nih.gov/pubmed/12002699.
13. Waldman ID, Tackett JL, Van Hulle CA, et al. Child and adolescent conduct disorder substantially shares genetic influences with three socioemotional dispositions. *J Abnorm Psychol.* 2011;120(1):57–70. doi: https://doi.org/10.1037/a0021351
14. Burt SA. Are there meaningful etiological differences within antisocial behavior? Results of a meta-analysis. *Clin Psychol Rev.* 2009;29(2):163–178. doi: https://doi.org/10.1016/j.cpr.2008.12.004
15. Bohman M. Some genetic aspects of alcoholism and criminality. A population of adoptees. *Arch Gen Psychiatry.* 1978; 35(3):269–276. doi: https://doi.org/10.1001/archpsyc.1978.01770270019001
16. Petermann F, Koglin U. *Aggression Und Gewalt von Kindern Und Jugendlichen – S. 33 ff.* Heidelberg: Springer Heidelberg; 2013.
17. Waltes R, Chiocchetti AG, Freitag CM. The neurobiological basis of human aggression: A review on genetic and epigenetic mechanisms. *Am J Med Genet Part B Neuropsychiatr Genet.* 2016;171(5):650–675. doi: https://doi.org/10.1002/ajmg.b.32388
18. Ferguson CJ. Genetic Contributions to Antisocial Personality and Behavior: A Meta-Analytic Review From an Evolutionary Perspective. *J Soc Psychol.* 2010;150(2):160–180. doi: https://doi.org/10.1080/00224540903366503
19. Cloninger CR, Sigvardsson S, Bohman M, von Knorring AL. Predisposition to petty criminality in Swedish adoptees. II. Cross-fostering analysis of gene-environment interaction. *Arch Gen Psychiatry.* 1982;39(11):1242–1247. http://www.ncbi.nlm.nih.gov/pubmed/7138224
20. Tuvblad C, Raine A, Zheng M, Baker LA. Genetic and environmental stability differs in reactive and proactive aggression. *Aggress Behav.* 2009;35(6):437–452. doi: https://doi.org/10.1002/ab.20319
21. Bezdjian S, Raine A, Baker LA, Lynam DR. Psychopathic personality in children: genetic and environmental contributions. *Psychol Med.* 2011;41(03):589–600. doi: https://doi.org/10.1017/S0033291710000966
22. Brunner H, Nelen M, Breakefield X, Ropers H, van Oost B. Abnormal behavior associated with a point mutation in the structural gene for monoamine oxidase A. *Science (80-).* 1993; 262(5133):578–580. doi: https://doi.org/10.1126/science.8211186

23. Caspi A. Role of Genotype in the Cycle of Violence in Maltreated Children. *Science (80-).* 2002; 297(5582):851–854. doi: https://doi.org/10.1126/science.1072290
24. Kim-Cohen J, Caspi A, Taylor A, et al. MAOA, maltreatment and gene–environment interaction predicting children's mental health: new evidence and a meta-analysis. *Mol Psychiatry.* 2006;11(10):903–913. doi: https://doi.org/10.1038/sj.mp.4001851
25. Cicchetti D, Rogosch FA, Thibodeau EL. The effects of child maltreatment on early signs of antisocial behavior: Genetic moderation by tryptophan hydroxylase, serotonin transporter, and monoamine oxidase A genes. *Dev Psychopathol.* 2012;24(03):907–928. doi: https://doi.org/10.1017/S0954579412000442
26. Byrd AL, Manuck SB. MAOA, Childhood Maltreatment, and Antisocial Behavior: Meta-analysis of a Gene-Environment Interaction. *Biol Psychiatry.* 2014;75(1):9–17. doi: https://doi.org/10.1016/j.biopsych.2013.05.004
27. Tiihonen J, Rautiainen M-R, Ollila HM, et al. Genetic background of extreme violent behavior. *Mol Psychiatry.* 2015;20(6):786–792. doi: https://doi.org/10.1038/mp.2014.130
28. Zhang-James Y, Fernàndez-Castillo N, Hess JL, et al. An integrated analysis of genes and functional pathways for aggression in human and rodent models. *Mol Psychiatry.* 2018;11:1655–1667. doi: https://doi.org/10.1038/s41380-018-0068-7
29. Reif A, Rösler M, Freitag CM, et al. Nature and Nurture Predispose to Violent Behavior: Serotonergic Genes and Adverse Childhood Environment. *Neuropsychopharmacology.* 2007;32(11):2375–2383. doi: https://doi.org/10.1038/sj.npp.1301359
30. Retz W, Freitag CM, Retz-Junginger P, et al. A functional serotonin transporter promoter gene polymorphism increases ADHD symptoms in delinquents: Interaction with adverse childhood environment. *Psychiatry Res.* 2008;158(2):123–131. doi: https://doi.org/10.1016/j.psychres.2007.05.004
31. Ebstein RP, Israel S, Chew SH, Zhong S, Knafo A. Genetics of Human Social Behavior. *Neuron.* 2010;65(6):831–844. doi: https://doi.org/10.1016/j.neuron.2010.02.020

6

Neurobiologie der Gewalt

Gewalt entsteht im Kopf; das heißt, sie ist an die Aktivität bestimmter Zentren in unserem Gehirn gebunden, die ihrerseits stimulierenden oder hemmenden Einflüssen sie umgebender Schaltkreise des Gehirns in Abhängigkeit von Informationen aus dem sozialen Umfeld unterliegen. Die hirnanatomischen und hirnphysiologischen Voraussetzungen zur Entstehung von Gewalt werden im Folgenden dargestellt.

Nachweis von „Aggressionszentren" im Gehirn

Im Jahr 1949 wurde der Nobelpreis für Medizin an den Schweizer Physiologen Hess für eine Entdeckung verliehen, die unser Verständnis von der Funktionsweise des Gehirns und damit der Grundlagen unseres Seelenlebens nachhaltig veränderte. Hess konnte zunächst an der Katze als Versuchstier nachweisen, dass durch elektrische Stimulation mittels feiner Elektroden, die durch den Schädel in tief im Inneren des Gehirns liegende Nervenzellgruppen eingeführt wurden, per Knopfdruck wütendes aggressives Verhalten ausgelöst werden konnte, ohne dass hierzu ein äußerer Anlass vorlag (Abb. 6.1). Nicht nur aggressives Verhalten, sondern je nachdem welche Zellgruppe in diesem tiefen Hirnareal stimuliert wurde, konnten Ausdrucksweisen des gesamten Spektrums archaischer Instinkte, Triebe und Emotionen durch schwache Stromstöße aktiviert werden. Das waren neben Aggression und Wut auch Angst, Flucht, Sexualverhalten, Schlaf sowie

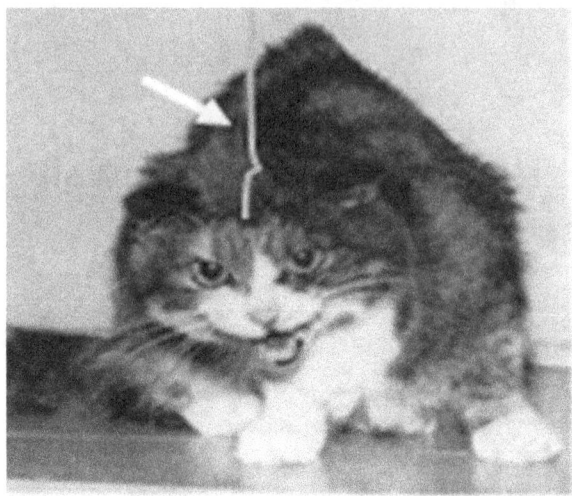

Abb. 6.1 Hirnstimulationsversuch von Hess an der Katze (1943). Durch elektrische Stimulation von tief im Hirninneren gelegenen Nervenzellgruppen kann aggressives Verhalten ohne äußeres Aggressionsobjekt ausgelöst werden. Der Pfeil zeigt die Elektrode an, die ins Gehirn führt. (Aus Brown et al. 1969[3])

eine Reihe körperlich-vegetativer Reaktionen, die von diesen tiefen Hirnstrukturen gesteuert werden[1,2,3].

Die Anordnung und Funktionsweise der anatomischen Strukturen des von Hess stimulierten Hirnteils, des Zwischenhirns, genauer gesagt des Hypothalamus (Lage im Hirn siehe Abb. 6.3 und 6.5) sind bei allen Wirbeltieren bis hin zum Menschen weitgehend identisch. Sie haben sich während der Evolution kaum verändert. Deshalb ist es nicht verwunderlich, dass gleiche Effekte nach Stimulation tiefer Hirnstrukturen bei allen Säugetierarten auftraten, bei denen man solche Experimente durchführte, auch beim Affen und beim Menschen[4–9].

1970 wurde von den amerikanischen Neurochirurgen Mark und Ervin über Patienten mit Tobsuchtszuständen während epileptischer Anfälle berichtet, bei denen alle bisherigen Therapien versagten[5]. Als letztes Mittel erfolgte eine hirnchirurgische Operation, um die aggressionsauslösenden Zellgruppen im Hirn auszuschalten. Bei diesen Patienten wurden während der präoperativen Diagnostik auf der Suche nach dem anfallsauslösenden epileptischen Fokus elektrische Aktivitäten über ins Hirn eingeführte Elektroden ausgewertet. Wenn hierbei der Mandelkern (ein wichtiges aggressionsregulierendes Zentrum im Schläfenhirn) durch schwache Stromstöße über diese Elektroden aktiviert wurde, kam es zu einem massiven Aggressionsausbruch, bei dem die Patienten alles

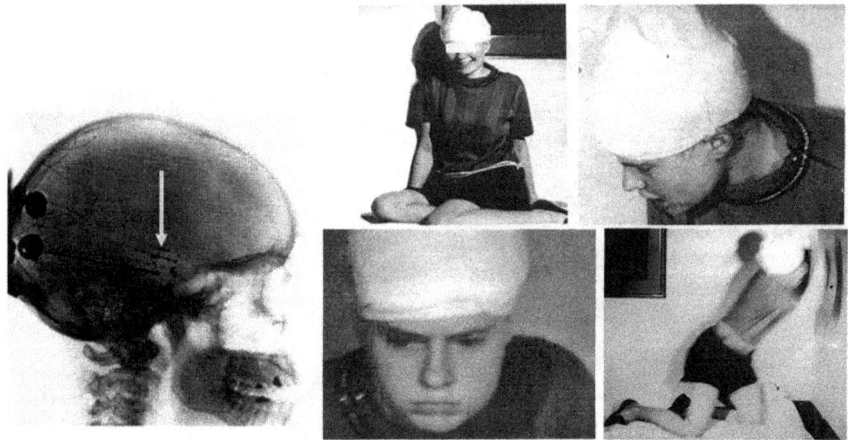

Abb. 6.2 Präoperative Diagnostik bei therapieresistenter Epilepsie: Linke Bildhälfte: seitliche Röntgenaufnahme des Schädels mit Lage der Elektroden im Mandelkern (Pfeil), deren Stimulation Aggressionsanfälle auslöste. Rechte Bildhälfte: Stadien des Ablaufs eines Aggressionsausbruchs nach Stimulation. (Aus Mark V, Erwin F, 1970[5])

angriffen, was sich um sie herum bewegte (Abb. 6.2). Wurde die elektrische Stimulation beendet, hörte dieses Verhalten auf. Durch gezielte Zerstörung dieser Nervenzellgruppen im Mandelkern, deren abnorme Erregung für die Gewaltausbrüche verantwortlich war, konnten die epilepsiebedingten Aggressionsanfälle nachhaltig gebessert werden[5].

Die Ergebnisse der klassischen elektrischen Hirnstimulationsversuche konnten in jüngster Zeit im Tierversuch auch durch neuere optogenetische Techniken, mit denen kleinste Nervenzellgruppen über Licht im Hirn selektiv stimuliert werden können, bestätigt werden[10,11]. Durch Aktivierung bestimmter Nervenzellgruppen in diesem phylogenetisch sehr alten Teil des Hirnstamms kann ein breites Spektrum von Instinkthandlungen, die beim Menschen mit einer starken emotionalen Komponente behaftet sind, durch direkte Stimulation hervorgerufen werden.

Außerdem konnte gezeigt werden, dass etwas seitlich von der Zellgruppe im Zwischenhirn, durch deren Stimulation wütend-aggressives Verhalten wie in Verteidigungssituationen ausgelöst werden konnte, ein anderes Aggressionszentrum liegt (Abb. 6.3). Dessen Aktivierung ruft geplantes und geordnetes Aggressionsverhalten hervor, so wie es beim Anschleichen der Katze an ein Beutetier zu beobachten ist[4]. Es gibt somit in diesem tiefen Hirnareal sowohl ein Zentrum für wütende, reaktive Aggression als auch ein weiteres daneben liegendes Zentrum für geplante, proaktive, „appetitive" Aggression, die bei erfolgreicher Ausführung belohnenden Charakter hat.

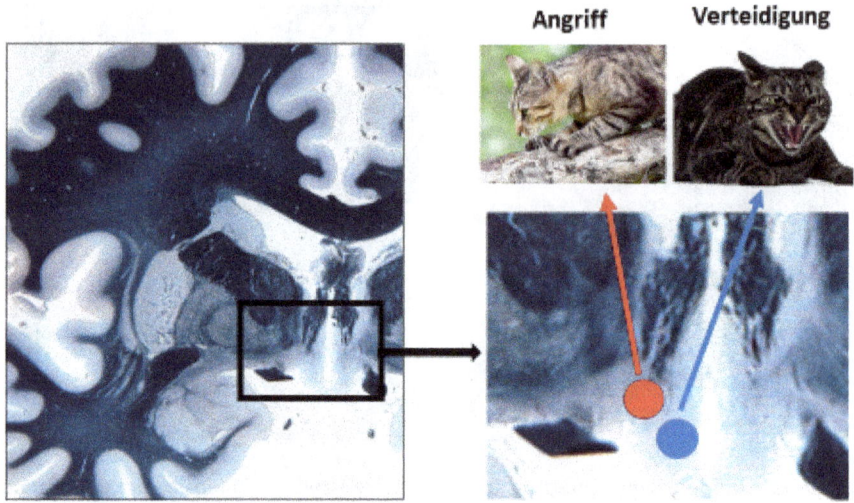

Abb. 6.3 Lage der reaktiven und proaktiven Aggressionszentren im unteren Zwischenhirn (modifiziert nach Elbert et al. 2017[12]). Linke Bildhälfte: Querschnitt durch die Mitte eines menschlichen Gehirns, Ansicht von vorn (dunkel angefärbt: nervenfaserhaltige Areale im Hirninneren, hellblau angefärbt: nervenzellhaltige Areale; Bildausschnitt = Region des Hypothalamus). Rechte Bildhälfte unten: Lage der Nervenzellgruppen (blau), deren Stimulation wütend-aggressives Verhalten hervorruft; seitlich davon (rot) Nervenzellgruppen für proaktive, geplante Aggression.

Die verschiedenen Aggressionsformen haben somit verschiedene neuronale Korrelate, die in enger Nachbarschaft im unteren Zwischenhirn (Hypothalamus) (Abb. 6.3 und 6.5) nebeneinander liegen. In Abhängigkeit davon, welche Zellgruppe aktiviert wird, kann Gewalt einerseits reaktiv sein, indem sie sich gegen eine aufkommende Gefahr oder Bedrohung wendet, zum anderen kann sie auch belohnenden Charakter haben. Letzteres gilt für „appetitive" Aggression und Gewalt, die auf Beute ausgerichtet ist oder auch nur um ihrer selbst willen ausgeübt wird bis zu deren hedonistischer und sogar sadistischer Ausprägung[13].

Diese „Zentren" sind nicht als vom übrigen Hirn isoliert arbeitende Einheiten zu verstehen, sondern sie sind zentrale Knotenpunkte ausgedehnter neuronaler Schaltkreise, die mit anderen Regionen tieferer Hirnbezirke, dem limbischen (emotionsrelevanten) System und damit zusammenhängenden Arealen der Hirnrinde in Verbindung stehen[14]. Das Wutsystem ist intensiv mit den tiefen Bereichen des Hirnstamms verbunden, über die es die mit wütender Aggression einhergehenden vegetativen Reaktionen wie Steigerung der Herzschlagfrequenz, Blutdruckerhöhung, Schweißneigung, Pulserhöhung und Atmungsbechleunigung auslöst.

Es war naheliegend, bei schwersten unbeeinflussbaren Gewalttätern, die auf keine soziotherapeutische oder psychopharmakologische Maßnahmen ansprachen, durch neurochirurgische Maßnahmen die Gewaltzentren des Gehirns zu inaktivieren. Die ersten in den 1940er und 1950er Jahren durchgeführen derartigen psychochirurischen Operatioen gerieten aber in Verruf, da damit größere Hirngewebsbereiche irreversibel zerstört wurden mit erheblichen Nebenwirkungen. Mit neueren stereotaktischen Methoden lassen sich milimetergenau die kleinen Hirnareale im Hypothalmus und Mandelkern ansteuern und durch kleine Gewebsschädigungen oder elektrische Dauerstimulation inaktivieren. Solche stereotaktischen Inaktivierungen der Gewaltzentren im Zwischenhirn und Mandelkern wurden überwiegend in den USA und Japan an therapieresistenten Gewalttätern durchgeführt mit überwiegend positiven Ergebnissen[15–17].

Steuerung und Kontrolle der „Aggressionszentren" im Gehirn

Wenn äußere Umstände unsere Befindlichkeit beeinflussen, dann nur darüber, dass sie über die Sinnesorgane auf die Interaktion neuronaler Netzwerke in unserem Gehirn einwirken. Das Gehirn wird oft als das komplexeste Gebilde bezeichnet, das es im Universum gibt. Die Prinzipien seiner Struktur und Funktion sind aber ebenso das Ergebnis einer über viele Millionen Jahre gehenden Evolution, wie das für die Bauprinzipien und Funktionsweise auch der übrigen Organe des Körpers der Fall ist. Die komplizierte und vielfältige feingewebliche Architektur des Gehirns und die komplexe Interaktion von Milliarden von Hirnzellen über die Nervenbahnen und Schaltstellen zwischen den Nervenzellen (Synapsen) erscheint zunächst zwar äußerst kompliziert. Die Grundprinzipien seiner Funktionsweise sind aber vor dem Hintergrund der Aufgaben, die das Hirn während der sehr langen phylogenetischen Entwicklung bis hin zum Homo sapiens zu leisten hatte, relativ einfach zu verstehen.

Zum besseren Verständnis der Steuerung und Kontrolle elementarer emotionaler Zustände, einschließlich Aggression und Gewaltneigung, durch die hierfür zuständigen Schaltkreise unseres Gehirns, werden im Folgenden zunächst der Aufbau mit den verschiedenen Funktionsebenen des zentralen Nervensystems sowie einige hirnanatomische Gegebenheiten erläutert.

Phylogenetische Dreiteilung von Hirnstruktur und -funktion: Konzept des limbischen Systems

Man kann das Hirn in drei große Struktur- und Funktionsbereiche einteilen, die ein unterschiedliches phylogenetisches Alter haben. Der phylogenetisch älteste Teil ist der Hirnstamm, zu dem das verlängerte Rückenmark, das Rautenhirn, das Mittelhirn und das Zwischenhirn gehört. Dieser Hirnteil ist schon bei Wirbeltieren vorhanden, die sehr früh in der Phylogenese auftraten, wie Fische und Reptilien. Er wurde deshalb auch „Reptilgehirn" genannt (Abb. 6.4)[18]. Dieser Hirnteil enthält Nervenzellgruppen, die für einfache überlebenswichtige Instinkte zuständig sind, wie Nahrungsaufnahme, Sexualverhalten, Angriff und Flucht, Steuerung des vegetativen Nervensystems, Regulation von Atmung, Magen-Darm-Trakt, Genitalorganen und Kreislauf. Mit Hilfe dieses alten Gehirnteils können einfache Wirbeltiere in reflexhafter Weise auf Schlüsselreize der Umwelt

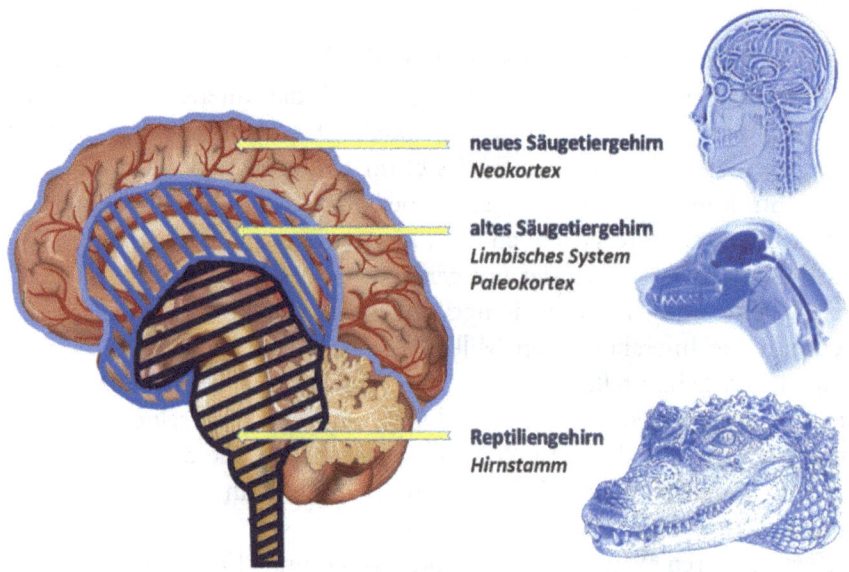

Abb. 6.4 Phylogenetische Dreiteilung des menschlichen Gehirns. (Nach MacLean, 1952[18]). Der älteste Teil ist der Hirnstamm (phylogenetisches Alter ca. 300 Mio. Jahre), der in Struktur und Funktion zwischen Menschen und niederen Wirbeltieren (z. B. Reptilien) große Ähnlichkeiten aufweist. Bei letzteren besteht das Hirn aber fast ausschließlich aus diesem uralten Teil. Die darüber liegenden Hirnteile, das alte Säugetierhirn (limbisches System, phylogenetisches Alter ca. 100 Mio. Jahre), und der Neokortex (ca. 10 Mio. Jahre) treten im Laufe der Evolution erst später bei zunehmender Komplexität und Leistungsfähigkeit des Gehirns auf

reagieren, ohne größere Verhaltensflexibilität. Die Bauelemente und die Funktionsweise dieses archaischen Hirnteils, der in der Evolution schon vor etwa 300 Mio. Jahren auftrat und wegen seiner Bedeutung zur Regulation überlebenswichtiger Instinkte und Körperfunktionen unverzichtbar blieb, haben sich im Verlauf der Stammesgeschichte bis hin zum menschlichen Gehirn kaum verändert. Deshalb sind alle Instinkte des Reptilgehirns auch noch in uns vorhanden; wenn auch unbewußt und (meistens) von übergeordneten neueren Hirnteilen kontrolliert[19].

Der Hirnstamm wurde im Laufe der Evolution in der aufsteigenden Tierreihe von einem neueren übergeordneten Hirnteil umgeben, der sich ringförmig darumlegte und der für die Steuerung und Kontrolle des „Reptilgehirns" in Form von Aktivierung oder Hemmung zuständig ist. Dieser Hirnteil, der schon bei früh in der Erdgeschichte vorkommenden Säugetieren hinzukommt, wird limbisches System genannt (= altes Säugetierhirn, Abb. 6.4). Wichtige zentrale Schaltstationen des limbischen Systems liegen im mittleren unteren Schläfenhirn, das sind der Mandelkern (Amygdala) und der Hippokampus (Abb. 6.5 und 6.6). Der Mandelkern spielt in der emotionalen Wertung des Wahrgenommen und beim Zustandekommen

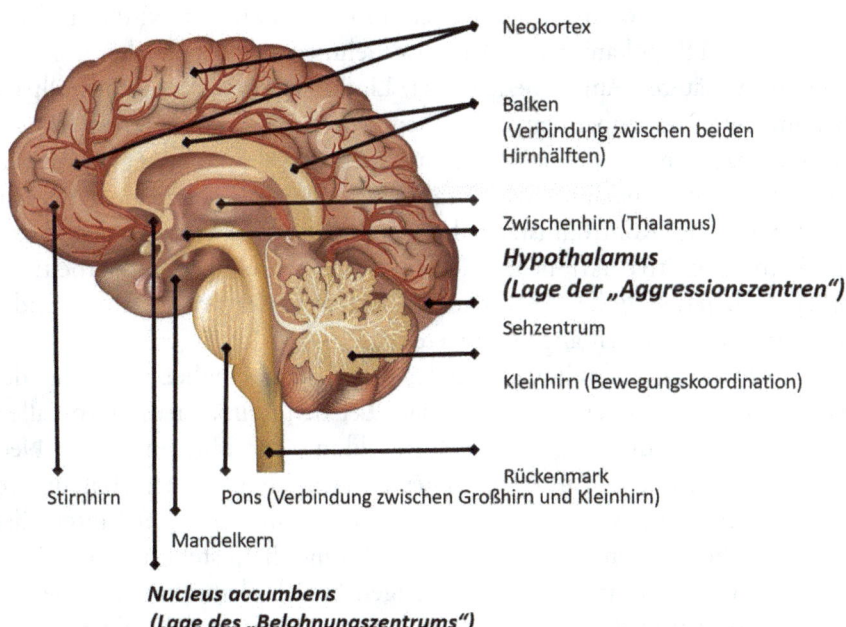

Abb. 6.5 Anatomie des Gehirns. Mittellinienansicht. Lage von Aggressions- und Belohnungszentren

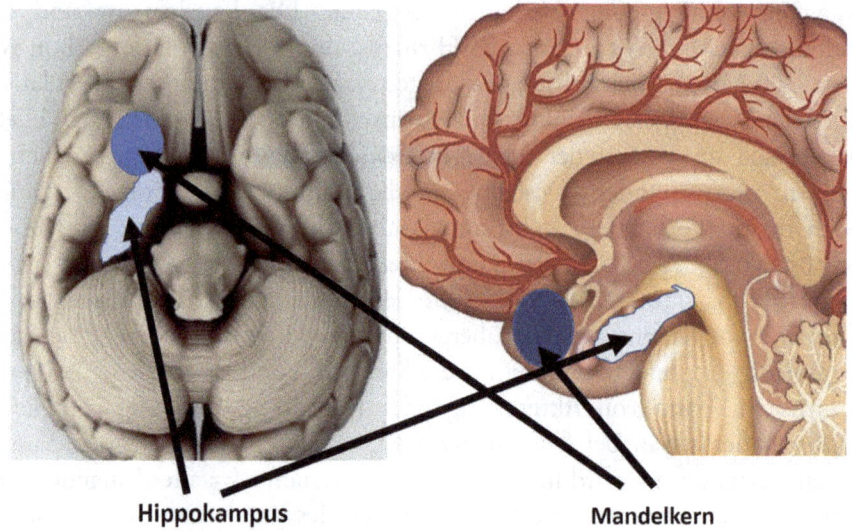

Abb. 6.6 mittlere und untere Hirnansicht. Lage von Mandelkern (Amygdala) und Hippokampus im Inneren des mittleren Schläfenhirns

von Aggression und Angst eine zentrale Rolle; der Hippokampus ist für die Gedächtnisbildung wichtig; alles was emotional relevant ist, wird durch Vermittlung des Hippokampus in den ausgedehnten Speicherarealen des Neocortex zum späteren Abruf niedergelegt. Limbische Strukturen kontrollieren über mehrere Nervenbahnen durch hemmende oder aktivierende Impulse die Nervenzellzentren des Hirnstamms, darunter auch die Aggressionszellgruppen im Hypothalamus. Das limbische System ist somit eine Art erste Steuerungs- und Kontrollinstanz des Reptilgehirns. Damit können dessen reflexhafte Primitivreaktionen, wie sie noch bei einfachen Wirbeltieren vorliegen, bei den höher entwickelten Tieren besser an die vorliegenden Situationen der Umwelt angepasst werden.

Im Verlauf der weiteren Phylogenese kam schließlich bei den intelligenteren Säugetieren, insbesondere bei den Primaten und vor allem beim Menschen, die ausgedehnte Entwicklung der Hirnrinde, des Neocortex hinzu (Abb. 6.4 und 6.5). Dieser macht den größten Teil unseres Hirnvolumens aus. Mit dem Neocortex, der beim Menschen unter allen Lebewesen bei weitem die größte Ausdehnung hat, steht uns ein hoch differenziertes Hirnorgan mit einer riesigen Speicherkapazität für Erlerntes und Erfahrung zur Verfügung. Bei Walen, Elefanten und Delfinen ist das absolute Hirngewicht zwar noch größer, in Relation zur Körpergröße und zum Körpergewicht aber deutlich geringer. Im Neokortex können bisherige

Lebenserfahrung mit den aktuellen Ereignissen der Umwelt abgeglichen, integriert und assoziiert werden. Die wichtigste Aufgabe des Neocortex ist die Analyse der Ereignisse der Umwelt sowie die Handlungsplanung aufgrund der gespeicherten vorangegangenen Erfahrung.

Stadien des Informationsflusses durch das Gehirn

Der Neocortex gibt die Informationen, die er über die Sinnesorgane von der Außenwelt erhält, nach Integration und Assoziation mit vergangener Erfahrung über mehrere Bündel von Nervenbahnen an die limbischen Strukturen im mittleren Schläfenlappen weiter, deren zentrale Stationen Mandelkern und Hippocampus sind.

Der Mandelkern ist insbesondere für die Registrierung schädlicher, für das Individuum nachteiliger Umweltereignisse zuständig. Wenn bedrohliche Informationen aus dem Neokortex bei ihm eingehen, erzeugt er Angst und/oder aggressives Verhalten, indem er über bestimmte Nervenbahnen die hierfür zuständigen Nervenzellgruppen des „Reptilgehirns", genauer gesagt der Angst-oder Aggressions-Zellgruppen des im Hirnstamm gelegenen Hypothalamus aktiviert.

Die enorme Ausdehnung der menschlichen Hirnrinde, die das limbische System und den Hirnstamm überlagert, sowie die Prinzipien der hirnanatomischen Etappen der Verarbeitung der Information aus dem sensorischen Kortex (Sehrinde, Hörrinde) über den Assoziationskortex und das limbische System ist in Abb. 6.7 zu sehen. Eine schematische Darstellung des Ablaufes der Verarbeitung der Sinnesimpulse aus dem sozialen Umfeld über die phylogenetisch verschieden alten Hirnfunktionsbereiche bis hin zu den Hirnregionen der archaischen Instinkte befindet sich in Abb. 6.8.

Unter normalen physiologischen Bedingungen werden die in tiefen Hirnstrukturen gelegenen Gewaltzentren, die Hess[1,2] durch direkte elektrische Stimulation aktiveren konnte (s. Abb. 6.1), durch übergeordnete Teile des limbischen Systems und des Neokortex aktiviert oder gehemmt. Die wichtigsten Kortex-Areale mit gewalthemmender Hirnfunktion liegen im Stirnhirn oberhalb der Augenhöhle und im Mittellinienbereich des Stirnhirns (zingulärer Kortex) sowie in den Rindenarealen des mittleren Schläfenhirns, die den Mandelkern umgeben (s. Abb. 6.9 und 7.1). Von daher ist es verständlich, dass bei Schädigung dieser Regionen der Hirnrinde, z. B. durch Verletzungen, Tumore oder Nervenzellabbau bei

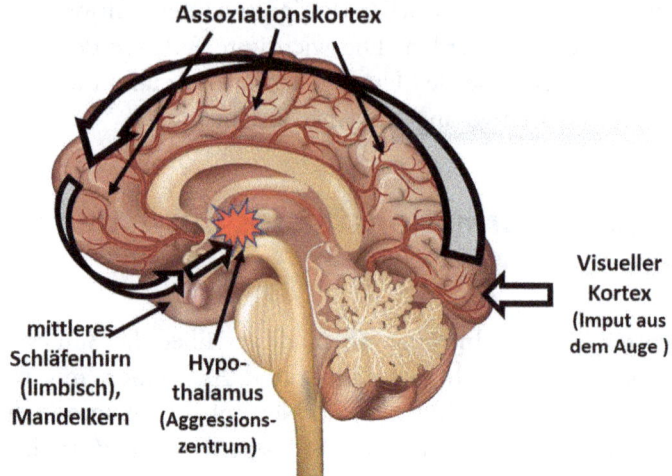

Abb. 6.7 Ansicht der mittleren Oberfläche des Gehirns – Schematische Darstellung von Stadien der Informationsverarbeitung am Beispiel visueller Wahrnehmung. Sinnesimpulse, die in der Sehrinde ankommen, werden zum Assoziationskortex weitergeleitet und von dort in limbische Strukturen und in den Mandelkern. In Abhängigkeit von den Informationen aus dem Assoziationskortex hemmt oder aktiviert der Mandelkern die Zellen des „Aggressionszentrums" im Hypothalamus

hirndegenerativen Erkrankungen, die Schwelle zu aggressivem und gewalttätigem Verhalten deutlich herabgesetzt ist. Das hat oft zur Folge, dass solche Personen schon bei geringfügigen Anlässen wütend und gewalttätig reagieren[20,21].

Verbindung zwischen Gewalt- und Belohnungszentren

Zum limbischen System im weiteren Sinne gehört auch das Belohnungssystem, dessen zentrale Station der Nucleus accumbens ist. Dieser liegt an der Hirnbasis vor dem Hypothalamus (Abb. 6.5, und 6.9; siehe auch Abb. 13.2). Alles was als angenehm empfunden wird und zum Überleben der Art wichtig ist, wie Nahrungsaufnahme, Sexualverhalten, Zugehörigkeitsgefühl zur Bezugsgruppe aktiviert das Belohnungszentrum. Alles, was das Belohnungszentrum aktiviert, ist mit Lustgewinn und Wohlbefinden verbunden und wird erneut angestrebt; dazu ist auch geplante, erfolgreiche „appetitive" Aggression und Gewalt zu rechnen.

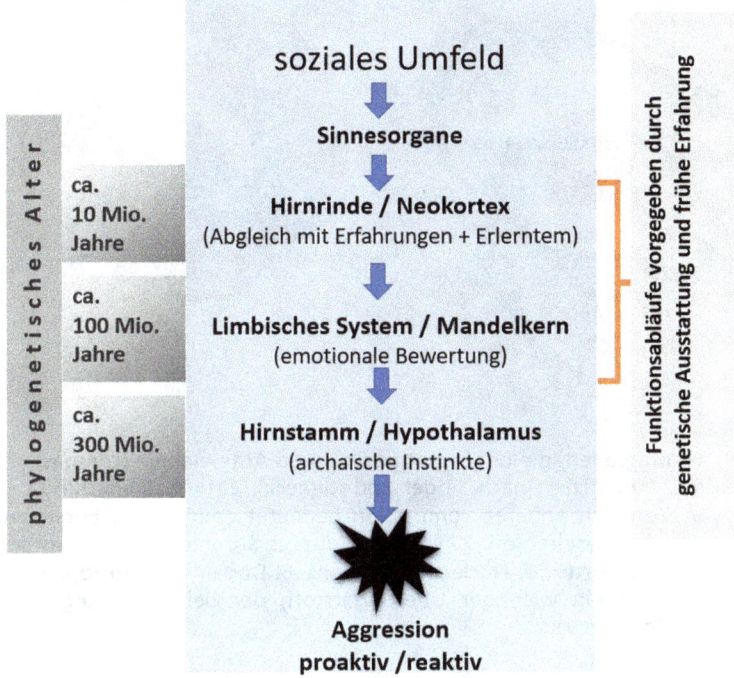

Abb. 6.8 Schematische Darstellung der einzelnen Etappen der Informationsverarbeitung im Gehirn auf dem Weg zur Auslösung elementarer Emotionen. Abfolge des Informationsflusses aus der Umwelt über die phylogenetisch unterschiedlich alten Hirnfunktionsbereiche zur Aktivierung oder Hemmung der Aggressionszentren

Das Areal für appetitive Aggression ist über Nervenfasern mit der in direkter Nachbarschaft liegenden zentralen Schaltstation des Belohnungssystems eng verbunden (Abb. 13.2). Bei Psychopathen, für die die Anwendung von Gewalt belohnenden Charakter hat, ist bei bestimmten Versuchsanordnungen das Belohnungszentum des Hirns (Nucleus accumbens) überaktiv[22], das Gleiche gilt für Schadenfreude[23].

Neurobiologie prosozialen Verhaltens

Durch Stimulation der tief im Zwischenhirn gelegenen Zellgruppen im Hypothalamus mittels spezieller (optogenetischer) Lichttechnik lässt sich je nach aktivierter Zellgruppe nicht nur Wut und Aggression, Angst und Flucht auslösen, sondern auch Zuwendung (im Tierversuch Fellpflege)[24,25] oder Sexualverhalten, ohne dass ein äußerer Anlass hierfür gegeben ist. Von besonderer Bedeutung hierfür ist eine im Hypothalamus liegende

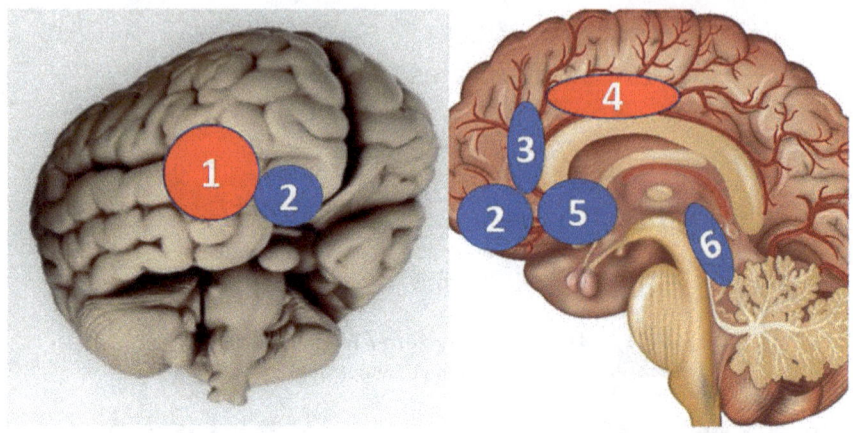

Abb. 6.9 Hirnregionen, die bei Empathie (rot) und Anteilnahme (compassion) (blau) aktiv werden. (modifiziert nach Singer und Klimecki, 2014[30]). Empathie ist das Miterleben von Gefühlen anderer, compassion bedeutet emotionales Engagement für andere. 1. vordere Inselregion, 2. vorderes unteres Stirnhirn, 3. u. 4. vorderer und oberer zingulärer Kortex. 5. Nucleus accumbens, 6. Dopamin-Zellgruppen im Mittelhirn (Dopamin ist ein wichtiger Übertragerstoff, der bei Belohnung im Nucleus accumbens freigesetzt wird)

Zellgruppe, die das Hormon Ocytozin produziert, auch Wohlfühl-, Treue- oder Kuschelhormon genannt. Ocytozin wird darüber hinaus bei allen Formen angenehmer mitmenschlicher Nähe und Fürsorge freigesetzt und festigt die Bindung in der Partnerschaft[26,27].

Diese phylogenetisch uralten Zellgruppen in unserem Reptilgehirn haben sich im Verlauf der Entwicklungsgeschichte unseres Gehirns ebensowenig verändert wie die aggressionsrelevanten Zellareale. Sie liegen im Hypothalamus direkt neben diesen. Die neuronalen Korrelate der beiden großen intrapsychischen Gegenspieler, Aggression auf der einen Seite, Fürsorge und gegenseitige Zuneigung auf der anderen Seite, liegen somit tief im Hirninneren auf engstem Raume nahe beieinander, beim Tier wie beim Menschen.

Die Steuerung und Kontrolle der Aktivität der positiven Zuwendung auslösenden Zellgruppen im Zwischenhirn erfolgt auf ähnlichem Wege wie die der Aggressionszentren. Die nächsten übergeordneten Instanzen sind die über dem Hypothalamus gelegene Zellgruppen des Thalamus[28] (Abb. 6.5) und wieder der Mandelkern, dessen mittlerer kortexnaher Teil über Nervenfasern mit den Hypothalamuszentren für Fürsorge und Sexualverhalten in Verbindung steht. Der Mandelkern seinerseits erhält Informationen aus dem limbischen Kortex (altes Säugetiergehirn in Abb. 6.4). Dieser wiederum wird vom Neokortex über das informiert, was in der Umwelt vor sich geht[19] (Abb. 6.7).

Für die Steuerung von Sexualität, Fürsorge und zwischenmenschlichem Verhalten überhaupt gelten somit ganz ähnliche Schemata des Informationsablaufes im Gehirn, wie sie in den Abb. 6.7 und 6.8 für die Kontrolle von Aggression und Gewalt dargestellt sind.

Hirnbiologische Grundlagen von Ethik und Moral?

Ethik und Moral gehören zu den zentralen Themenfeldern von Philosophie und Religion, somit zu Bereichen, die den Geisteswissenschaften zugerechnet werden. Ethische und moralische Werte und darauf basierendes Handeln entstanden aber nicht aus sich selbst heraus, sondern die Voraussetzungen dazu wurden – ebenso wie für aggressives Verhalten – durch eine lange stammesgeschichtliche Entwicklung der Menschheit geschaffen (s. Kap. 4, Abschnitt Phylogenese gewalthemmender prosozialer Verhaltensweisen). Erziehung und Sozialisierung können diese durch die Evolution geschaffenen Voraussetzungen des Gehirns mit Inhalten füllen – oder auch nicht.

Moralisches Fühlen, Denken und Handeln als entscheidende Grundlage allen prosozialen Verhaltens ist wie alle emotionalen und kognitiven Prozesse und Handlungsweisen an die Funktion und ungestörte Interaktion bestimmter Hirnstrukturen gebunden, die ihrerseits das Ergebnis einer phylogenetischen Selektion sind. Es ist naheliegend anzunehmen, dass das vor allem die Hirnareale sind, die aggressives Verhalten kontrollieren, also die Teile von Hirnrinde und limbischem System, die das Gewaltzentrum im Zwischenhirn hemmen.

Prosoziales Verhalten kommt aber nicht nur durch die Unterdrückung aggressiver Regungen zustande, sondern ist vor allem das Resultat von aktivem mitmenschlichem Engagement, von Zuneigung, Fürsorglichkeit, Fairness und Altruismus, somit von Charktereigenschaften, die Empathie und Mitgefühl voraussetzen. Auch hierfür sind besondere Hirnsysteme zuständig.

Hirnaktivität bei Empathie

Die aussagekräftigste und am häufigsten angewandte Methode die Funktion (d. h. Aktivierung oder Hemmung) von Hirnregionen bei emotionalen oder kognitiven Prozessen zu untersuchen ist die Funktionskernspintomographie.

Wenn Hirnteile bestimmte Aufgaben zu bewältigen haben, kann man mit dieser apparativ aufwendigen Technik innerhalb des Hirns millimetergenau die Aktivierung der jeweiligen Hirnregionen messen. Durch mehrere Untersuchungen dieser Art konnten Hirnregionen identifiziert werden, die bei Empathie, z. B. bei Miterleben von Schmerz einer anderen Person, aktiv werden. Diese liegen in der vorderen Inselregion und im vorderen zingulären Kortex (vorderer mittlerer Bereich des Kortex) (Abb. 6.9)[29-32].

Der Begriff Empathie hat unterschiedliche Bedeutungen und wird häufig gleichbedeutend mit zwischenmenschlichem Engagement verwendet[33]. Empathie im engeren Sinne beschränkt sich auf die Fähigkeit, die Gefühle anderer zu erkennen und zu beurteilen, ohne selbst betroffen zu sein. Darüber hinaus gehen aktive Anteilnahme, Hilfsbereitschaft, Mitgefühl und mitmenschliches Verhalten, Engagement für Andere (engl. *compassion*)[30,34] als wichtigste Merkmale prosozialen und moralischen Verhaltens. Wird eine solche Gesinnung bei Versuchspersonen im Experiment angeregt, werden anders als bei Empathie im engeren Sinne Hirnregionen im vorderen und unteren Stirnhirn aktiv und zudem solche, die zum Belohnungssystem des Gehirns gehören (Abb. 6.9)[29,30]. Diese Hirnteile arbeiten aber wie die Aggressionszentren nicht als isolierte Einheiten, sondern sie sind zentrale Knotenpunkte ausgedehnter neuronaler Netzwerke, die mit mehreren anderen Regionen des Hirnstamms, limbischen Systems und Kortex in Verbindung stehen[33].

Die Aktivierung des Belohnungssystems beim Einsatz für andere ist die neurobiologische Begründung dafür, dass prosoziales Verhalten als genugtuend empfunden wird und Freude bereiten kann.

Mitmenschlichkeit ist trainierbar

Personen, die mit einer unzureichenden Fähigkeit zu Mitgefühl für andere ausgestattet sind, können dies mit geeigneten mentalen Trainingsmethoden aufbessern. Dadurch werden sie nicht nur in die Lage versetzt, positivere zwischenmenschliche Gefühle zu empfinden. Sie zeigen auch im Funktionskernspintomogramm eine bessere Aktivierung der hierfür zuständigen Hirnareale im mittleren, unteren Stirnhirn, im limbischen System und im Belohnungssystem des Gehirns[35]. Die Aktivierung des Belohnungssystems geht mit einem Gefühl von innerer Zufriedenheit und Freude einher.

Bildnachweise

Abb. 6.1 Brown et al. 1969; s. Ref. 4; copyright Exp. Brain Res, Springer Verlag
Abb. 6.2 Mark V, Erwin F., 1970; s. Ref. 6
Abb. 6.3 Modifiziert nach Elbert, T., Moran, J. K. & Schauer, 2017; s. Ref. 13
Abb. 6.4 Eigene Darstellung. Teilbilder aus Depositphotos Nr.: 65265611/160557198/86104948
Abb. 6.5 Eigene Darstellung. Teilbilder aus Depositphotos Nr.: 86104948
Abb. 6.6 Eigene Darstellung. Teilbilder aus Depositphotos Nr.: 86104948/1256818
Abb. 6.7 Eigene Darstellung. Teilbilder aus Depositphotos Nr.: 86104948
Abb. 6.8 Eigene Darstellung
Abb. 6.9 Eigene Darstellung. Teilbilder aus Depositphotos Nr.: 12568185/86104948

Literatur

1. Hess W, Bruegger M. Das subkortikale Zentrum der affektiven Abwehrreaktion. *Helv Physiol Acta*. 1943;1:33–52.
2. Hess W. *Das Zwischenhirn. Syndrome, Lokalisationen, Funktionen.* Basel: Benno Schwabe & Co.; 1949.
3. Brown JL, Hunsperger RW, Rosvold HE. Defence, attack, and flight elicited by electrical stimulation of the hypothalamus of the cat. *Exp brain Res*. 1969;8(2):113-129. doi: https://doi.org/10.1007/bf00234534
4. Ploog D. *Biologische Grundlagen Aggressiven Verhaltens. Psychiatrische Und Ethologische Aspekte Abnormen Verhaltens.* In: Kranz H, Heinrich K (Hrsg.) 1. Düsseldorfer Symposium. Thieme, Stuttgart; 1974.
5. Mark V, Erwin F. *Violence and the Brain.* New York: Harper & Row; 1970.
6. Lin D, Boyle MP, Dollar P, et al. Functional identification of an aggression locus in the mouse hypothalamus. *Nature*. 2011;470(7333):221–226. doi: https://doi.org/10.1038/nature09736
7. Delgado JMR. Free Behavior and Brain Stimulation. *Int Rev Neurobiol*. 1964;6:349-449. doi: https://doi.org/10.1016/s0074-7742(08)60773-4
8. Bishop MP, Elder ST, Heath RG. Intracranial Self-Stimulation in Man. *Science*. 1963;140(3565):394–396. doi: https://doi.org/10.1126/science.140.3565.394
9. Haller J. The neurobiology of abnormal manifestations of aggression--a review of hypothalamic mechanisms in cats, rodents, and humans. *Brain Res Bull*. 2013;93:97–109. doi: https://doi.org/10.1016/j.brainresbull.2012.10.003
10. Steinberg EE, Christoffel DJ, Deisseroth K, Malenka RC. Illuminating circuitry relevant to psychiatric disorders with optogenetics. *Curr Opin Neurobiol*. 2015;30:9–16. doi: https://doi.org/10.1016/j.conb.2014.08.004

11. Falkner AL, Grosenick L, Davidson TJ, Deisseroth K, Lin D. Hypothalamic control of male aggression-seeking behavior. *Nat Neurosci.* 2016;19(4):596–604. doi: https://doi.org/10.1038/nn.4264
12. Elbert T, Moran JK, Schauer M. Lust for violence: Appetitive aggression as a fundamental part of human nature. *e-Neuroforum.* 2017; 23(2). doi: https://doi.org/10.1515/nf-2016-A056
13. Elbert T, Weierstall R, Schauer M. Fascination violence: on mind and brain of man hunters. *Eur Arch Psychiatry Clin Neurosci.* 2010;260(S2):100–105. doi: https://doi.org/10.1007/s00406-010-0144-8
14. Bartholow BD. The aggressive brain: insights from neuroscience. *Curr Opin Psychol.* 2018;19:60–64. doi: https://doi.org/10.1016/j.copsyc.2017.04.002
15. Bejjani BP, Houeto JL, Hariz M, et al. Aggressive behavior induced by intraoperative stimulation in the triangle of Sano. *Neurology.* 2002;59(9):1425–1427. doi: https://doi.org/10.1212/01.WNL.0000031428.31861.23
16. Franzini A, Broggi G, Cordella R, Dones I, Messina G. Deep-Brain Stimulation for Aggressive and Disruptive Behavior. *World Neurosurg.* 2013; 80(3–4):S29.e11–S29.e14. doi: https://doi.org/10.1016/j.wneu.2012.06.038
17. García-Muñoz L, Picazo-Picazo O, Carrillo-Ruíz JD, et al. Effect of unilateral amygdalotomy and hypothalamotomy in patients with refractory aggressiveness. *Gac Mex.* 2019; 155(91). doi: https://doi.org/10.24875/GMM.M19000290
18. MacLean PD. Some psychiatric implications of physiological studies on frontotemporal portion of limbic system (visceral brain). *Electroencephalogr Clin Neurophysiol.* 1952; 4(4):407–418. http://www.ncbi.nlm.nih.gov/pubmed/12998590.
19. Alcaro A, Carta S, Panksepp J. The Affective Core of the Self: A Neuro-Archetypical Perspective on the Foundations of Human (and Animal) Subjectivity. *Front Psychol.* 2017; 8. doi: https://doi.org/10.3389/fpsyg.2017.01424
20. Bogerts B, Peter E, Schiltz K. *Aggression, Gewalt, Amok, Stalking.* In: Psychi. Berlin: Möller HJ, Laux G & Kapfhammer HP (Hrsg.); 2011.
21. Bogerts B, Möller-Leimkühler AM. Neurobiologische Ursachen und psychosoziale Bedingungen individueller Gewalt. *Nervenarzt.* 2013;84(11):1329–1344. doi: https://doi.org/10.1007/s00115-012-3610-x
22. Pujara M, Motzkin JC, Newman JP, Kiehl KA, Koenigs M. Neural correlates of reward and loss sensitivity in psychopathy. *Soc Cogn Affect Neurosci.* 2014;9(6):794–801. doi: https://doi.org/10.1093/scan/nst054
23. Jankowski KF, Takahashi H. Cognitive neuroscience of social emotions and implications for psychopathology: examining embarrassment, guilt, envy, and schadenfreude. *Psychiatry Clin Neurosci.* 2014;68(5):319–336. doi: https://doi.org/10.1111/pcn.12182
24. Lammers JHCM, Meelis W, Kruk MR, van der Poel AM. Hypothalamic substrates for brain stimulation-induced grooming, digging and circling in the rat. *Brain Res.* 1987;418(1):1–19. doi: https://doi.org/10.1016/0006-8993(87)90956-5

25. Wu Z, Autry AE, Bergan JF, Watabe-Uchida M, Dulac CG. Galanin neurons in the medial preoptic area govern parental behaviour. *Nature*. 2014;509(7500):325–330. doi: https://doi.org/10.1038/nature13307
26. Kosfeld M, Heinrichs M, Zak PJ, Fischbacher U, Fehr E. Oxytocin increases trust in humans. *Nature*. 2005;435(7042):673–676. doi: https://doi.org/10.1038/nature03701
27. Ross HE, Young LJ. Oxytocin and the neural mechanisms regulating social cognition and affiliative behavior. *Front Neuroendocrinol*. 2009;30(4):534–547. doi: https://doi.org/10.1016/j.yfrne.2009.05.004
28. Cservenák M, Keller D, Kis V, et al. A Thalamo-Hypothalamic Pathway That Activates Oxytocin Neurons in Social Contexts in Female Rats. *Endocrinology*. 2017;158(2):335–348. doi: https://doi.org/10.1210/en.2016-1645
29. Bernhardt BC, Singer T. The Neural Basis of Empathy. *Annu Rev Neurosci*. 2012;35(1):1–23. doi: https://doi.org/10.1146/annurev-neuro-062111-150536
30. Singer T, Klimecki OM. Empathy and compassion. *Curr Biol*. 2014;24(18):R875–R878. doi: https://doi.org/10.1016/j.cub.2014.06.054
31. Decety J, Skelly LR, Kiehl KA. Brain Response to Empathy-Eliciting Scenarios Involving Pain in Incarcerated Individuals With Psychopathy. *JAMA Psychiatry*. 2013;70(6):638. doi: https://doi.org/10.1001/jamapsychiatry.2013.27
32. Lockwood PL. The anatomy of empathy: Vicarious experience and disorders of social cognition. *Behav Brain Res*. 2016;311:255–266. doi: https://doi.org/10.1016/j.bbr.2016.05.048
33. Decety J, Cowell JM. Friends or Foes: Is Empathy Necessary for Moral Behavior? *Perspect Psychol Sci*. 2014;9(5):525–537. doi: https://doi.org/10.1177/1745691614545130
34. Winter K, Spengler S, Bermpohl F, Singer T, Kanske P. Social cognition in aggressive offenders: Impaired empathy, but intact theory of mind. *Sci Rep*. 2017;7(1):670. doi: https://doi.org/10.1038/s41598-017-00745-0
35. Klimecki OM, Leiberg S, Lamm C, Singer T. Functional Neural Plasticity and Associated Changes in Positive Affect After Compassion Training. *Cereb Cortex*. 2013;23(7):1552–1561. doi: https://doi.org/10.1093/cercor/bhs142

7

Hirnstruktur und Hirnfunktion von Gewalttätern

Durch die Erforschung der hirnbiologischen Korrelate von Aggression einerseits und Mitmenschlichkeit andererseits wurde es möglich zu verstehen, warum strukturelle und funktionelle Störungen dieser Hirnregionen mit einem erhöhten Risiko gewalttätigen Verhaltens einhergehen. Dies wird durch zahlreiche Untersuchungen der Hirne von Gewalttätern belegt.

Untersuchungen des Gehirns mit bildgebenden Verfahren

Nachdem es möglich wurde mit bildgebenden Untersuchungsmethoden wie Computertomografie und Kernspintomografie das Innere des Gehirns in Form von Schnittbildern darzustellen, wurde ab Mitte der 1990er Jahre eine Vielzahl von Hirnuntersuchungen an Gewalttätern durchgeführt, um herauszufinden, worin sich diese von der Normalbevölkerung unterscheiden. Bisher gibt es weltweit mehr als 100 derartiger Untersuchungen mit hirnstruktur- oder -funktionsbildgebenden Verfahren, die überwiegend an inhaftierten Tätern erfolgten, bei denen eine antisoziale Persönlichkeitsstörung oder eine Psychopathie vorlag[1–15]. Antisozial Persönlichkeitsgestörte halten sich nicht an soziale Regeln, sind rücksichtslos, impulsiv, schnell erregbar, provozierbar und neigen zu reaktiver Aggression. Psychopathen dagegen sind gefühlskalt, mitleidlos, zur Durchsetzung des eigenen Vorteils gewaltbereit, setzen aber auch oberflächlich gewinnendes und trickreiches Verhalten ein und neigen zu proaktiver, d. h. geplanter und durchdachter vorsätzlicher Gewalt (s. Kap. 10, Psychische Störungen und Gewaltneigung). Wenn auch diese Studien in einigen Details der Befunde voneinander abweichen, so stimmen sie darin überein, dass in den Hirnregionen, die für moralisches Verhalten zuständig sind und in Hirnarealen, die die Gewaltareale im Zwischenhirn kontrollieren, strukturelle und funktionelle Defizite vorliegen. Allerdings berichtet die überwiegende Mehrheit dieser Studien nur über statistische Gruppendifferenzen, das heißt über Differenzen der Gruppenmittelwerte, wobei eine große Streubreite der Werte von Einzelpersonen vorliegen kann. Nicht bei jedem Täter müssen Veränderungen der Hirnstruktur oder -funktion nachweisbar sein.

Die Ergebnisse dieser stattlichen Anzahl von Studien lassen sich dahingehend zusammenfassen, dass beim antisozialen Tätertypus mit einer Neigung zu reaktiver Gewalt ein vermindertes Volumen des vorderen, mittleren und unteren Stirnhirns, des vorderen und mittleren Schläfenhirns und den darin liegenden limbischen Zentralstrukturen (Mandelkern und Hippokampus) vorliegt (Abb. 7.1); außerdem eine erhöhte Reaktivität des Mandelkerns auf aggressionsauslösende Reize. Bei proaktiv gewalttätigen Psychopathen liegen

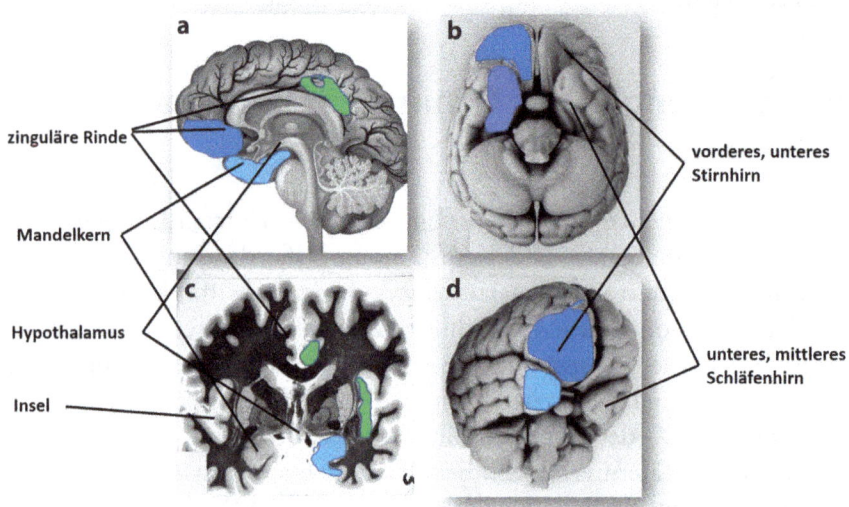

Abb. 7.1 Hirnregionen, die bei Gewalttätern mit antisozialer Persönlichkeitsstörung oder Psychopathie Struktur- und Funktionsdefizite aufweisen. Vorderes, unteres und mittleres Stirnhirn sind bei beiden Psychosyndromen betroffen; die Inselrinde und obere zinguläre Hirnrinde (grün) nur bei Psychopathie. Der Mandelkern (hellblau) ist bei antisozialer Störung übererregbar, bei Psychopathie dagegen vermindert aktivierbar. a) Ansicht der zur Mittellinie gelegenen Hirnoberfläche, b) Ansicht von unten, c) Schnitt durch die Mitte des Gehirns, Ansicht von vorne, schwarz angefärbt sind die Nervenleitbahnen (Marklager) innerhalb des Gehirns, d) Ansicht von rechts vorne unten

Gewebsdefizite in denselben vorderen, unteren und mittleren Teilen des Stirnhirns, Schläfenhirns und limbischen Systems vor; zusätzlich auch noch in der Inselrinde[6] (Abb. 7.1). Die Insel ist die wichtigste Hirnregion für empathisches Empfinden und Schuldbewusstsein. Der Mandelkern ist für die emotionale Bewertung des sozialen Umfeldes zuständig. Bei Psychopathen ist der Mandelkern nur vermindert aktivierbar. Das erklärt, dass diese Personen emotionsloser und angstfreier sind und deshalb vor den Folgen ihrer Taten und möglichen Strafen nicht zurückschrecken, obwohl sie keine Intelligenzdefizite haben. In Funktionshirnbildern korreliert die Aktivität der Insel und des Mandelkerns umgekehrt mit dem Schweregrad der Psychopathie; d. h. je geringer die Aktivität dieser für moralisches Handeln wichtigen Hirnregionen ist, desto ausgeprägter ist die psychopathische Charaktereigenschaft[9].

Ursachen der Hirnstruktur- und -funktionsdefizite

Es stellt sich die Frage, warum bei Psychopathen und Soziopathen diese für Gewalthemmung und mitmenschliches Verhalten zuständigen Hirnregionen strukturelle und funktionelle Defizite aufweisen. Psychopathie unterliegt einem staken genetischen Einfluss. Bis zu 70 % der ursächlichen Varianz ist ererbt[16]. Andererseits ist das Hirn durch frühe soziale Einflüsse plastisch formbar und die Genaktivität durch epigenetische Mechanismen modifizierbar (s. Kap. 5, Erblichkeit aggressiven Verhaltens). Mit anderen Worten: adäquate frühzeitige Aktivierung durch positive emotionale Zuwendung fördert das Wachstum und die volle Funktionstüchtigkeit der betroffenen Hirnareale. Bleibt die Förderung aus, dann entwickeln sich prosoziale Eigenschaften nur unzureichend. Letztere Ursache scheint überwiegend für antisoziale Persönlichkeitsstörungen zuzutreffen. Somit spielen ursächlich sowohl genetische als auch neuroplastische (d. h. durch frühe soziale Einflüsse bedingte) Faktoren eine Rolle.

Historische Fälle – prominente Beispiele

Phineas Gage: Der historisch bekannteste Fall einer Persönlichkeitsveränderung nach Verletzung der Hirnstruktur ist der des Eisenbahnarbeiters Phineas Gage. Dieser stopfte im Jahr 1848 bei Schienenarbeiten mit einer Eisenstange Sprengstoff in ein Bohrloch, wobei es zur Explosion kam. Die Stange flog dabei von unten durch seinen Schädel und durchbohrte den vorderen Bereich seines linken Stirnhirns. Gage überlebte diesen schweren Unfall und erholte sich nach einigen Wochen körperlich vollständig. Er war aber erheblich wesensverändert. Vor dem Unfall hatte er eine freundliche und zurückhaltende Natur, danach fiel er durch enthemmte und impulsive Verhaltensweisen auf; moralische Gesinnung schien ihm durch den Unfall abhandengekommen zu sein. Die Eisenstange hatte im Stirnhirn einen Teil der Hirnregionen zerstört, deren intakte Funktion für die höheren und differenzierteren Persönlichkeitsmerkmale einschließlich Impuls- und Aggressionskontrolle und ethisch-moralischen Verhaltens erforderlich sind[14]. Der Fall des Phineas Gage war der erste Bericht, der in den damals aufkommenden Neurowissenschaften die Diskussion über hirnanatomische Grundlagen moralischen bzw. kriminellen Verhaltens auslöste.

In der Folgezeit wurde über zahlreiche ähnliche Fälle berichtet. Personen, die sich zuvor völlig unauffällig verhielten, hatten nach Hirnschädigung durch Verletzungen, Tumore, Infektionen oder auch nach krankhaftem Abbau von Hirngewebe in den vorderen und unteren Regionen des Stirnhirns und Schläfenhirns Wesensveränderungen mit enthemmtem, aggressivem bis hin zu kriminellem und gewalttätigem Verhalten. Man spricht bei solchen Patienten von „Pseudo-Psychopathie" oder „erworbener Soziopathie".

Hauptlehrer Ernst Wagner: Einer der bekanntesten Amokläufer der Psychiatriegeschichte ist der Hauptlehrer Wagner. Im Jahre 1913 tötete er in einer Nacht seine Frau und seine 4 Kinder und erschoss daraufhin in dem Dorf Mühlhausen bei Stuttgart 9 Menschen, verletzte 11 weitere schwer und brannte mehrere Häuser nieder. Er hatte es dabei ausschließlich auf die Männer von Mühlhausen abgesehen. Dass er auch drei Mädchen erschoss und eine Frau verletzte, war das einzige, was er später bedauerte.

Wagner wurde überwältigt und machte bei seiner Festnahme einen geistesgestörten Eindruck, weshalb er psychiatrisch begutachtet wurde. Der Gutachter diagnostizierte bei Wagner eine wahnhafte Entwicklung, einhergehend mit einer erheblichen Realitätsstörung, was er als wesentliche Ursache für dessen Amoklauf ansah. Hauptlehrer Wagner wurde aufgrund der festgestellten krankhaften seelischen Störung als schuldunfähig eingestuft (die damaligen hierfür relevanten Paragrafen des Strafgesetzbuches hatten fast den gleichen Inhalt wie die heutigen), weshalb er als forensisch-psychiatrischer Patient in die Heil- und Pflegeanstalt Winnenthal eingewiesen wurde. In dieser Klinik verblieb er über viele Jahre bis er an Tuberkulose starb. Sein Hirn kam in das Vogtsche Hirnforschungsinstitut (damals Neustadt/Schwarzwald), wo es in Schnittserien zur neuropathologischen Untersuchung aufbereitet wurde. Die spätere Untersuchung des Gehirns ergab, dass im Bereich des linken mittleren Schläfenhirns ein

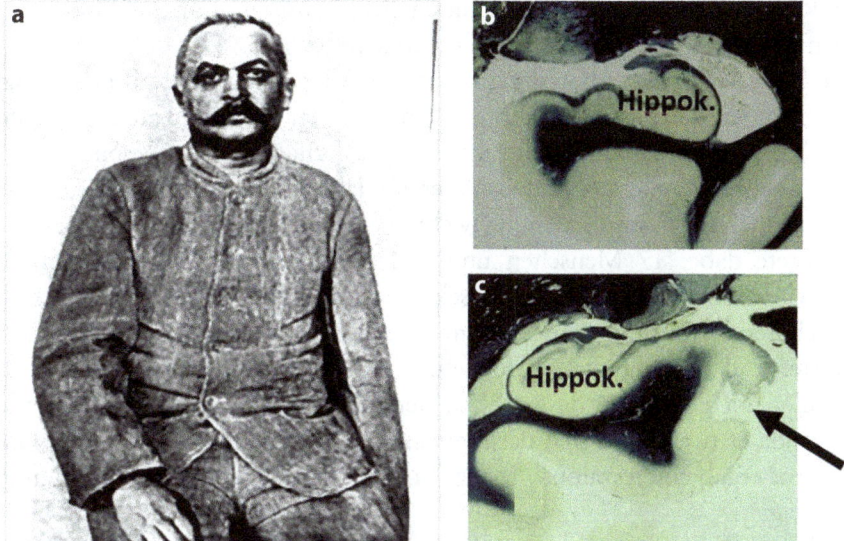

Abb. 7.2 **a)** Hauptlehrer Ernst Wagner im Jahr 1913 als forensisch-psychiatrischer Patient in damals typischer Anstaltskleidung in der Klinik in Winnenthal; **b)** normale Hippokampusformation mit normaler daran angrenzender Rinde des mittleren unteren Schläfenhirns; **c)** Hirnschnittpräparat der Hippokampusformation des Gehirns Wagners mit pathologischer Struktur (sog. Invagination) des daran angrenzenden Schläfenkortex (Pfeil). Die Region liegt an der Stelle des Schläfenhirns, die auch in Abb. 7.3 markiert ist

räumlich sehr umschriebener, etwa ein Zentimeter langer, Defekt der Rinde neben Hippokampus und Mandelkern vorlag, der wegen der dabei zu sehenden Verwerfungen der Hirnrindenschichten als Hirnentwicklungsstörung eingestuft wurde[6,17]. Dieser Defekt lag somit an einer für alles Wahrgenommene strategisch wichtigen Stelle der emotionalen Bewertung und Interpretation. Hier werden die Impulse, die aus den Sinnesfeldern der Hirnrinde kommen, zu den limbischen Zentralstrukturen, nämlich Mandelkern und Hippokampus, weitergeleitet (Abb. 7.2 u. 7.3).

Im Gehirn Wagners war damit eine wichtige Schaltstation für die adäquate emotionale Einstufung und Realitätsbewertung der wahrgenommenen Umwelt defekt. Dieser Rindendefekt im limbischen System Wagners liegt an der gleichen Stelle, in der auch bei einigen paranoid/halluzinatorischen Patienten, im Rahmen einer schizophrenen Psychose, Struktur- und Funktionsdefizite nachgewiesen werden konnten. Sie entspricht zudem dem Areal des mittleren unteren Schläfenhirns, das auch bei Psychopathen und Soziopathen Struktur- und Funktionsdefizite aufweist (Abb. 7.1). Aus der Lage der Läsion lässt sich sowohl die emotionale

Fehldeutung der Umwelt im Rahmen der Wahnsymptomatik Wagners als auch die mangelhafte Aggressionskontrolle herleiten.

Charles Whitman: Als bislang psychisch völlig unauffällige Person, klagte der Texaner Charles Whitman in den Wochen und Monaten vor seiner Tat über für ihn unerklärliche emotionale Irritationen, insbesondere über eine wachsende Aggressivität – bis er im Jahre 1966 von einem Turm der Universität Texas mit einem Gewehr auf alles schoss, was sich bewegte. Er tötete dabei 17 Menschen und verletzte 32 weitere bevor er von der Polizei erschossen wurde. Einer schwangeren Überlebenden tötete er das ungeborene Kind im Bauch. Am Morgen hatte Whitman bereits seine Mutter und seine Ehefrau erstochen. In einer Art Testament vor seiner Tat hatte er noch verlangt, dass nach seinem Tod sein Hirn untersucht werden sollte, da er fühle, dass sich darin etwas verändert habe. Die Autopsie seines Gehirns ergab einen walnussgroßen Tumor, der neben dem rechten Mandelkern lag[18].

Dieser Tumor verursachte ähnlich wie bei Wagner und Meinhof eine lokale, d. h. regional umschriebene, Struktur- und Funktionsbeeinträchtigung in einem limbischen Hirnteil, der für Emotions- und Aggressionskontrolle von zentraler Bedeutung ist.

Ulrike Meinhof: Ulrike Meinhof war keine Amokläuferin und ist deshalb in ihren Handlungen nicht mit den vorgenannten Beispielen vergleichbar. Sie war die intellektuelle Leitfigur des Linksterrorismus der siebziger Jahre. Bevor sie sich 1970 der Rote Armee Fraktion (RAF) anschloss war sie eine allgemein anerkannte Journalistin, die sich mit friedlichen Mitteln und bemerkenswerter sprachlicher Befähigung für die von ihr vertretenen politischen Ziele einsetzte. 1962 wurde nach Auftreten neurologischer Symptome bei ihr in der Neurochirurgischen Universitätsklinik Hamburg eine Hirnoperation durchgeführt. Bei der Operation wurde versucht, einen zuvor röntgenologisch festgestellten, an der Hirnbasis liegenden Gefäßtumor operativ zu entfernen. In den Jahren danach kam es zu einer Persönlichkeitsveränderung mit wachsenden aggressiv/gewalttätigen Zügen, die ihrem früheren Wesen fremd waren. Nachdem sie sich der Terrorgruppe „Rote Armee Fraktion – RAF" angeschlossen hatte, verfasste sie 1971 das „Konzept Stadtguerilla", in dem sie die Auffassung vertrat, dass die Guerilla-Strategien der mittel- und südamerikanischen Guerillakämpfer auch auf deutsche Städte übertragen werden müssten, zum Sturz des herrschenden kapitalistischen Systems. Sie suizidierte sich während des Prozesses gegen die führenden Mitglieder der RAF im Hochsicherheitsgefängnis in Stuttgart/Stammheim im Jahre 1976. In einem, aufgrund einer staatsanwaltschaft-

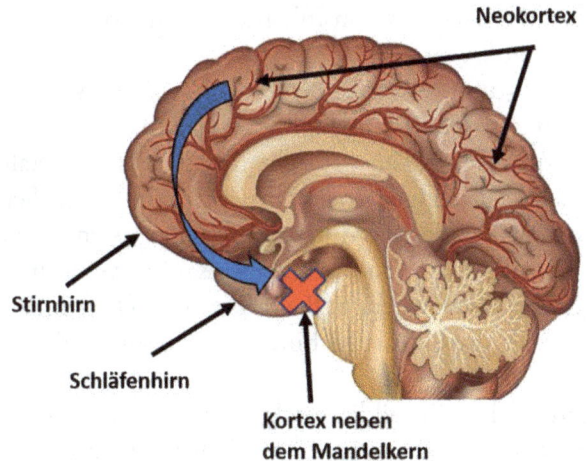

Abb. 7.3 Mittellinienansicht des Gehirns. (Mit **X** ist die Stelle markiert, die bei Wagner, Meinhof und Whitman geschädigt ist. Der gebogene Pfeil soll andeuten, dass an dieser Stelle Informationen, die im Kortex vorverarbeitet sind, zusammenlaufen, um in den Mandelkern weitergeleitet zu werden. Dort erfolgt die emotionale Wertung des Wahrgenommenen)

lich angeordneten Obduktion, erstatteten neuropathologischen Gutachten wurden in den mittleren Teilen des rechten Schläfenhirns, insbesondere im Bereich der neben dem Mandelkern liegenden Hirnrinde, ausgedehnte Schädigungen festgestellt, die auf die Hirnoperation im Jahre 1962 zurückzuführen waren (Abb. 7.3).

Die Lage der Schädigung in einem für die Aggressionskontrolle wichtigen limbischen Hirnareal, wurde als neuropathologische Grundlage für die in den Jahren nach der Operation aufgetretene Persönlichkeitsveränderung mit erhöhtem Aggressions- und Gewaltpotential angesehen[6,17,19]. Die Hirnpathologie erklärt jedoch lediglich die krankhafte emotionale Komponente, nicht die Denkinhalte selbst; diese sind vor dem Hintergrund der damals sehr speziellen Situation ihres psychosozialen Umfeldes einzuordnen.

Hirnpathologische Befunde bei inhaftierten Gewalttätern

Die genannten Fälle von hirnpathologischen Befunden bei Gewalttätern sind keine Einzelfälle, die nicht repräsentativ für einen bedeutenden Prozentsatz von Gewalttätern wären. Man findet ähnliche Hirnpathologien bei einem erheblichen Prozentsatz von Inhaftierten, die wegen schwerer Gewalttaten verurteilt wurden.

Unsere Arbeitsgruppe wertete eine hohe Zahl von kernspintomographischen und computertomographischen Aufnahmen der Hirnstruktur von Gewalttätern einer großen deutschen Justizvollzugsanstalt aus, die der Anstaltsarzt zum Ausschluss einer Hirnerkrankung bei Schwindel oder Kopfschmerzen der Delinquenten hatte anfertigen lassen. Diese Aufnahmen wurden mit Hirnbildern von Gefängnisinsassen verglichen, die wegen anderer Delikte als Gewalttaten, z. B. Betrug oder Drogenhandel, inhaftiert waren sowie mit Hirnstrukturaufnahmen von Personen, die nicht straffällig geworden waren[20,21].

Die Auswertung der Hirnbilder erfolgte ohne Kenntnis der Art der Straftat und ohne Kenntnis, ob das jeweilige Gehirn zu einer nicht straffälligen oder einer verurteilten Person gehörte. Erst nach Abschluss der Bewertungen erfolgte zur statistischen Berechnung die Zuordnung zur jeweiligen Gruppe. Es zeigte sich, dass vor allem das Stirnhirn sowohl rechts wie auch links und das Schläfenhirn, hier wiederum in Hirnarealen, die in Nachbarschaft zu den zentralen limbischen Strukturen lagen, eine deutlich höhere Rate krankhafter Hirngewebsveränderungen bei den Gewalttätern aufwies, als bei den nicht gewalttätig Verurteilten und nicht straffälligen Personen. Durch Beurteilungen der kernspintomographischen und computertomographischen Aufnahmen, wie sie in der klinischen Routine üblich ist, konnten etwa bei einem Drittel der Gewalttäter Hirngewebsveränderungen oder Strukturdefizite erkannt werden (Abb. 7.4)[20,21].

Bei den Tätern, die hirnstrukturelle Auffälligkeiten zeigten, war dies im Verlauf der Gerichtsverhandlungen nicht thematisiert worden, wahrscheinlich deshalb, weil es nicht bekannt war und sich solche Personen im Alltagsverhalten in der Regel unauffällig zeigen. Erst oberhalb einer bestimmten Belastungs- oder Stressschwelle, z. B. bei Provokationen, ist die Kontrolle aggressiver Impulse bei solchen Tätern gestört, weil die hierfür zuständigen Kontrollregionen des Hirns defekt sind.

Vergleichbare Befunde wurden auch in mehreren Studien bei amerikanischen wegen Gewalttaten verurteilter Gefängnisinsassen erhoben[10–13,22].

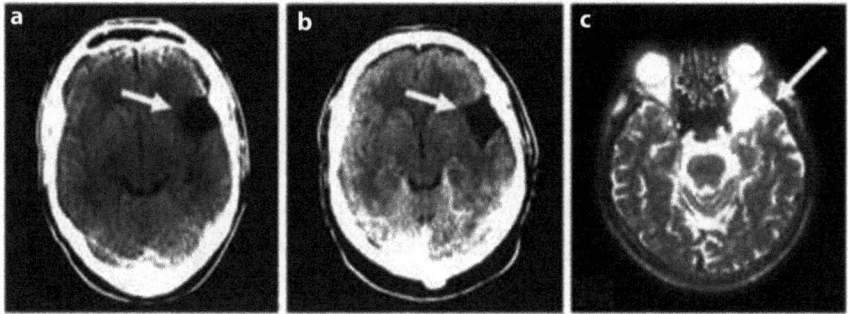

Abb. 7.4 a) und b): computertomografische Aufnahmen des Kopfes von zwei verurteilten Gewalttätern (Schädelknochen ist hell, Hirngewebe grau, Hirnflüssigkeit dunkel). Die dunklen Areale im rechten Schläfenhirn (Pfeile) sind erweiterte Hirnflüssigkeitsräume bei erheblicher Volumenreduktion des darum liegenden Hirngewebes. Dieser Bereich gehört zu den Hirnregionen, die unter anderem für moralisches Verhalten und für Aggressionskontrolle zuständig sind (vergl. Abb. 7.1). **c)** kernspintomografische Aufnahme eines anderen Gewalttäters (Hirnflüssigkeit hell) mit einem ähnlichen Gewebsdefekt im rechten vorderen Schläfenhirn

Bildnachweise

Abb. 7.1 Eigene Darstellung. Teilbilder aus Depositphotos Nr.: 86104948/12568185
Abb. 7.2 A) Hauptlehrer Ernst Wagner. Aufnahme im Jahr 1913 gemeinfrei B) und C) eigene Photos
Abb. 7.3 Eigene Darstellung. Teilbilder aus Depositphotos Nr.: 86104948
Abb. 7.4 Eigene Photos

Literatur

1. Raine A. *Als Mörder Geboren – Die Biologischen Wurzeln von Gewalt Und Verbrechen – Seite 33*. Klett-Cotta; 2015.
2. Glenn AL, Raine A, Schug RA. The neural correlates of moral decision-making in psychopathy. *Mol Psychiatry*. 2009;14(1):5–6. doi: https://doi.org/10.1038/mp.2008.104
3. Raine A, Buchsbaum M, Lacasse L. Brain abnormalities in murderers indicated by positron emission tomography. *Biol Psychiatry*. 1997;42(6):495–508. doi: https://doi.org/10.1016/S0006-3223(96)00362-9
4. Raine A, Yang Y. Neural foundations to moral reasoning and antisocial behavior. *Soc Cogn Affect Neurosci*. 2006;1(3):203–213. doi: https://doi.org/10.1093/scan/nsl033

5. Witzel JG, Bogerts B, Schiltz K. Increased frequency of brain pathology in inmates of a high-security forensic institution: a qualitative CT and MRI scan study. *Eur Arch Psychiatry Clin Neurosci.* 2016;266(6):533–541. doi: https://doi.org/10.1007/s00406-015-0620-2
6. Bogerts B, Schöne M, Breitschuh S. Brain alterations potentially associated with aggression and terrorism. *CNS Spectr.* 2018;23(2):129–140. doi: https://doi.org/10.1017/S1092852917000463
7. Poeppl TB, Donges MR, Mokros A, et al. A view behind the mask of sanity: meta-analysis of aberrant brain activity in psychopaths. *Mol Psychiatry.* 2019;24(3):463–470. doi: https://doi.org/10.1038/s41380-018-0122-5
8. Darby RR, Horn A, Cushman F, Fox MD. Lesion network localization of criminal behavior. *Proc Natl Acad Sci.* 2018;115(3):601–606. doi: https://doi.org/10.1073/pnas.1706587115
9. Johanson M, Vaurio O, Tiihonen J, Lähteenvuo M. A Systematic Literature Review of Neuroimaging of Psychopathic Traits. *Front Psychiatry.* 2020; 10. doi: https://doi.org/10.3389/fpsyt.2019.01027
10. Anderson NE, Kiehl KA. Psychopathy and Aggression: When Paralimbic Dysfunction Leads to Violence. In: 2013:369–393. doi: https://doi.org/10.1007/7854_2013_257
11. Kiehl KA, Smith AM, Hare RD, et al. Limbic abnormalities in affective processing by criminal psychopaths as revealed by functional magnetic resonance imaging. *Biol Psychiatry.* 2001; 50(9):677–684. http://www.ncbi.nlm.nih.gov/pubmed/11704074.
12. Cope LM, Ermer E, Gaudet LM, et al. Abnormal brain structure in youth who commit homicide. *NeuroImage Clin.* 2014;4:800–807. doi: https://doi.org/10.1016/j.nicl.2014.05.002
13. Ermer E, Cope LM, Nyalakanti PK, Calhoun VD, Kiehl KA. Aberrant Paralimbic Gray Matter in Incarcerated Male Adolescents With Psychopathic Traits. *J Am Acad Child Adolesc Psychiatry.* 2013;52(1):94–103.e3. doi: https://doi.org/10.1016/j.jaac.2012.10.013
14. Damasio H, Grabowski T, Frank R, Galaburda A, Damasio A. The return of Phineas Gage: clues about the brain from the skull of a famous patient. *Science (80-).* 1994; 264(5162):1102–1105. doi: https://doi.org/10.1126/science.8178168
15. Damasio AR, Tranel D, Damasio H. Individuals with sociopathic behavior caused by frontal damage fail to respond autonomically to social stimuli. *Behav Brain Res.* 1990; 41(2):81–94. http://www.ncbi.nlm.nih.gov/pubmed/2288668.
16. Bezdjian S, Raine A, Baker LA, Lynam DR. Psychopathic personality in children: genetic and environmental contributions. *Psychol Med.* 2011;41(03):589–600. doi: https://doi.org/10.1017/S0033291710000966

17. Bogerts B. Gehirn und Verbrechen: Neurobiologie von Gewalttaten. In: Schneider F, ed. *Entwicklungen in Der Psychiatrie*. Springer Heidelberg; 2006:335–347. https://link.springer.com/chapter/10.1007/3-540-30100-3_35.
18. Eagleman D. The brain on trial. The Atlantic. https://www.theatlantic.com/magazine/archive/2011/07/the-brain-on-trial/308520/. Published 2011. Accessed August 26, 2020.
19. Dahlkamp J. Das Gehirn des Terrors. Spiegel Online. http://www.spiegel.de/panorama/raf-das-gehirn-des-terrors-a-222124.html. Published 2002. Accessed February 15, 2019.
20. Schiltz K, Witzel J, Bausch-Hölterhoff J, Bogerts B. *Hirnpathologische Veränderungen Bei Gewaltdelinquenz – Sechs Kasuistiken Und Literaturüberblick*. Neurobiolo. Stuttgart, Germany: In: Müller JL (eds.), Kohlhammer; 2010.
21. Schiltz K, Witzel JG, Bausch-Hölterhoff J, Bogerts B. High prevalence of brain pathology in violent prisoners: a qualitative CT and MRI scan study. *Eur Arch Psychiatry Clin Neurosci*. 2013;263(7):607–616. doi: https://doi.org/10.1007/s00406-013-0403-6
22. Cope LM, Ermer E, Nyalakanti PK, Calhoun VD, Kiehl KA. Paralimbic Gray Matter Reductions in Incarcerated Adolescent Females with Psychopathic Traits. *J Abnorm Child Psychol*. 2014; 42(4):659–668. doi: https://doi.org/10.1007/s10802-013-9810-4

8

Bedeutung von Hormonen und Botenstoffen des Gehirns

Für gewalttätiges Verhalten sind nicht nur pathologische Abweichungen der Hirnanatomie und -physiologie relevant, sondern auch der Hirnchemie. Diese wird von einer Vielzahl von Hormonen und neuronalen Überträgerstoffen beeinflusst. Die wichtigsten hiervon sind Testosteron, Ocytocin, Kortisol und Serotonin.

Testosteron

Da Gewalthandlungen häufiger von Männern als von Frauen verübt werden, liegt es nahe, anzunehmen, dass das männliche Geschlechtshormon Testosteron hierfür mitursächlich ist.

Bei den höher entwickelten Säugetieren konnte zwar tatsächlich ein Zusammenhang zwischen Testosteronspiegel und Aggressivität gefunden werden. Beim Menschen sind die Befunde jedoch nicht so eindeutig. Gesichert scheint der Zusammenhang zwischen der Höhe der Testosteronkonzentration im Blut und sozialer Dominanz bei Männern, weniger mit aggressivem Verhalten[1,2]. Wenn ein Nagetier im Laborversuch aus seinem Kampf um sein Revier siegreich hervorgeht, erhöht sich dauerhaft die Zahl der Testosteronrezeptoren im Belohnungssystem des Gehirns, wodurch sich die Effekte des Testosterons verstärken. Der Zusammenhang zwischen Testosteronspiegel und männlicher sozialer Dominanz zeigt sich auch darin, dass nach sportlichen Wettkämpfen die Testosteronspiegel bei den Siegern ansteigen; interessanterweise aber nicht nur bei den Spielern, sondern auch bei den Anhängern der Siegermannschaft. Für den Anstieg dieses Hormons reicht also das Gefühl der Zugehörigkeit zur siegreichen Gruppe aus[2]. Die Masseneuphorie der Fans nach dem Gewinn von Meisterschaften mag damit zusammenhängen.

Einige Forscher fanden bei inhaftierten Gewalttätern einen höheren Testosteronspiegel als bei nicht gewalttätigen Häftlingen. Auch wurde über einen Zusammenhang zwischen Testosteronspiegel und Gewaltneigung im jungen Erwachsenenalter berichtet[3,4]. Der Testosteronspiegel war bei einer Gruppe von jungen gefangenen Gewalttätern deutlich höher als bei Häftlingen, die wegen anderer Delikte im Gefängnis saßen[5]. Die Einnahme von Anabolika, das sind Substanzen mit testosteronähnlicher Wirkung, die häufig im Rahmen von Bodybuilding eingenommen werden, soll mit höherer Gewaltneigung einhergehen[4].

Wegen der eher geringen Korrelation zwischen Testosteronspiegel und Gewaltneigung erscheint es unwahrscheinlich, dass das männliche Y-Chromosom nur über dieses Geschlechtshormon die höhere Gewaltkriminalität des „starken Geschlechts" erklärt. Wichtiger scheinen dagegen Geschlechtsdifferenzen der feingeweblichen Hirnstruktur in emotionsrelevanten Hirnarealen zu sein, die in den tiefen Hirnstrukturen des Zwischenhirns und des limbischen Systems liegen und nicht nur für das unterschiedliche Sexualverhalten zwischen Männern und Frauen, sondern auch für das Entstehen und die Kontrolle von Aggression zuständig sind (s. Kap. 9, Abschnitt Hirnbiologishe Korrelate der Geschlechtsdifferenzen).

Oxytocin

Oxytocin wird in Zellgruppen des Hypothalamus produziert und gelangt von hier nicht nur als Hormon ins Blut, sondern beeinflusst auch für emotionales Verhalten wichtige andere Hirnregionen im Hypothalamus und limbischen System. Es spielt beim Geburtsvorgang und bei der Mutter-Kind-Bindung eine bedeutsame Rolle. Es wird auch als Wohlfühl- und Bindungshormon bezeichnet, da es nicht nur die Bindung zwischen Eltern und Kindern fördert, sondern auch die von Paaren und bei zwischenmenschlicher Nähe überhaupt und bei Sympathie aktiviert wird. Oxytocin macht großzügiger; auch bei den Empfängern prosozialen Verhaltens wird dieses Hormon freigesetzt[6]. Als Nasenspray verabreichtes Ocytocin fördert positive Kommunikation, reduziert Angst und die Ausschüttung des Stresshormon Kortison[7]. Oxytocin verringert die Aggressivität bei Nagetieren.

Mäuse, denen das Oxytocinsystem abgeschaltet wurde (durch Beseitigung des Gens, das für den Oxytocin-Rezeptor kodiert) waren extrem aggressiv[8].

Andererseits ist die antiaggressive Wirkung von Oxytocin nicht ganz so eindeutig. Bestimmte Varianten von Ocytocinrezeptoren im Gehirn gehen mit antisozialem Verhalten einher[9]. Wohlwollen und kooperatives Verhalten erzeugt es nur gegenüber Bekannten und Freunden, gegenüber Fremden fördert es Ablehnung[10]. Versuche es als antiaggressives Medikament einzusetzen brachten uneinheitliche Ergebnisse: bei Männern wurde sowohl über positive als auch über fehlende Effekte berichtet[11,12]. Bei Frauen scheint Oxytocin aggressionssteigernde Wirkung gegenüber Fremden zum Schutz des Nachwuchses zu haben[13].

Stresshormon Kortisol

In Stresssituationen wird aus der Nebennierenrinde das Hormon Kortisol ausgeschüttet. Dieses wirkt nicht nur auf Herz, Kreislauf, Stoffwechsel und Immunsystem, sondern auch auf das Gehirn, das im limbischen System und Hypothalamus eine hohe Dichte an Kortisolrezeptoren aufweist.

Dauerstress macht nicht nur depressiv, sondern auch aggressiv[14]. Das hängt damit zusammen, dass stressbedingt erhöhte Kortisolkonzentrationen die Funktion des frontalen Kortex beeinträchtigen und damit die Fähigkeit des vorausschauenden Planens, überlegten Handelns, des Abschätzens von Risiken und der Impulskontrolle. Bei länger anhaltendem Stress wird Hektik, Reizbarkeit und daraus resultierende reaktive Aggressivität besonders sichtbar. Die Signalverbindung vom präfrontalen Kortex zum Mandelkern wird durch das Stresshormon beeinträchtigt und damit die Möglichkeit des Stirnhirns, die gewaltrelevanten Areale des Hirnstamms zu kontrollieren[15,16].

Wenn stressbedingt das Gehirn über längere Zeit von Kortisol überschwemmt wird, schädigt das die Gehirnzellen, weil die Wirkung von Wachstumsfaktoren für die Nervenzellen eingeschränkt wird. Besonders schädlich ist dies bei frühkindlichen Traumatisierungen und deren späteren Folgeerkrankungen wie Borderline-Störungen (s. Kap. 10, Psychische Störungen). Bei diesen Patienten ist als Folge der kindlichen Stressoren eine Schrumpfung von Hippokampus, Mandelkern und damit in Verbindung stehender Hirnrindenareale anzutreffen, was sich nachteilhaft auf Kognition, Impulskontrolle und prosoziales Verhalten auswirkt sowie die Reizbarkeit und Aggressivität erhöht[15,17-19]. Stressabbau (falls überhaupt möglich) ist deshalb eine wirksame Strategie zur Aggressionsverhinderung.

Serotonin

Serotonin gehört zu den neuronalen Botenstoffen, die zur Regulation der psychischen Befindlichkeit und emotionaler Reaktionen einschließlich aggressiven Verhaltens, notwendig sind. Eine verminderte Aktivität von Serotonin, das manchmal wegen seiner positiven Wirkung auf das Gemüt als „Glückshormon" bezeichnet wird, korreliert im Tierversuch mit aggressivem Verhalten. Ein Mangel an Serotonin führt zu schlechter Stimmungslage, erhöhter Reizbarkeit und höherer Gewaltneigung[20–22]. Dies erstaunt nicht, da eine Verminderung von Serotonin auch im Hirn von Patienten gefunden wurde, die durch Suizid starben. Zwischen Selbstaggression, deren dramatischste Form Suizid ist, und Fremdaggression bestehen psychodynamische Gemeinsamkeiten; Serotonin ist bei beiden Aggressionsformen im Hirn vermindert[23].

Wird der Blutspiegel von Serotonin gesenkt, indem man die für die Synthese von Serotonin essentielle Aminosäure Tryptophan in der Ernährung reduziert, steigt die Aggressivität. Wird die Aktivität von Serotonin an den neuronalen Schaltstellen im Gehirn (Synapsen) durch eine besondere Gruppe von Antidepressiva wieder verbessert, bilden sich Reizbarkeit und Aggressivität zurück. Das gilt jedoch nur für impulsiv-reaktive Aggression, nicht für geplante, proaktive Aggression[21,24–26]. Psychopharmaka, die die Wirkung von Serotonin im Gehirn verbessern, sind nicht nur Antidepressiva, sondern auch Antiaggressiva.

Demgegenüber standen vereinzelte Berichte, wonach es durch Behandlung mit bestimmten Antidepressiva, die die Serotoninwirkung im Gehirn verbessern, auch zu vermehrten Gewalttaten gekommen sein soll. In einer aktuellen sehr umfangreichen Studie, die an fast 800.000 Personen durchgeführt wurde, konnte gezeigt werden, dass dies nur für eine sehr kleine Minderheit von Patienten (2,6 %), die mit solchen Antidepressiva behandelt wurde, zutrifft. 97 % der behandelten wurden nicht gewalttätig im Vergleich zu 98 % der Allgemeinbevölkerung[27].

Literatur

1. Archer J. Testosterone and human aggression: an evaluation of the challenge hypothesis. *Neurosci Biobehav Rev.* 2006;30(3):319–345. doi: https://doi.org/10.1016/j.neubiorev.2004.12.007
2. Carré JM, Archer J. Testosterone and human behavior: the role of individual and contextual variables. *Curr Opin Psychol.* 2018;19:149–153. doi: https://doi.org/10.1016/j.copsyc.2017.03.021

3. O'Connor DB, Archer J, Wu FCW. Effects of testosterone on mood, aggression, and sexual behavior in young men: a double-blind, placebo-controlled, cross-over study. *J Clin Endocrinol Metab.* 2004;89(6):2837–2845. doi: https://doi.org/10.1210/jc.2003-031354
4. Giotakos O, Markianos M, Vaidakis N, Christodoulou GN. Sex hormones and biogenic amine turnover of sex offenders in relation to their temperament and character dimensions. *Psychiatry Res.* 2004;127(3):185–193. doi: https://doi.org/10.1016/j.psychres.2003.06.003
5. Dabbs JM, Frady RL, Carr TS, Besch NF. Saliva testosterone and criminal violence in young adult prison inmates. *Psychosom Med.* 49(2):174–182. http://www.ncbi.nlm.nih.gov/pubmed/3575604
6. Zak P, Kurzban R, Matzner W. Oxytocin is associated with human trustworthiness. *Horm Behav.* 2005;48(5):522–527. doi: https://doi.org/10.1016/j.yhbeh.2005.07.009
7. Ditzen B, Schaer M, Gabriel B, Bodenmann G, Ehlert U, Heinrichs M. Intranasal Oxytocin Increases Positive Communication and Reduces Cortisol Levels During Couple Conflict. *Biol Psychiatry.* 2009;65(9):728–731. doi: https://doi.org/10.1016/j.biopsych.2008.10.011
8. Dhakar MB, Rich ME, Reno EL, Lee H-J, Caldwell HK. Heightened aggressive behavior in mice with lifelong versus postweaning knockout of the oxytocin receptor. *Horm Behav.* 2012;62(1):86–92. doi: https://doi.org/10.1016/j.yhbeh.2012.05.007
9. Hovey D, Lindstedt M, Zettergren A, u. a. Antisocial behavior and polymorphisms in the oxytocin receptor gene: findings in two independent samples. *Mol Psychiatry.* 2016; 21(7):983–988. doi: https://doi.org/10.1038/mp.2015.144
10. Declerck CH, Boone C, Kiyonari T. Oxytocin and cooperation under conditions of uncertainty: the modulating role of incentives and social information. *Horm Behav.* 2010;57(3):368–374. doi: https://doi.org/10.1016/j.yhbeh.2010.01.006
11. Berends YR, Tulen JHM, Wierdsma AI, u. a. Intranasal administration of oxytocin decreases task-related aggressive responses in healthy young males. *Psychoneuroendocrinology.* 2019; 106:147–154. doi: https://doi.org/10.1016/j.psyneuen.2019.03.027
12. Alcorn JL, Green CE, Schmitz J, Lane SD. Effects of oxytocin on aggressive responding in healthy adult men. *Behav Pharmacol.* 2015; 26(8 Spec No):798–804. doi: https://doi.org/10.1097/FBP.0000000000000173
13. de Jong TR, Neumann ID. Oxytocin and Aggression. In: 2017:175–192. doi: https://doi.org/10.1007/7854_2017_13
14. Steinau S, Brackmann N, Habermeyer E. Depression und Gewalt: Ein Widerspruch? *Praxis (Bern 1994).* 2020; 109(6):453–458. doi: https://doi.org/10.1024/1661-8157/a003425

15. Young AH, Sahakian BJ, Robbins TW, Cowen PJ. The effects of chronic administration of hydrocortisone on cognitive function in normal male volunteers. *Psychopharmacology (Berl)*. 1999;145(3):260–266. doi: https://doi.org/10.1007/s002130051057
16. Barsegyan A, Mackenzie SM, Kurose BD, McGaugh JL, Roozendaal B. Glucocorticoids in the prefrontal cortex enhance memory consolidation and impair working memory by a common neural mechanism. *Proc Natl Acad Sci*. 2010;107(38):16655–16660. doi: https://doi.org/10.1073/pnas.1011975107
17. Sandi C, Haller J. Stress and the social brain: behavioural effects and neurobiological mechanisms. *Nat Rev Neurosci*. 2015;16(5):290–304. doi: https://doi.org/10.1038/nrn3918
18. Sapolsky RM. Why Stress Is Bad for Your Brain. *Science (80-)*. 1996; 273(5276):749–750. doi: https://doi.org/10.1126/science.273.5276.749
19. Herpertz SC, Nagy K, Ueltzhöffer K, u. a. Brain Mechanisms Underlying Reactive Aggression in Borderline Personality Disorder-Sex Matters. *Biol Psychiatry*. 2017; 82(4):257–266. doi: https://doi.org/10.1016/j.biopsych.2017.02.1175
20. Coccaro EF, Fanning JR, Phan KL, Lee R. Serotonin and impulsive aggression. *CNS Spectr*. 2015;20(03):295–302. doi: https://doi.org/10.1017/S1092852915000310
21. Duke AA, Bègue L, Bell R, Eisenlohr-Moul T. Revisiting the serotonin–aggression relation in humans: A meta-analysis. *Psychol Bull*. 2013;139(5):1148–1172. doi: https://doi.org/10.1037/a0031544
22. Moffitt TE, Brammer GL, Caspi A, u. a. Whole Blood Serotonin Relates to Violence in an Epidemiological Study. *Biol Psychiatry*. 1998; 43(6):446–457. doi: https://doi.org/10.1016/S0006-3223(97)00340-5
23. Virkkunen M, Goldman D, Nielsen DA, Linnoila M. Low brain serotonin turnover rate (low CSF 5-HIAA) and impulsive violence. *J Psychiatry Neurosci*. 1995; 20(4):271–275. http://www.ncbi.nlm.nih.gov/pubmed/7544158.
24. Dougherty DM, Moeller FG, Bjork JM, Marsh DM. Plasma L-tryptophan depletion and aggression. *Adv Exp Med Biol*. 1999;467:57–65. doi: https://doi.org/10.1007/978-1-4615-4709-9_7
25. Vartiainen H, Tiihonen J, Putkonen A, u. a. Citalopram, a selective serotonin reuptake inhibitor, in the treatment of aggression in schizophrenia. *Acta Psychiatr Scand*. 1995; 91(5):348–351. http://www.ncbi.nlm.nih.gov/pubmed/7639092.
26. Berman ME, McCloskey MS, Fanning JR, Schumacher JA, Coccaro EF. Serotonin augmentation reduces response to attack in aggressive individuals. *Psychol Sci*. 2009;20(6):714–720. doi: https://doi.org/10.1111/j.1467-9280.2009.02355.x
27. Lagerberg T, Fazel S, Molero Y, u. a. Associations between selective serotonin reuptake inhibitors and violent crime in adolescents, young, and older adults – a Swedish register-based study. *Eur Neuropsychopharmacol*. 2020; 36:1–9. doi: https://doi.org/10.1016/j.euroneuro.2020.03.024

9

Geschlechterdifferenz der Gewaltneigung

Die Anwendung körperlicher Gewalt ist eine männliche Domäne; 90 % schwerer Gewalttaten werden von Männern verübt. Das gilt für alle Formen individueller wie auch kollektiver Gewalt. Warum ist das so?

Phylogenetische Ursachen

Schon im Kleinkindesalter sind Jungen körperlich aggressiver als Mädchen[1]. Das weist darauf hin, dass weniger erlerntes psychosoziales Rollenverhalten als vorgegebene, das heißt genetisch bedingte, genauer gesagt, in der Stammesentwicklung herausgebildete Geschlechtsunterschiede der Hirnfunktion für die höhere männliche Gewaltneigung verantwortlich zu machen sind[2]. Diese Unterschiede sind nicht nur beim Menschen, sondern bei fast allen Wirbeltieren anzutreffen.

Dass Frauen in provozierenden Situationen weniger zur Gewaltanwendung neigen und insgesamt risikoscheuer sind als Männer, wohingegen diese draufgängerischer sind und rascher zu Handgreiflichkeiten neigen, ist ebenso das Ergebnis einer langen phylogenetischen Selektion wie die Unterschiede im Körperbau. Die Sorge für die Kinder und die Überlebenschancen des Nachwuchses werden bei einer gewaltbereiten und risikofreudigen Mutter weniger gut sein. Ein risikoscheues und nicht kampfbereites Männchen dagegen hat geringere Aussichten die männliche Konkurrenz auszustechen und durch Erkämpfung einer dominanten Position die Chance zur Weitergabe seiner Gene zu erhöhen. Kräftemessen, Imponiergehabe mit der eigenen Stärke, Drohungen und Einschüchterungen des Rivalen sind bei allen Säugetieren einschließlich Homo sapiens eine männliche Domäne[3]. Diese schon in der Kindheit nachweisbaren mentalen Geschlechtsunterschiede sind das Ergebnis der genetisch Y-chromosomal vorgegebenen, somit evolutiv herausgebildeten, hirnstrukturellen und funktionellen Differenzen zwischen männlichen und weiblichen Gehirnen. Die Höhe des Testosteronspiegels spielt dabei nur eine nachgeordnete Rolle[4].

Hirnbiologische Korrelate der Geschlechtsdifferenz

Männliche und weibliche Gehirne sind nicht gleich. Zahlreiche Vergleiche von männlichen mit weiblichen Gehirnen mit computertomografischen und kernspintomografischen Untersuchungsmethoden konnten subtile aber statistische signifikante Geschlechtsdifferenzen in Struktur und Funktion mehrerer Hirnregionen nachweisen[5,6]. Mit hirnfunktionsbildgebenden Verfahren (Funktionskernspintomografie) konnte beispielsweise gezeigt werden, dass das Belohnungssystem im Männergehirn mehr auf monetäre Anreize, im Frauengehirn mehr auf soziale Bestätigung anspricht[7]. Auch die gewaltregulierenden Zentren im Gehirn weisen Geschlechtsunterschiede auf. Männer haben einen größeren Mandelkern als Frauen. Bei diesen sind dagegen Teile des Stirnhirns größer, die für abwägendes Verhalten zuständig sind. Die Hemmung des bei Provokation aktiv werdenden Mandelkerns durch Kortexareale des mittleren Stirnhirns (zingulärer Kortex) funktioniert bei Frauen besser als bei Männern[8,9]. Deshalb sind Frauen in solchen Situationen zurückhaltender.

Den ausgeprägtesten Größenunterschied des Hirngewebes zwischen den Geschlechtern weist eine Zellgruppe in einer für Sexualverhalten zuständigen Region im vorderen Hypothalamus auf (engl.: sexually dimorphic nucleus). Dieses Areal ist bei Männern zwei- bis dreimal größer als bei Frauen. Die Zellgruppe liegt in enger Nachbarschaft zu den aggressionsrelevanten sowie den Oxyctocin-haltigen Arealen[10]. Im vorderen Hypothalamus und im Mandelkern befindet sich die höchste Dichte an Testosteronrezeptoren[11]. Das macht die Verbindung zwischen aggressivem männlichem Verhalten insbesondere in der Paarungszeit bei fast allen Säugetieren und die damit einhergehende männliche Aggression zur Erreichung oder Verteidigung einer Alpha-Position verständlich. In dieser Position ist die Chance zur Weitergabe der eigenen Gene und der davon abhängenden Charaktereigenschaften am größten.

Ein interessanter körperlicher Geschlechtsunterschied, der auch etwas über Aggressivität aussagt, ist das Längenverhältnis zwischen Zeige- und Ringfinger, das vom pränatalen Testosteronspiegel gesteuert wird. Männer haben einen relativ längeren Ringfinger als Frauen. Ein höherer Testosteronspiegel geht mit einem längeren Ringfinger einher. Die Länge des Ringfingers korreliert mit männlichen Charaktereigenschaften wie ausgeprägterem Dominanzstreben, riskantem Verhalten, Aggressivität und Gewaltneigung [12,13].

Anstelle körperlicher Gewaltanwendung neigen Frauen eher zu weicheren Aggressionsformen in Form von Beziehungsaggression wie Mobbing, Ausgrenzung und Diffamierung. Betrachtet man direkte körperliche und indirekte Beziehungsaggression zusammen, dann ist das Ausmaß von Aggressivität beider Geschlechter in etwa gleich [2].

Literatur

1. Potegal M, Archer J. Sex differences in childhood anger and aggression. *Child Adolesc Psychiatr Clin N Am.* 2004;13(3):513–528. doi: https://doi.org/10.1016/j.chc.2004.02.004
2. Björkqvist K. Gender differences in aggression. *Curr Opin Psychol.* 2018;19:39–42. doi: https://doi.org/10.1016/j.copsyc.2017.03.030
3. Euler HA. Die Beitragsfähigkeit der evolutionären Psychologie zur Erklärung von Gewalt. In: Heitmeyer W, Soeffner H-G, Hrsg. *Gewalt. Entwicklungen, Strukturen, Analyseprobleme.* Frankfurt am Main: Suhrkamp Verlag; 2004:411–435.
4. Carré JM, Archer J. Testosterone and human behavior: the role of individual and contextual variables. *Curr Opin Psychol.* 2018;19:149–153. doi: https://doi.org/10.1016/j.copsyc.2017.03.021
5. Pallayova M, Brandeburova A, Tokarova D. Update on Sexual Dimorphism in Brain Structure–Function Interrelationships: A Literature Review. *Appl Psychophysiol Biofeedback.* 2019;44(4):271–284. doi: https://doi.org/10.1007/s10484-019-09443-1
6. de Lacy N, McCauley E, Kutz JN, Calhoun VD. Multilevel Mapping of Sexual Dimorphism in Intrinsic Functional Brain Networks. *Front Neurosci.* 2019; 13. doi: https://doi.org/10.3389/fnins.2019.00332
7. Spreckelmeyer KN, Krach S, Kohls G, u. a. Anticipation of monetary and social reward differently activates mesolimbic brain structures in men and women. *Soc Cogn Affect Neurosci.* 2009; 4(2):158–165. doi: https://doi.org/10.1093/scan/nsn051

8. Ruigrok AN V, Salimi-Khorshidi G, Lai M-C, u. a. A meta-analysis of sex differences in human brain structure. *Neurosci Biobehav Rev.* 2014; 39:34–50. doi: https://doi.org/10.1016/j.neubiorev.2013.12.004
9. Raine A, Yang Y, Narr KL, Toga AW. Sex differences in orbitofrontal gray as a partial explanation for sex differences in antisocial personality. *Mol Psychiatry.* 2011;16(2):227–236. doi: https://doi.org/10.1038/mp.2009.136
10. Swaab D, Fliers E. A sexually dimorphic nucleus in the human brain. *Science (80-).* 1985; 228(4703):1112–1115. doi: https://doi.org/10.1126/science.3992248
11. Patchev VK, Schroeder J, Goetz F, Rohde W, Patchev A V. Neurotropic action of androgens: principles, mechanisms and novel targets. *Exp Gerontol.* 2004;39(11–12):1651–1660. doi: https://doi.org/10.1016/j.exger.2004.07.011
12. Stenstrom E, Saad G, Nepomuceno M V., Mendenhall Z. Testosterone and domain-specific risk: Digit ratios (2D:4D and rel2) as predictors of recreational, financial, and social risk-taking behaviors. *Pers Individ Dif.* 2011;51(4):412–416. doi: https://doi.org/10.1016/j.paid.2010.07.003
13. Bailey AA, Hurd PL. Finger length ratio (2D:4D) correlates with physical aggression in men but not in women. *Biol Psychol.* 2005;68(3):215–222. doi: https://doi.org/10.1016/j.biopsycho.2004.05.001

10

Psychische Störungen und Gewaltneigung

Ereignisse wie der absichtlich herbeigeführte Absturz der Germanwings-Maschine im März 2015 und die Amokläufe in München im Juli 2016, Münster im April 2018 und Hanau im Februar 2020, deren Täter im Vorfeld psychisch erkrankt gewesen sein sollen (s. Kap. 16, Amok und School shooting), ließen den Eindruck entstehen, dass psychisch kranke Menschen mitunter zu besonders schweren Gewalttaten neigen. Tatsächlich wird nur eine sehr kleine Minderheit von psychisch erkrankten Menschen gewalttätig. Die weit überwiegende Mehrheit von Menschen mit schweren psychischen Störungen begeht keine kriminellen Handlungen. Wie hoch ist das tatsächliche von psychisch Gestörten ausgehende Gewaltrisiko?

Allgemeines Gewaltrisiko psychischer Erkrankungen

Mehrere psychiatrische Erkrankungen gehen mit einem leicht erhöhten Risiko gewalttätigen Verhaltens einher. Hierzu muss jedoch betont werden, dass dieses Risiko nur bei einem geringen Anteil solcher Patienten besteht, auch wenn es bei bestimmten psychischen Störungen häufiger festzustellen ist als in der Durchschnittsbevölkerung[1].

Eine umfangreiche im Jahr 2009 veröffentlichte Studie an über 34.000 Personen ergab, dass 95 % der Menschen mit schweren psychischen Erkrankungen (dazu wurden Schizophrenie, bipolare Störungen, schwere Depression, Alkohol und- Drogensucht gerechnet) gewaltfrei leben im

Vergleich zu 98 % von Menschen ohne solche Erkrankungen[2, 3]. Bei erstmaliger Ausübung von zwischenmenschlicher Gewalt konnten psychische Störungen bei 10 % der Männer und 26 % der Frauen die Taten erklären[4]. Das Risiko wird deutlich erhöht, wenn Konsum von Drogen oder Alkohol zur psychischen Erkrankung hinzukommt.

In einer britischen Studie, die über einen Zeitraum von 10 Jahren hinweg durchgeführt wurde, fand sich unter Gewalttätern ein Anteil von ungefähr 11 %, bei denen eine psychische Störung diagnostiziert wurde. Der gleiche Prozentsatz fand sich für Tötungsdelikte. Die häufigsten Diagnosen waren Suchtkrankheiten, Schizophrenie und andere Wahnerkrankungen[5]. Eine schwedische Studie fand wesentlich höherer Zahlen für die schwerste Form von Gewalttaten, nämlich Tötungshandlungen; 90 % der Mörder oder Totschläger erhielten die Diagnose einer psychischen Störung, der größte Teil davon litt an Persönlichkeitsstörungen gefolgt von schizophrenen Psychosen und Suchtmittelmissbrauch[6].

Auch das Risiko inhaftierter Gewalttäter nach Entlassung rückfällig zu werden, hängt davon ab, ob eine mentale Erkrankung vorliegt. Fünf Jahre nach Gefängnisentlassung übten etwa 42 % der ehemaligen männlichen Häftlinge mit einer psychiatrischen Diagnose und ca. 27 % ohne eine solche Diagnose zwischenmenschliche Gewalt aus[7]. Eine psychiatrische Behandlung nach Gefängnisentlassung senkt das Risiko künftiger Gewalttaten deutlich. Eine fachgerechte medikamentöse Behandlung von Tätern, bei denen eine Psychose vorliegt, halbiert das künftige Gewaltrisiko[8].

Die Häufigkeit von Gewalttaten ist für einzelne Diagnosegruppen sehr unterschiedlich und wird von verschiedenen Autoren in Abhängigkeit von der Art der Datenerhebung und Krankheitsdefinition in einer Größenordnung von 4 bis 12 % psychisch Gestörter angegeben, die im Verlauf ihres Lebens gewalttätig werden. Das größte Risiko von Gewalttaten geht von Alkohol- und Drogenkonsumenten und von Personen mit einer Schädigung der Hirnsubstanz (hirnorganische Störungen) aus sowie von Patienten, die dem Formenkreis schizophrener Erkrankungen zugerechnet werden.

Eine neuere sehr umfangreiche schwedische Untersuchung an mehreren hunderttausend Personen kam zum Ergebnis, dass über einen 10-Jahreszeitraum hinweg und alle Diagnosen zusammengenommen 6– 7 % psychisch kranker Patienten gewalttätig wurden im Vergleich zu 0,6–0,9 % psychisch Gesunder. Genauso hoch war aber auch das Risiko der Patienten, selbst Opfer einer Gewalttat zu werden. Psychisch Kranke wurden somit etwa siebenmal häufiger als Gesunde sowohl Täter als auch Opfer von Gewalt[3].

Verglich man jedoch psychisch kranke Patienten nicht mit der Allgemeinbevölkerung, sondern mit ihren psychisch gesunden Angehörigen, die aus dem gleichen sozialen Umfeld kamen, dann ergab sich nur ein 4 – 5fach erhöhtes Risiko für Gewalttätigkeit. Das wurde damit erklärt, dass neben Krankheitsfaktoren auch das nahe soziale Umfeld mitverantwortlich für das Entstehen von Gewalttaten ist und dieses gleichermaßen das Verhalten von Patienten und Angehörigen beeinflusst[3].

In derselben Untersuchung wurde das unterschiedliche Gewaltrisiko für einzelne Krankheitsgruppen ermittelt: Auf 1000 von der jeweiligen Erkrankung betroffene Personen wurden für den Zeitraum eines Jahres folgende Häufigkeiten genannt: das größte Risiko bestand für Drogensüchtige (ca. 25 von 1000 Süchtigen wurden pro Jahr gewalttätig), gefolgt von Alkoholsucht (ca. 13 von 1000 Alkoholikern/Jahr), Persönlichkeitsstörungen (ca. 12/1000/Jahr), Schizophrenie (ca. 12/1000/Jahr), bipolare Erkrankung (ca. 5/1000/Jahr), Angsterkrankungen (ca. 5/1000/Jahr) Depression (ca. 4/1000/Jahr), keine psychiatrische Erkrankung (ca. 0,8/1000/Jahr)[3].

Schizophrene und psychotische Erkrankungen

Die typischen psychopathologischen Merkmale von Psychosen sind Realitätsstörungen in Form von Wahnsymptomen (Bedrohungs- und Verfolgungswahn, Beeinträchtigungs- und Beeinflussungswahn) sowie Halluzinationen akustischer (z. B. Hören von befehlenden oder kommentierenden Stimmen) oder seltener visueller Art. Psychosen können verschiedene Ursachen haben wie Drogen, Hirnentzündungen, Hirntumore oder Hirnabbauprozesse. Die häufigsten Ursachen sind schizophrene Erkrankungen, die meistens im jungen Erwachsenenalter nach monate- oder sogar jahrelangen Vorlaufstadien beginnen. Etwa ein Prozent der Bevölkerung erkrankt im Verlauf des Lebens daran. Der weitaus überwiegende Teil von Personen, bei denen eine Erkrankung aus dem schizophrenen Formenkreis diagnostiziert wird, verhält sich trotz der erheblichen psychischen Beeinträchtigungen, wie Sinnestäuschungen und Störungen der realen Wahrnehmung, friedlich, wenn auch oft sehr zurückgezogen und misstrauisch. Mehrere umfangreiche Studien konnten aber nachweisen, dass ein statistisch erhöhtes Risiko zu Gewalthandlungen durch die betroffenen Menschen besteht, insbesondere, wenn zu der schizophrenen Psychose Drogen- oder Alkoholkonsum hinzukommt[1, 9].

In einer schwedischen Studie[10] wurden Häufigkeiten für registrierte Straftaten mit zwischenmenschlicher Gewaltanwendung von 10 % (Männer) und 3 % (Frauen) innerhalb der ersten fünf Jahre nach Diagnosestellung einer Schizophrenie oder einer anderen psychotischen Erkrankung angegeben. Ähnliche Zahlen wurden in Deutschland ermittelt[11].

Ursache für die erhöhte Gewaltneigung von psychotischen Symptomen sind wahnhafte Wahrnehmungen und Empfindungen von Bedrohung, Verfolgung, Verleumdung oder Beeinträchtigung, bei denen sich die Betroffenen gegenüber vermeintlichen Verfolgern oder Angreifern zur Wehr setzen. Dieses erhöhte Risiko trifft insbesondere für unbehandelte Patienten bei Beginn der Erkrankung im jungen Erwachsenenalter zu. Schwere Gewaltanwendung fand sich bei 17 % von erstmals psychotisch erkrankten Personen[12]. Das Risiko war besonders hoch bei einer Anamnese bereits früher ausgeübter Gewalttaten und bei zugleich bestehendem Drogenkonsum[2]. Nicht nur Gewalt gegen andere, sondern auch Aggression gegen die eigene Person in Form von Suizidhandlungen ist bei solchen Patienten eine reale Gefährdung[10].

Nach einer amerikanischen Studie liegen unterschwellige psychotische Symptome, sogenannte subklinische Erkrankungsformen einer Schizophrenie ohne volle Ausprägung von Wahn und Halluzinationen, bei etwa fünf Prozent der Allgemeinbevölkerung vor, oft im Vorfeld sich erst später in vollem Umfang zeigender psychotischer Symptomatik. Bei solchen Personen war das relative Gewaltrisiko, einschließlich der Tötung anderer Personen, fast so hoch, wie bei schizophren Erkrankten selbst[13]. Schon in der ersten Hälfte des letzten Jahrhunderts gab es eindrucksvolle Schilderungen von Morden, Attentaten und Amokläufen in der Anlaufphase (Prodromalstadium) einer Schizophrenie[14]. Dieses Phänomen ist also keinesfalls neu.

Ernst zu nehmen sind Todesdrohungen von schizophrenen Patienten gegenüber Angehörigen oder auch gegenüber dem therapeutischen Personal, da die Möglichkeit der Umsetzung einer solchen Tat gerade bei unzureichender Behandlung und mangelhafter therapeutischer Wachsamkeit nicht ausgeschlossen werden kann.

Bei rechtzeitig einsetzender adäquater Behandlung mit wirksamen Therapiemaßnahmen, wobei auch Medikamenten (sog. Neuroleptika) eine wichtige Rolle zukommt, geht das Gewalt- wie auch das Suizidrisiko erheblich zurück. Deshalb ist es wichtig, die Entwicklung einer schizophrenen Erkrankung rechtzeitig zu erkennen. Die Anlaufphase solcher Erkrankungen, die sich oft im jungen Erwachsenenalter über viele Monate hinziehen kann, ist diagnostisch nicht immer leicht zu erkennen und erfordert fachkompetenten Sachverstand. Wenn ein junger Mensch plötzlich wesensverändert erscheint, ohne dass eine andere Ursache hierfür erkennbar ist, sich sonderbar verhält, mehr und mehr zurückzieht und zudem sich mit okkulten Dingen beschäftigt, sollte ein Psychiater hinzugezogen werden, der eventuell die Diagnose einer anlaufenden Psychose stellen und vorbeugende Maßnahmen einleiten kann. Viele größere psychiatrische Einrichtungen haben Früherkennungszentren mit hierfür geschultem Personal.

Depressive Erkrankungen

Das Gewaltrisiko durch depressive Erkrankungen ist erheblich geringer als das durch psychotische Syndrome. Nach der oben erwähnten 2015 durchgeführten schwedischen Studie besteht bei 3 % Depressiver ein Gewaltrisiko. Eine von 20 Gewalttaten wurde auf Depressionen zurückgeführt[15]. In den seltenen Fällen, in denen Depressive gewalttätig werden, ist es weniger die depressive Erkrankung selbst, als zusätzlich auftauchende psychische Probleme, wie Suchtmittelgebrauch, Persönlichkeitsstörungen (insbesondere Borderline-Persönlichkeitsstörungen) sowie Gewalterfahrungen in der eigenen Kindheit, die zur Aggressivität beitragen. Die Diagnose Depression selbst trägt hauptsächlich nur durch ihr Zusammentreffen mit solchen zusätzlichen Komplikationen zum erhöhten Gewaltrisiko bei. Depression geht weniger mit offener Aggression oder Gewalttätigkeit, als mit verdeckter Aggression einher[16].

Statistisch gesichert ist ein höheres Risiko für zwischenmenschliche Gewaltanwendung und Tötungen bei Suizidenten, wobei Fremdaggression und Selbstaggression zeitlich nicht zusammenfallen, d. h. Phasen mit Tendenz zur Gewaltanwendung gegenüber anderen oder gegenüber sich selbst, wechseln einander ab[1].

Vor einigen Jahren ergab sich eine Diskussion darüber, ob bestimmte Psychopharmaka, insbesondere Antidepressiva vom Typ der Serotonin-Wiederaufnahmehemmer (SSRI), mit einer Erhöhung des Gewaltrisikos einhergehen. Umfangreiche Datenanalysen ergaben jedoch, dass eine Abgrenzung zwischen Krankheits- und Medikamenteneffekten nicht möglich ist[1].

Bipolare Erkrankungen

Bipolare Erkrankungen (früher als manisch-depressive Krankheit bezeichnet) weisen einen Wechsel von oft wochen- bis monatelangen manischen und depressiven Phasen auf, die nicht immer direkt aufeinander folgen, sondern von langen symptomfreien Intervallen unterbrochen sein können. Einige Patienten sind in manischen Phasen weniger euphorisch und selbstüberheblich als gereizt, streitsüchtig und aggressiv.

Bipolare Störungen beinhalten ebenfalls ein gewisses Risikoprofil für Aggression und Gewaltanwendung. Das Risiko ist gegenüber der Durchschnittsbevölkerung um etwa das dreifache gesteigert[17]. Auch bei bipolaren Patienten wird ein erhöhtes Gewaltrisiko hauptsächlich durch zusätzlichen Alkohol- oder Drogenkonsum erklärt.

Aufmerksamkeitsdefizit – Hyperaktivitätsstörung (ADHS)

ADHS ist eine Erkrankung, die bislang überwiegend dem Kindes- und Jugendalter zugeordnet wurde. Bei vielen Betroffenen kann sich diese psychische Störung aber in das Erwachsenenalter fortsetzen, wenn auch häufig mit einem geänderten Bild der psychischen Auffälligkeiten. Kernsymptome im Kindes- und Jugendalter sind neben der Aufmerksamkeitsstörung und Hyperaktivität, desorganisiertes Verhalten, ungesteuerte Impulsivität bis hin zu schon bei geringen Anlässen auftretenden unkalkulierbaren Wutausbrüchen. Häufig kommt eine Störung des Sozialverhaltens hinzu, die vom Kindesalter bis in das Erwachsenenalter weiterbestehen kann. Bei etwa 20 % der ADHS-Kinder wurde im Erwachsenenalter eine antisoziale Persönlichkeitsstörung festgestellt[18]; häufig kommt Suchtmittelkonsum hinzu. Die große Mehrheit der ADHS-Patienten neigt jedoch nicht zu Aggression und Gewalttätigkeit. Das Vorkommen dieser Diagnose ist aber in Gefängnispopulationen deutlich erhöht. In Jugendstrafanstalten ist von einer Häufigkeit von etwa 45 % auszugehen, häufigste Delikte sind Gewalttaten und Drogendelikte[19, 20, 21].

Hirnorganische Psychosyndrome

Unter hirnorganischen Psychosyndromen versteht man Schädigungen des Hirngewebes aufgrund einer Verletzung, Durchblutungsstörung oder eines fortschreitenden Abbaus (Degeneration) der Hirnsubstanz. Die klinische Symptomatik hängt davon ab, welcher Teil des Hirns betroffen ist. Sind Hirnteile geschädigt, die für die Entstehung und Kontrolle aggressiven Verhaltens zuständig sind, dies sind vor allem Stirnhirn und limbische

Hirnrindenareale um den Mandelkern im mittleren Schläfenhirn (s. Kap. 7, Abb. 7.1), ist das Risiko einer unzureichenden Emotionskontrolle bei Provokation erhöht und die Schwelle zur Gewalt entsprechend gesenkt. Bei einem hohen Prozentsatz inhaftierter Gewalttäter konnten derartige Schädigungen der Hirnstruktur festgestellt werden[22, 23, 24].

Posttraumatische Belastungsstörungen

Viele Personen, die massiven und erschütternden Lebensereignissen ausgesetzt waren, entwickeln in der Folgezeit eine posttraumatische Belastungsstörung (PTBS). Diese tritt oft erst einige Wochen nach dem belastenden und traumatisierenden Lebensereignis auf und äußert sich vorwiegend dadurch, dass die Betroffenen in Situationen, in denen sie an das traumatisierende Ereignis erinnert werden, mit emotionalen Durchbrüchen reagieren. Solche Auslöser können das Signal eines Rettungswagens oder Feuerwehrautos, Fernsehsendungen oder Personen sein, die an das Ereignis erinnern oder auch nur die räumliche Nähe zum Ort, wo das traumatisierende Ereignis stattgefunden hat. Die Betroffenen werden dann überwältigt von Angst, hochgradiger Erregung und in seltenen Fällen auch von aggressiven Erregungszuständen bis hin zu Gewaltausbrüchen. Häufig sind auch sogenannte „Flashbacks", bei denen durch schwache Auslösereize das dramatische Ereignis im Sinne eines Alptraumes wiederauftaucht.

Umfangreiche Untersuchungen dieses Syndroms sind nach dem Vietnam-Krieg an Veteranen in den USA durchgeführt worden[25]. Veteranen, bei denen durch die Kriegsereignisse eine posttraumatische Belastungsstörung hervorgerufen wurde, empfanden eine stärkere Intensität von Ärger, hatten erhebliche Probleme in der Regulation von Wutempfindungen, wiesen eine erhöhte Kriminalität- und Gewalttätigkeitsrate auf und vor allem auch eine höhere Wahrscheinlichkeit zur Begehung schwerer Gewaltverbrechen. Als Risikofaktoren, die das Auftreten von Gewalttätigkeit und Waffendelikten im Rahmen einer posttraumatischen Belastungsstörung begünstigten, wurden die Zahl der Kampfeinsätze, das Ausmaß des subjektiv empfundenen Stresses während des Kampfes sowie die Intensität der posttraumatischen Belastungsstörung genannt.

Nicht alle Personen, die vergleichbar schlimme traumatisierende Erlebnisse hatten, erkrankten an einer posttraumatischen Belastungsstörung. Es traf vor allem solche, die auch schon während Kindheit- und Jugendzeit schwerwiegende Verhaltensstörungen aufwiesen oder selbst als Kinder misshandelt wurden[25]. Bei Kriegsveteranen mit einer posttraumatischen

Belastungsstörung wurde eine 15fach höhere Häufigkeit von Gewalthandlungen innerhalb eines Jahres festgestellt, als bei Veteranen ohne posttraumatische Belastungsstörung[26]. Die relative Häufigkeit zur Durchführung schwerer Gewalttaten bei traumatisierten Kriegsveteranen konnte auch teilweise dadurch erklärt werden, dass sie viel häufiger Handfeuerwaffen besaßen als andere Personen und eher zum Gebrauch von Schusswaffen neigten.

Borderline-Persönlichkeitsstörung

Menschen mit einer Persönlichkeitsstörung vom Borderline-Typ leiden an einer mangelhaften Kontrolle ihrer Emotionen, an einer Störung der zwischenmenschlichen Beziehungsfähigkeit (oft sind sie zu festen Bindungen an einen Partner nicht in der Lage) und einige von ihnen an vermehrter impulsiver Aggressivität. Sehr häufig hatten solche Personen schwere traumatisierende Erlebnisse in der frühen Kindheit, wie sexuellen Missbrauch, trunksüchtige und gewalttätige Eltern, Heimerziehung oder Abwesenheit der Eltern durch längere Erkrankung oder Inhaftierung. Die Häufigkeit klinisch ausgeprägter Borderline-Symptome liegt bei etwa 1,5 % der Bevölkerung[27]. Die Symptome dieser Persönlichkeitsstörungen unterscheiden sich zwischen Männern und Frauen; Frauen neigen häufiger zu Selbstverletzungen in Form oberflächlicher Hautauftzungen, was paradoxerweise bei ihnen einen entspannenden Effekt hinterlässt; Männer dagegen neigen häufiger zu Alkohol- und Drogenmissbrauch; oft in Verbindung damit zu handgreiflicher Gewaltausübung. Daher verwundert es nicht, dass Borderline-Männer vermehrt in Haftanstalten angetroffen werden, Frauen häufiger in psychiatrischen Kliniken, in die sie nach Selbstverletzungshandlungen eingewiesen werden. In einer Untersuchung an einer großen Zahl von inhaftierten Mördern war die Borderline-Persönlichkeitsstörung eine der häufigsten psychiatrischen Diagnosen[28].

Mit Hilfe der Funktionskernspintomografie konnte bei Borderline-Patienten festgestellt werden, dass nach Zeigen von emotionalen Bildern, eine für Aggressionshandlungen relevante Schaltstation des Gehirns, nämlich der Mandelkern, nicht ausreichend reguliert und überaktiv wurde, was als neurobiologische Grundlage für vermehrte impulsive Reaktionen bei diesen Personen gewertet wurde[29, 30].

Mit neueren psychotherapeutischen Behandlungstechniken lässt sich die als früher nur schwer behandelbar eingestufte Persönlichkeitsstörung heute deutlich erfolgreicher therapieren.

Dissoziale/antisoziale Persönlichkeitsstörungen

Von einer dissozialen oder antisozialen Persönlichkeitsstörung spricht man dann, wenn sozial störendes Verhalten tief in der Persönlichkeit verwurzelt ist, schon früh in der Jugendzeit beginnt und dauerhaft auftritt. Die Störung kommt bei ca. zwei Prozent der Bevölkerung vor[27]. Zu den dissozialen Persönlichkeitseigenschaften werden Verantwortungslosigkeit, geringe Frustrationstoleranz, hohe Aggressivität, Selbstbezogenheit, Impulsivität und fehlendes Mitgefühl gerechnet. Solche Personen zeigen ein herzloses Unbeteiligt-Sein gegenüber den Gefühlen anderer, verantwortungslose Haltung und Missachtung sozialer Normen, Regeln und Verpflichtungen, Unfähigkeit zur Aufrechterhaltung dauerhafter Beziehungen, Neigung zu aggressivem und gewalttätigem Verhalten bei fehlendem Schuldbewusstsein und Unfähigkeit, aus negativer Erfahrung, insbesondere Bestrafung zu lernen. Die Ursachen für die Entwicklung solcher antisozialer Charaktere liegen einerseits im frühkindlichen Umfeld, zum anderen in einer genetisch bedingten Persönlichkeitsanlage[31].

Psychopathie („psychopathy")

Für eine der dissozialen Persönlichkeitsstörung verwandte andere abnorme Charaktereigenschaft wurde von dem kanadischen Psychiater Hare der Begriff „psychopathy" geschaffen[32, 33]. Der deutsche Begriff „Psychopathie" wurde früher als Oberbegriff für alle Formen von Persönlichkeitsstörungen verwendet. Wegen seiner diskriminierenden Bedeutung wurde er aber aufgegeben und wird stattdessen heute nur noch als deutsches Äquivalent für den englischen Begriff „psychopathy" verwendet. Typisch für diese Psychopathen sind arrogant-betrügerische Umgangsformen, mangelnde Fähigkeit zur Selbstkritik, Mangel an Empathie, Gefühlskälte, bei überhöhten sozialen Ansprüchen. Solche Täter haben keine Intelligenzdefizite, benutzen andere Menschen mit emotionsloser und reueloser Gleichgültigkeit als Mittel zum Zweck. Sie setzen Ihre Interessen ohne jegliche Rücksichtnahme auf andere durch, auch mit Gewalt, fallen aber weniger durch impulsive Gewalttaten wegen hochgradiger Erregung auf, als durch zweckdienliche, zielgerichtete und auf Erbeutung ausgerichtete Aktionen. Dabei können sie durchaus ein oberflächlich, gewinnendes und trickreiches Verhalten an den Tag legen.

Viele geplante, proaktive Gewalttaten werden durch solche Psychopathen ausgeübt, deren Häufigkeit auf 1–2 % der männlichen Bevölkerung geschätzt wurde und die auch bei vier Prozent der Konzernmanager anzutreffen sein sollen[34]. Psychopathen stellen 20–30 % der gewalttätigen Verbrecher und begehen die Hälfte aller schweren Verbrechen[31]. Untersuchungen der Hirne solcher Menschen mittels Kernspintomografie zeigten strukturelle und funktionelle Defizite im vorderen und unteren Stirnhirn und in der Region des Mandelkerns, somit in den Hirnarealen, die für die Kontrolle von Emotionen, Empathie und für moralisches Verhalten zuständig sind[35–37].

Narzisstische und histrionische Persönlichkeitsstörungen

An einer narzisstischen Persönlichkeitsstörung leiden Menschen, deren Lebensinhalt ausschließlich darin besteht von anderen als überlegen, großartig und unerreichbar angesehen zu werden. Sie wollen ständig im Mittelpunkt der Bewunderung stehen und vertragen es nicht, wenn jemand ihre Größe, Überlegenheit oder Einmaligkeit anzweifelt. Vorkommen: 0,8 % der Bevölkerung[27]. Die meisten Täter können durchaus die Gefühle anderer wahrnehmen, haben also keinen Mangel an Empathie im engeren Sinne. Davon lassen sie sich aber in ihren Entscheidungen und Handlungen nicht beeinflussen. Die Bedürfnisse anderer sind ihnen egal. Ähnliches gilt auch für die histrionische (früher hysterisch genannte) Persönlichkeitsstörungen.

Narzissten und Histrioniker sind wegen ihres krankhaften Bedürfnisses nach Anerkennung rasch durch Kränkungen verletzbar und reagieren dann aggressiv bis zur Gewalttätigkeit. Sie weisen erhebliche Defizite in der Selbstwertregulation auf sowie fehlgeleitete Strategien, mit Enttäuschungen und Bedrohungen des Selbstbildes umzugehen. Bei manchen narzisstisch gestörten Menschen liegt eine Neigung zu hochexplosiver Gewalt bei tatsächlichen oder empfundenen Kränkungen vor. Man spricht dann von „malignem", das heißt bösartigem Narzissmus.

Paranoide Persönlichkeitsstörungen – Fanatiker

Häufigkeit: ca. 1,7 % der Bevölkerung[27]. Personen mit paranoiden Persönlichkeitsstörung haben eine feindselige Einstellung gegenüber den Mitmenschen, sind misstrauisch und neigen dazu, Erlebtes zu verdrehen und als gegen sie gerichtet zu interpretieren. Oft haben sie fanatische Züge verbunden mit streitsüchtigem Verhalten und bestehen in unnachgiebiger

Weise bis zum Letzten auf der eigenen Meinung. Viele haben ausgeprägte querulatorische Eigenschaften, beharren kompromisslos und kämpferisch auf tatsächlichem oder vermeintlichem eigenen Recht, ohne Rücksicht auf Verluste. Ähnlich wie Narzissten haben sie ein überhöhtes Selbstwertgefühl mit übertriebener Empfindlichkeit auf Zurückweisungen; hinzu kommt pathologische Eifersucht. Viele sind Anhänger von Verschwörungstheorien als Erklärungen für besondere Ereignisse und bestimmte soziale oder politische Konstellationen. Dazu gehören auch Sektierer, machtsüchtige Kampffanatiker und expansive Ideenfanatiker. Der deutsche Psychiater Kretschmer (1888 – 1964) sagte einmal über solche Menschen: *„In ruhigen Zeiten begutachten wir sie, in unruhigen beherrschen sie uns".*

Paranoide Persönlichkeitsstörungen sind nicht mit paranoiden Psychosen zu verwechseln. Bei Letzteren liegen voll ausgeprägte Wahnsymptome und Sinnestäuschungen vor, insbesondere akustische Halluzinationen, oft verbunden mit desorganisiertem Denken und Verhalten. Bei den paranoiden Persönlichkeitsstörungen findet man dieses Ausmaß an Realitätsstörungen nicht.

Pathologischer Jähzorn – Wutsyndrom – Choleriker

Dieses im amerikanischen Klassifikationssystem psychischer Störungen (DSM V) als *intermittent explosive disorder* beschriebene, im internationalen Klassifikationssystem (ICD 10) unter Störungen der Impulskontrolle als „intermittierend auftretende Reizbarkeit" aufgeführte Psychosyndrom, ist gekennzeichnet durch zeitweilig auftretende, schon durch geringgradige Anlässe ausgelöste explosionsartige Ausbrüche von Wut bis hin zur Raserei. Diese umgangssprachlich als Choleriker bezeichneten Menschen rasten aus, werden verbal ausfällig bis hin zur Handgreiflichkeit und Gewaltanwendung, sind aber in den Zeiten zwischen solchen explosiven Ausbrüchen völlig unauffällig. Wenn andere durch solche Ausraster geschädigt werden, neigt dieser Tätertyp danach zu Reue- und Schuldempfindungen. Die Störung beginnt im jungen Erwachsenenalter. Nach einer in den USA erfolgten Untersuchung leiden rund vier Prozent (12-Monats-Prävalenz) der Bevölkerung daran. Das sind mehr als schizophrene und bipolare Personen zusammengenommen[38]. Die betroffenen Personen leiden oft erheblich unter ihrer Störung und verstehen nach gewalttätigen Ausrastern das eigene Verhalten nicht mehr. Dennoch können solche Ausbrüche monatlich oder sogar wöchentlich mehrfach auftreten. In der Gerichtspsychiatrie werden diese Menschen in der Regel als Affekttäter eingestuft.

Mittels Funktionskernspintomografie ist nachgewiesen worden, dass bei Patienten mit pathologischem Jähzorn Fehlfunktion des Mandelkerns und Teilen des unteren Stirnhirns, das die Aktivität des Mandelkerns kontrolliert, vorliegt. Zeigt man diesen Patienten Bilder von Gesichtern, die Wut ausdrücken, dann ist die Aktivität des Mandelkerns, der auf Gefahr reagiert, erhöht und die Aktivität der unteren Stirnhirnrinde vermindert. Das Aggressionszentrum im Hirn solcher Choleriker kann deshalb selbst bei geringen frustrierenden Erlebnissen von den zuständigen Regionen der Hirnrinde nicht mehr ausreichend gehemmt werden[39].

Wie hoch ist das Gewaltrisiko durch Persönlichkeitsstörungen?

Addiert man die prozentualen Häufigkeiten der Persönlichkeitsstörungen, die mit einem erhöhten Gewaltrisiko einhergehen (Borderline, narzistisch/histrionische, dissoziale, paranoide, pathologischer Jähzorn, „Psychopathy"), dann kommt man auf gut zehn Prozent der Bevölkerung. Da aber nur ungefähr zwei Prozent der Erwachsenen zu Gewalttätern werden (Männer mehr als doppelt so häufig wie Frauen)[40] und nicht nur Täter mit einer der genannten Persönlichkeitsstörungen infrage kommen, sondern auch Täter mit anderen psychischen Störungen wie Psychosen oder Täter, die keine psychiatrische Erkrankung aufweisen und psychisch bislang unauffällig waren, wird statistisch gesehen nur ein geringer Teil von Menschen mit einer der genannten Persönlichkeitsstörung im Verlauf des Erwachsenenalters zum Gewalttäter. Deren Risiko soll dennoch zehnmal höher als das der Durchschnittsbevölkerung liegen; am höchsten ist es bei männlichen Borderline-Patienten[41], insbesondere, wenn erhöhter Alkohol- oder Drogenkonsum hinzukommt.

Auf neurobiologischer Ebene konnte bei persönlichkeitsgestörten Gewalttätern eine verminderte Aktivität des Enzyms MAO-A, das im Hirn für den Abbau antriebssteigernder Botenstoffe zuständig ist, und ein Mangel des Hormons Oxzytozin, das bei zwischenmenschlicher Zuneigung aktiviert wird, festgestellt werden, zudem waren Struktur- und Funktionsdefizite im Stirnhirn und limbischen System nachweisbar[30, 41].

Die genannten Typen von Persönlichkeitsstörungen treten selten in Reinform auf, häufiger sind Kombinationen zweier oder mehrerer Formen und das Zusammentreffen mit Alkohol- oder Drogensucht. Die Ausprägungsgrade können sehr unterschiedlich sein, und es gibt fließende Übergänge zum Bereich der Normalpsychologie.

Literatur

1. Maier W, Hauth I, Berger M, Saß H. Zwischenmenschliche Gewalt im Kontext affektiver und psychotischer Störungen. *Nervenarzt*. 2016;87(1):53–68. https://doi.org/10.1007/s00115-015-0040-6
2. Elbogen EB, Johnson SC. The Intricate Link Between Violence and Mental Disorder. *Arch Gen Psychiatry*. 2009;66(2):152. https://doi.org/10.1001/archgenpsychiatry.2008.537
3. Sariaslan A, Arseneault L, Larsson H, Lichtenstein P, Fazel S. Risk of Subjection to Violence and Perpetration of Violence in Persons With Psychiatric Disorders in Sweden. *JAMA Psychiatry*. 2020;77(4):359–367. https://doi.org/10.1001/jamapsychiatry.2019.4275
4. Stevens H, Laursen TM, Mortensen PB, Agerbo E, Dean K. Post-illness-onset risk of offending across the full spectrum of psychiatric disorders. *Psychol Med*. 2015;45(11):2447–2457. https://doi.org/10.1017/S0033291715000458
5. NCI-*The National Confidential Inquiry into Suicide and Homicide by People with Mental Illness. Annual Report 2017: England, Northern Ireland, Scotland and Wales.* https://www.hqip.org.uk/wp-content/uploads/2018/02/CApw8N.pdf%0D.
6. Fazel S, Grann M. Psychiatric morbidity among homicide offenders: a Swedish population study. *Am J Psychiatry*. 2004;161(11):2129–2131. https://doi.org/10.1176/appi.ajp.161.11.2129
7. Chang Z, Larsson H, Lichtenstein P, Fazel S. Psychiatric disorders and violent reoffending: a national cohort study of convicted prisoners in Sweden. *The Lancet Psychiatry*. 2015;2(10):891–900. https://doi.org/10.1016/S2215-0366(15)00234-5
8. Wehring HJ, Carpenter WT. Violence and Schizophrenia. *Schizophr Bull*. 2011;37(5):877–878. https://doi.org/10.1093/schbul/sbr094
9. Swanson JW, Swartz MS, Van Dorn RA, u. a. A National Study of Violent Behavior in Persons With Schizophrenia. *Arch Gen Psychiatry*. 2006;63(5):490–499. https://doi.org/10.1001/archpsyc.63.5.490
10. Fazel S, Wolf A, Palm C, Lichtenstein P. Violent crime, suicide, and premature mortality in patients with schizophrenia and related disorders: a 38-year total population study in Sweden. *The Lancet Psychiatry*. 2014;1(1):44–54. https://doi.org/10.1016/S2215-0366(14)70223-8
11. Hodgins S, Müller-Isberner R. Schizophrenie und Gewalt. *Nervenarzt*. 2014;85(3):273–278. https://doi.org/10.1007/s00115-013-3900-y

12. Nielssen O, Large M. Rates of Homicide During the First Episode of Psychosis and After Treatment: A Systematic Review and Meta-analysis. *Schizophr Bull.* 2010;36(4):702–712. https://doi.org/10.1093/schbul/sbn144
13. Mojtabai R. Psychotic-like experiences and interpersonal violence in the general population. *Soc Psychiatry Psychiatr Epidemiol.* 2006;41(3):183–190. https://doi.org/10.1007/s00127-005-0020-4
14. Wilmanns K. Über Morde im Prodromalstadium der Schizophrenie. *Z f d ges Neuro u Psych.* 1940;170:583–62.
15. Fazel S, Wolf A, Chang Z, Larsson H, Goodwin GM, Lichtenstein P. Depression and violence: a Swedish population study. *The Lancet Psychiatry.* 2015;2(3):224–232. https://doi.org/10.1016/S2215-0366(14)00128-X
16. Wolfersdorf M, Kiefer A. Depression, Aggression und Suizidalität. *Psychotherapeut.* 1999;44(2):94–100. https://doi.org/10.1007/s002780050152
17. Fazel S, Lichtenstein P, Grann M, Goodwin GM, Långström N. Bipolar Disorder and Violent Crime. *Arch Gen Psychiatry.* 2010;67(9):931. https://doi.org/10.1001/archgenpsychiatry.2010.97
18. Mannuzza S, Klein RG, Bessler A, Malloy P, LaPadula M. Adult outcome of hyperactive boys. Educational achievement, occupational rank, and psychiatric status. *Arch Gen Psychiatry.* 1993;50(7):565–576. http://www.ncbi.nlm.nih.gov/pubmed/8317950.
19. Mannuzza S, Klein RG, Bessler A, Malloy P, LaPadula M. Adult Psychiatric Status of Hyperactive Boys Grown Up. *Am J Psychiatry.* 1998;155(4):493–498. https://doi.org/10.1176/ajp.155.4.493
20. Witthöft J, Koglin U, Petermann F. Zur Komorbidität von aggressivem Verhalten und ADHS. *Kindheit und Entwicklung.* 2010;19(4):218–227. https://doi.org/10.1026/0942-5403/a000029
21. Sobanski E. Psychiatric comorbidity in adults with attention-deficit/hyperactivity disorder (ADHD). *Eur Arch Psychiatry Clin Neurosci.* 2006;256(S1):i26–i31. https://doi.org/10.1007/s00406-006-1004-4
22. Darby RR, Horn A, Cushman F, Fox MD. Lesion network localization of criminal behavior. *Proc Natl Acad Sci.* 2018;115(3):601–606. https://doi.org/10.1073/pnas.1706587115
23. Schiltz K, Witzel JG, Bausch-Hölterhoff J, Bogerts B. High prevalence of brain pathology in violent prisoners: a qualitative CT and MRI scan study. *Eur Arch Psychiatry Clin Neurosci.* 2013;263(7):607–616. https://doi.org/10.1007/s00406-013-0403-6
24. Schiltz K, Witzel J, Bausch-Hölterhoff J, Bogerts B. *Hirnpathologische Veränderungen bei Gewaltdelinquenz – sechs Kasuistiken und Literaturüberblick.* Neurobiolo. Stuttgart, Germany: In: Müller JL (eds.), Kohlhammer; 2010.
25. Hiley-Young B, Blake DD, Abueg FR, Rozynko V, Gusman FD. Warzone violence in Vietnam: An examination of premilitary, military, and postmilitary factors in PTSD in-patients. *J Trauma Stress.* 1995;8(1):125–141. https://doi.org/10.1002/jts.2490080109

26. Hahn JW, Aldarondo E, Silverman JG, McCormick MC, Koenen KC. Examining the Association between Posttraumatic Stress Disorder and Intimate Partner Violence Perpetration. *J Fam Violence*. 2015;30(6):743–752. https://doi.org/10.1007/s10896-015-9710-1
27. Fiedler P. Epidemiologie und Verlauf von Persönlichkeitsstörungen. *Zeitschrift für Psychiatr Psychol und Psychother*. 2018;66(2):85–94. https://doi.org/10.1024/1661-4747/a000344
28. Dixon L, Hamilton-Giachritsis C, Browne K. Classifying Partner Femicide. *J Interpers Violence*. 2008;23(1):74–93. https://doi.org/10.1177/0886260507307652
29. Herpertz SC, Dietrich TM, Wenning B, u. a. Evidence of abnormal amygdala functioning in borderline personality disorder: a functional MRI study. *Biol Psychiatry*. 2001;50(4):292–298. http://www.ncbi.nlm.nih.gov/pubmed/11522264.
30. Herpertz SC, Nagy K, Ueltzhöffer K, u. a. Brain Mechanisms Underlying Reactive Aggression in Borderline Personality Disorder-Sex Matters. *Biol Psychiatry*. 2017;82(4):257–266. https://doi.org/10.1016/j.biopsych.2017.02.1175
31. Müller JL. Neurobiologie und Bildgebung der antisozialen Persönlichkeitsstörung. In: Dulz B, Briken P, Kernberg OF RU (Hrsg. ., Hrsg. *Handbuch der antisozialen Persönlichkeitsstörung*. Schattauer Verlag, STUTTGART; 2017:84–95.
32. Cornell DG, Warren J, Hawk G, Stafford E, Oram G, Pine D. Psychopathy in instrumental and reactive violent offenders. *J Consult Clin Psychol*. 1996;64(4):783–790. http://www.ncbi.nlm.nih.gov/pubmed/8803369.
33. Hare RD, Clark D, Grann M, Thornton D. Psychopathy and the predictive validity of the PCL-R: an international perspective. *Behav Sci Law*. 2000;18(5):623–645. http://www.ncbi.nlm.nih.gov/pubmed/11113965.
34. Babiak P, Neumann CS, Hare RD. Corporate psychopathy: Talking the walk. *Behav Sci Law*. 28(2):174–193. https://doi.org/10.1002/bsl.925
35. de Oliveira-Souza R, Hare RD, Bramati IE, u. a. Psychopathy as a disorder of the moral brain: Fronto-temporo-limbic grey matter reductions demonstrated by voxel-based morphometry. *Neuroimage*. 2008;40(3):1202–1213. https://doi.org/10.1016/j.neuroimage.2007.12.054
36. Decety J, Chen C, Harenski CL, Kiehl KA. Socioemotional processing of morally-laden behavior and their consequences on others in forensic psychopaths. *Hum Brain Mapp*. 2015;36(6):2015–2026. https://doi.org/10.1002/hbm.22752
37. Walters GD, Kiehl KA. Limbic correlates of fearlessness and disinhibition in incarcerated youth: Exploring the brain–behavior relationship with the Hare Psychopathy Checklist: Youth Version. *Psychiatry Res*. 2015;230(2):205–210. https://doi.org/10.1016/j.psychres.2015.08.041
38. Kessler RC, Coccaro EF, Fava M, Jaeger S, Jin R, Walters E. The Prevalence and Correlates of DSM-IV Intermittent Explosive Disorder in the National Comorbidity Survey Replication. *Arch Gen Psychiatry*. 2006;63(6):669. https://doi.org/10.1001/archpsyc.63.6.669

39. Coccaro EF, Fitzgerald DA, Lee R, McCloskey M, Phan KL. Frontolimbic Morphometric Abnormalities in Intermittent Explosive Disorder and Aggression. *Biol Psychiatry Cogn Neurosci Neuroimaging.* 2016;1(1):32–38. https://doi.org/10.1016/j.bpsc.2015.09.006
40. Boers K. Delinquenz im Altersverlauf. *Monatsschrift für Kriminologie und Strafrechtsreform.* 2019;102(1):3–42. https://doi.org/10.1515/mks-2019-0004
41. Mancke F, Herpertz SC, Bertsch K. Correlates of Aggression in Personality Disorders: an Update. *Curr Psychiatry Rep.* 2018;20(8):53. https://doi.org/10.1007/s11920-018-0929-4

11

Alkohol, Drogen und Gewalt

Ohne Alkohol und Drogen wäre das Gewaltproblem zwar nicht aus der Welt geschaffen, es wäre aber wesentlich weniger präsent. Welche Zusammenhänge bestehen zwischen Missbrauch von Suchtmitteln und Gewalt?

Sucht als Ursache und Folge von Gewalt

Genetische Faktoren spielen wie frühe Kindheitserfahrungen beim Zustandekommen einer Sucht eine ebenso bedeutende Rolle wie bei der Anlage zu gewalttätigem Verhalten. Das Erleben früher Gewalt oder Vernachlässigung in der Kindheit hat bei den Betroffenen später oft süchtiges Verhalten zur Folge, welches wiederum zu Gewaltneigung disponiert. Ein Drittel bis die Hälfte aller Personen in Suchtbehandlung haben Gewalt oder Vernachlässigung in der Kindheit erlebt[1]. Sucht kann als Folge von Gewalt auftreten, indem Alkohol oder Drogen als eine Art Selbstmedikation zum Verdrängen des Erlebten konsumiert werden. In Deutschland soll es fünf bis sechs Millionen Kinder und Jugendliche geben, deren Eltern alkoholabhängig sind. In solchen Familien findet Gewalt gegenüber Kindern besonders häufig statt. Das wiederum erhöht das Risiko des Nachwuchses, später selbst süchtig und gewalttätig zu werden. Sucht kann somit sowohl Ursache als auch Folge von Gewalt sein[1].

Unter den psychischen Störungen, die zu Gewalthandlungen führen können, spielen Alkohol- und Drogensucht die wichtigste Rolle. In der oben erwähnten schwedischen Studie (s. Kap. 10, ‚Psychische Störungen und Gewaltneigung') wurde das größte Gewaltrisiko für Suchtkranke ermittelt: im Zeitraum eines Jahres wurden 25 von 1000 Drogensüchtigen und 13 von 1000 Alkoholikern gewalttätig. Dabei ist zu berücksichtigen, dass Alkohol oder Drogensucht bei der Mehrzahl der Betroffenen sich auf der Basis einer anderen psychiatrischen Erkrankung oder Persönlichkeitsstörung entwickelt und erst die Kombination von beidem mit einem erhöhten Gewaltrisiko einhergeht. Das Gewaltrisiko für psychische Krankheiten ohne zusätzlichen Alkoholkonsum ist deutlich geringer[2].

Häufigkeit von Gewalt unter Alkoholeinfluss

Alkohol wird zwar als wesentliche Bereicherung von Feiern und gesellschaftlichen Ereignissen angesehen, lockert bei vielen die Stimmung, entspannt und macht die Kommunikation unbeschwerter. Seine enthemmenden, destruktiven, antisozialen, aggressionsfördernden und gewaltbegünstigenden Eigenschaften sind aber die Kehrseite der Medaille[3].

Für Europa und Nordamerika wurden bis zu 50–60 % der Tötungshandlungen unter Alkoholeinfluss berichtet, für Russland über 70 %[3, 4]. In Deutschland wurde 2018 laut Polizeilicher Kriminalstatistik mehr als ein Viertel der Gewaltkriminalität in Form von Totschlag, Mord, Körperverletzung und Vergewaltigung unter Alkoholeinfluss verübt[5, 6]. Das gilt insbesondere für schwere und gefährliche Körperverletzung[7]. Ruhestörung, Vandalismus und Schlägereien sind ebenfalls regelmäßig durch Alkohol geprägt. Dabei gibt es weltweit eine Korrelation zwischen Alkoholverbrauch pro Kopf und Gewalthäufigkeit; je mehr getrunken wird, desto häufiger Verletzungen durch Gewalt[8, 9].

Europa ist laut WHO die Weltregion mit dem höchsten Pro-Kopf-Alkoholverbrauch. Hier wird mehr als doppelt so viel konsumiert als anderswo[10]. In Europa stehen vier von zehn Morden und außerdem jeder sechste Suizid im Zusammenhang mit Alkohol[11]. In Abhängigkeit von der Art der statistischen Erhebung und dem untersuchten Land schwanken die Angaben über die Rate von Gewalttaten unter Alkoholeinfluss innerhalb Europas jedoch erheblich. So werden für die nordeuropäischen Länder wie Schweden und Norwegen 80 bis 90 % aller Gewaltverbrechen als alkoholbedingt angegeben, in Frankreich und Deutschland etwa ein Viertel, in Spanien knapp die Hälfte[11]. Auch bei innerhäuslicher und sexueller Gewalt spielt Alkohol eine unrühmliche Rolle. Die Hälfte aller im Jahr 2014 erfassten Fälle von häuslicher Gewalt innerhalb Deutschlands geschahen unter Einfluss von Alkohol[12]. Auch Gewalt gegenüber Kindern ist oft alkoholgeprägt: 32 % aller tödlichen Kindesmisshandlungen innerhalb Deutschlands ereigneten sich unter Alkoholeinfluss[13].

Bei weitem nicht alle Menschen, die Alkohol konsumieren oder alkoholabhängig sind, neigen zu Gewalttaten. Eine genetische und/oder biografisch herleitbare Disposition zur Gewaltneigung liegt bei solchen Personen vor, die unter Einfluss von Alkohol aggressiv werden[7]. Bei diesen erhöht Alkohol die Aggressivität und baut Hemmmechanismen ab. Handlungsalternativen werden für betrunkene Gewalttäter nicht mehr ersichtlich[3,7]. Je mehr Alkohol eine Person konsumiert, desto höher ist das Risiko, dass sie Täter oder auch selbst Opfer von Gewalt wird. Insbesondere häusliche Gewalt und Beziehungsgewalt spielen sich auf dem Boden einer Suchtproblematik ab, wobei Opfer- und Täterstatus oft wechseln und gegenseitiges Anzeigeverhalten eher typisch ist[5].

Wirkung von Alkohol im Gehirn

Alkohol hat mehrere Angriffspunkte im Gehirn. Er beeinträchtigt sowohl die Aktivität des hemmenden neuronalen-Überträgerstoffes GABA (Gamma-Aminobuttersäure) wie auch des stimulierenden Neurotransmitters Glutamat und bringt somit das Gleichgewicht zwischen hemmenden und aktivierenden Nervenzellfunktionen in Unordnung. Dies gilt insbesondere für das limbische System, das für die neuronale Modulation emotionaler Reaktionen zuständig ist sowie für das Stirnhirn, das die Aktivitäten des limbischen Systems kontrolliert[7, 14, 15].

Alkohol aktiviert zudem wie alle suchterzeugenden Substanzen das Belohnungssystem des Gehirns mit Hilfe des Überträgerstoffes Dopamin. Das erklärt die häufig anzutreffende gehobene Stimmungslage unter moderatem Alkoholkonsum. Andererseits beeinträchtigt Alkohol bei vulnerablen Personen, bei denen der Botenstoff Serotonin vermindert ist, die hemmende Wirkung des Stirnhirns auf elementare emotionale Funktionen des limbischen Systems, was die Manifestation aggressiven Verhaltens begünstigt[7,14]. Mittels funktionskernspintomografischer Untersuchungen des Gehirns konnte gezeigt werden, dass Alkohol bei Provokation die Aktivität des Mandelkerns steigert, was die erhöhte Aggressivität erklärt. Durch die Stimulierung der Aktivität des Belohnungszentrums des Gehirns, des Nucleus accumbens, hebt Alkohol nicht nur die Stimmungslage, sondern steigert bei disponierten Individuen auch Antrieb und Angriffslust[16].

Ähnlich wie Alkohol wirken Schnüffelstoffe; wie dieser können sie bei Langzeitgebrauch erhebliche Schädigungen des Hirngewebes verursachen.

Wirkungen von Drogen

Drogen machen süchtig, weil sie direkt auf das Belohnungssystem des Gehirns einwirken, dadurch eine zufrieden-gehobene Stimmungslage erzeugen und das Gehirn veranlassen, die dazu führende Handlung, d. h. den Drogenkonsum, zu wiederholen. Süchtige können dem Drang einer wiederholten Drogeneinnahme auch bei Wissen um die schädlichen Langzeitfolgen nicht widerstehen. Drogen haben zudem ähnlich wie Alkohol enthemmende und aggressionsfördernde Eigenschaften. Diese sind je nach Art der Droge jedoch unterschiedlich und hängen davon ab, ob der Konsument unter aktuellem Drogeneinfluss steht, in einer Entzugsphase ist oder ob durch einen langzeitigen Suchtmittelkonsum schon Persönlichkeitsveränderungen oder sogar Schädigungen des Gehirns eingetreten sind.

Cannabis wurde bislang eine überwiegend beruhigende und gleichgültig machende Wirkung zugeschrieben. Neuere Übersichtsarbeiten, die alle Veröffentlichungen zur Thematik Gewalt und Cannabis auswerteten, kamen aber zu dem Ergebnis, dass auch Cannabiskonsum mit einem erhöhten Risiko gewalttätigen Verhalten einhergeht[17]. Bei vielen Konsumenten liegt im Cannabisentzug innerhalb der ersten beiden Wochen eine erhöhte Aggressivität vor[18]. Zudem laufen User von Cannabis Gefahr, dass sich bei ihnen eine schizophrene Psychose entwickeln kann, die ihrerseits das Risiko aggressiven Verhaltens erhöht.

Halluzinogene (LSD, Psilocybin) wirken stimulierend auf die Serotoninrezeptoren im Gehirn, was die positive Wirkung dieser Substanzen auf die Stimmung erklärt. Es wurde sogar über eine aggressions- und angstmindernde Wirkung von Halluzinogenen berichtet[18, 19]. Wie der Name sagt, rufen sie jedoch Realitätsstörungen überwiegend in Form optischer Wahrnehmungsverzerrungen bis hin zu Halluzinationen hervor.

Opiate (z. B. Heroin) haben direkt nach der Einnahme eine beruhigende und euphorisierende Wirkung. Es entwickelt sich jedoch sehr rasch eine Abhängigkeit, oft verbunden mit unerträglichen psychischen und körperlichen Entzugssymptomen und daraus resultierender Beschaffungskriminalität einschließlich Raubüberfällen. Die erhöhte Gewaltrate Heroinabhängiger wird zum Teil hiermit erklärt, zum Teil auch dadurch, dass bei vielen auch schon vor Beginn der Drogenkarriere eine antisoziale Persönlichkeitsstörung vorliegt[18]. Opiatsucht geht zudem mit einem hohen Suizidrisiko einher.

Das Gewaltrisiko durch Drogen ist bei psychisch stimulierenden Substanzen wie Kokain besonders hoch. *Crystal-Meth (=Methamphetamin), Kokain und Crack,* das aus Kokain, Salz und Natron hergestellt wird und besonders schnell eine hohe Abhängigkeit zur Folge hat, zählen zur Stoffgruppe der Psychostimulanzien. In niedrigen Dosen und in der Anfangsphase des Konsums verhelfen sie zu einer euphorischen Stimmungslage mit Selbstüberschätzung und gesteigertem Antrieb. In der fortgeschrittenen Phase entwickelt sich eine Abhängigkeit, die immer höhere Dosen zum Erreichen dieser Wirkung erforderlich macht. Häufige Folgen sind dann Psychosen mit Verfolgungs- und Bedrohungswahn und aggressive Erregungszustände mit selbst- sowie fremdgefährdenden Durchbrüchen bis hin zum schweren Gewaltdelikten. Bei Crystal-Meth-Intoxikation kann es zu plötzlichen Gewaltdurchbrüchen mit nachträglicher Gedächtnislücke kommen, verbunden mit Depression, Angstreaktionen und Halluzinationen[20].

Der enge Zusammenhang zwischen Alkohol- oder Drogensucht und Gewalthandlungen wurde in einer sehr umfangreichen Zusammenfassung von 35 Metaanalysen zu dieser Thematik bestätigt[4]. Hochrisikogruppen unter den Süchtigen sind junge Männer und Personen, die zusätzlich an psychotischen Störungen leiden.

Drogenterror

Gewalt wird häufig von Dealern praktiziert, nicht nur um Schulden einzutreiben, sondern auch als Warnung, sich von der Drogenszene abzuwenden und Drogenhandel Behörden anzuzeigen.

Drogenkriege mit rücksichtslosem Terror treten regelhaft zwischen Gangs und Drogenkartellen auf im Rahmen territorialer Kämpfe, die sich die Kartelle und ihre paramilitärischen Einheiten untereinander oder mit der Polizei und dem Militär liefern. Besonders dramatisch ist diese Situation in einigen mittel- und südamerikanischen Ländern, somit in den Ländern mit der höchsten Gewaltrate weltweit. In Mexiko beispielsweise trugen ein Drittel bis zur Hälfte aller Morde die Handschrift der Drogenkartelle und damit einhergehender organisierter Kriminalität[21]. Die bislang blutigsten Jahre dort waren 2018 mit 29.000 Toten und 2019 mit 36.000 Toten. Das sind gemessen an der Bevölkerungszahl über 30mal mehr Tote nur durch Drogenterror als die Gesamtzahl aller Tötungsdelikte in Deutschland im Jahr 2018. Hinzu kommen in Mexiko über 73.000 Vermisste[22]. Bis zu 50.000 Kinder waren dort im Jahr 2020 infolge des

Drogenkrieges verwaist[22]. Ähnliche Verhältnisse liegen in einigen anderen mittel- und südamerikanischen Staaten vor.

Alkohol- und Drogensucht ist durchaus behandelbar. Nach einer Entzugsbehandlung (Entgiftung), die stationär durchgeführt wird und ein bis zwei Wochen dauert, sollte anschließend zum Erreichen einer dauerhaften Abstinenz eine Entwöhnungstherapie erfolgen, die sich je nach Einrichtung über mehrere Wochen bis Monate erstreckt. Diese ist bei mehr als der Hälfte der Patienten erfolgreich. Kompetente erste Ansprechpartner für Probleme im Zusammenhang von Sucht und Gewalt sind Fachkräfte im Gesundheits- und Sozialwesen mit den Schwerpunkten Suchthilfe und Gewaltberatung[5].

Literatur

1. Schäfer I, Barnow S, Pawils S. Substanzbezogene Störungen als Ursache und als Folge früher Gewalt. *Bundesgesundheitsblatt – Gesundheitsforsch – Gesundheitsschutz.* 2016;59(1):35–43. https://doi.org/10.1007/s00103-015-2264-9
2. Sariaslan A, Arseneault L, Larsson H, Lichtenstein P, Fazel S. Risk of Subjection to Violence and Perpetration of Violence in Persons With Psychiatric Disorders in Sweden. *JAMA Psychiatry.* 2020;77(4):359–367. https://doi.org/10.1001/jamapsychiatry.2019.4275
3. Parrott DJ, Eckhardt CI. Effects of alcohol on human aggression. *Curr Opin Psychol.* 2018;19:1–5. https://doi.org/10.1016/j.copsyc.2017.03.023
4. Duke AA, Smith KMZ, Oberleitner LMS, Westphal A, McKee SA. Alcohol, drugs, and violence: A meta-meta-analysis. *Psychol Violence.* 2018;8(2):238–249. https://doi.org/10.1037/vio0000106
5. (DHS) DH für S e. V. Sucht und Gewalt. https://www.dhs.de/fileadmin/user_upload/pdf/Broschueren/Sucht_und_Gewalt.pdf. Published 2020. Zugegriffen Oktober 1, 2020.
6. Bundeskriminalamt. *Polizeiliche Kriminalstatistik 2018.* Wiesbaden; 2019. https://www.bka.de/DE/AktuelleInformationen/StatistikenLagebilder/PolizeilicheKriminalstatistik/PKS2018/pks2018_node.html.
7. Beck A, Heinz A. Alcohol-Related Aggression. *Dtsch Aerzteblatt Online.* 2013;110(42):711–715. https://doi.org/10.3238/arztebl.2013.0711
8. Bye EK, Rossow I. The impact of drinking pattern on alcohol-related violence among adolescents: An international comparative analysis. *Drug Alcohol Rev.* 2009;29(2):131–137. https://doi.org/10.1111/j.1465-3362.2009.00117.x

9. Cherpitel CJ, Witbrodt J, Ye Y, Korcha R. A multi-level analysis of emergency department data on drinking patterns, alcohol policy and cause of injury in 28 countries. *Drug Alcohol Depend.* 2018;192:172–178. https://doi.org/10.1016/j.drugalcdep.2018.07.033
10. Graham, Lesley; Parkes, Tessa; McAuley, Andrew; Doi L. Alcohol problems in the criminal justice system: an opportunity for intervention. World Health Organization. https://www.euro.who.int/__data/assets/pdf_file/0006/181068/e96751-ver-2.pdf. Published 2012. Zugegriffen Januar 13, 2021.
11. Anderson, Peter; Baumberg B. *Alcohol in Europe, A public health perspective; A report for the European Commission.* London; 2006. https://ec.europa.eu/health/archive/ph_determinants/life_style/alcohol/documents/alcohol_europe_en.pdf.
12. Bundesministerium für Familie, Senioren F und J. *Gewalt gegen Frauen in Paarbeziehungen; Eine sekundäranalytische Auswertung zur Differenzierung von Schweregraden, Mustern, Risikofaktoren und Unterstützung nach erlebter Gewalt; Kurzfassung.* Bd 5. Berlin; 2014. https://www.bmfsfj.de/blob/93970/957833aefeaf612d9806caf1d147416b/gewalt-paarbeziehungen-data.pdf.
13. World Health Organization RO for E. Alcohol and interpersonal violence: policy briefing. https://apps.who.int/iris/handle/10665/107351. Published 2005. Zugegriffen Januar 18, 2021.
14. Miczek KA, DeBold JF, Hwa LS, Newman EL, de Almeida RMM. Alcohol and violence: neuropeptidergic modulation of monoamine systems. *Ann N Y Acad Sci.* 2015;1349:96–118. https://doi.org/10.1111/nyas.12862
15. Heinz AJ, Beck A, Meyer-Lindenberg A, Sterzer P, Heinz A. Cognitive and neurobiological mechanisms of alcohol-related aggression. *Nat Rev Neurosci.* 2011;12(7):400–413. https://doi.org/10.1038/nrn3042
16. Gan G, Sterzer P, Marxen M, Zimmermann US, Smolka MN. Neural and Behavioral Correlates of Alcohol-Induced Aggression Under Provocation. *Neuropsychopharmacology.* 2015;40(13):2886–2896. https://doi.org/10.1038/npp.2015.141
17. Dellazizzo L, Potvin S, Athanassiou M, Dumais A. Violence and Cannabis Use: A Focused Review of a Forgotten Aspect in the Era of Liberalizing Cannabis. *Front Psychiatry.* 2020;11. https://doi.org/10.3389/fpsyt.2020.567887
18. Tomlinson MF, Brown M, Hoaken PNS. Recreational drug use and human aggressive behavior: A comprehensive review since 2003. *Aggress Violent Behav.* 2016;27(April 2019):9–29. https://doi.org/10.1016/j.avb.2016.02.004
19. Walsh Z, Hendricks PS, Smith S, u. a. Hallucinogen use and intimate partner violence: Prospective evidence consistent with protective effects among men with histories of problematic substance use. *J Psychopharmacol.* 2016;30(7):601–607. https://doi.org/10.1177/0269881116642538
20. Payer DE, Lieberman MD, London ED. Neural Correlates of Affect Processing and Aggression in Methamphetamine Dependence. *Arch Gen Psychiatry.* 2011;68(3):271. https://doi.org/10.1001/archgenpsychiatry.2010.154

21. Heinle K, Molzahn C, Shirk D. Drug violence in Mexico. https://justiceinmexico.org/wp-content/uploads/2015/04/2015-Drug-Violence-in-Mexico-final.pdf. Published 2015. Zugegriffen Mai 12, 2017.
22. Wikipedia.de. Drogenkrieg in Mexiko. https://de.wikipedia.org/wiki/Drogenkrieg_in_Mexiko. Published 2020.

12

Psychologie der Gewalt

Im Vergleich zu den hirnbiologischen Erklärungsansätzen für das Zustandekommen von Gewalt, die erst mit der rasanten Entwicklung der Neurowissenschaften, insbesondere der hirnbildgebenden Verfahren in den letzten Jahrzehnten möglich wurde, haben psychologische Gewalttheorien eine alte Tradition. Sie stellen eine andere wichtige Ebene zum Verständnis des Phänomens dar.

Historische Erklärungsversuche

Bereits aus der Antike sind Überlegungen zu den Ursachen von zwischenmenschlicher Gewalt von dem griechischen Geschichtsschreiber Thukydides (460–395 v. Chr.) überliefert. Dieser war auch Militärstratege im Peloponnesischen Krieg (431- 404 v. Chr.), in dem Athen, Sparta und Theben um die Vorherrschaft kämpften und der schließlich zum Untergang des klassischen Griechenland führte. Thukydides analysierte als exzellenter Kenner der damaligen Situation Abläufe und Hintergründe dieses Krieges und kam zum Schluss, dass der Mensch von Natur aus nach Macht und Ruhm strebe und zur Erreichung dieses Zieles kein Verbrechen scheue[1] (Abb. 12.1).

Die gleiche Auffassung vertrat gut eintausend Jahre später der englische Staatsrechtler, Mathematiker und Philosoph Thomas Hobbes (1588–1679, Abb. 12.2) in seinem 1651 erschienenen Werk „Leviathan"[2]. Für die Neigung des Menschen zur Gewalt machte er drei Ursachen ausfindig: Konkurrenz,

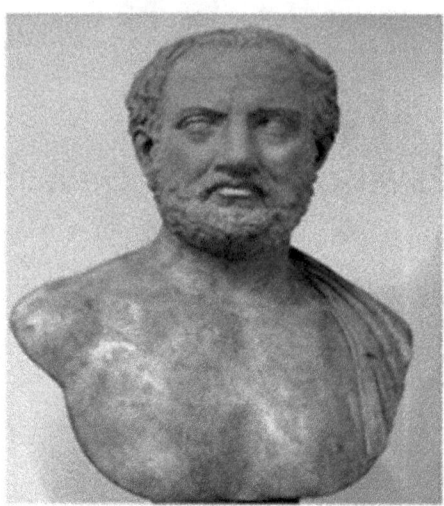

Abb. 12.1 Thukydides (460–396 v. Chr.)

Unsicherheit, Ruhmsucht. Hobbes stand unter dem Eindruck der Grausamkeiten der damals stattfindenden englischen Bürgerkriege (1639 bis 1651) und glaubte, dass ein Zustand von Anarchie und der damit einhergehenden Gewalt nur durch eine starke staatliche Autorität, die das Gewaltmonopol innehat, eingedämmt werden könne. Indem diese Autorität („Leviathan") Gewalthandlungen streng bestrafe, werde hiervon abgeschreckt. Hobbes wird der oft zitierte Satz zugeschrieben *„homo homini lupus"* (der Mensch ist dem Menschen Wolf)[2].

Im Gegensatz zu Thukydides und Hobbes glaubte der Genfer Philosoph und Pädagoge Rousseau (1712–1778), dass der Mensch in seiner ursprünglichen Form von Natur aus gut und friedfertig sei. Auf Rousseau geht die Vorstellung des „edlen Wilden" zurück. Erst spätere zivilisatorische Prozesse und das damit einhergehende zunehmende Konkurrenzdenken hätten Missgunst, Hass, und Aggression entstehen lassen und damit die Voraussetzungen zu gewalttätigen Auseinandersetzungen geschaffen. Kultur und Zivilisation hätten den Menschen von seinem ursprünglichen gutherzigen Wesen entfremdet[3] (Abb. 12.3).

Rousseau widersprach damit auch der kirchlichen Lehre, wonach der Mensch durch die Erbsünde zum Bösen veranlagt sei, das in Gestalt des Teufels aktiv werde.

Der italienische Gerichtsmediziner und Psychiater Lombroso (1853–1909) glaubte aufgrund seiner Untersuchungen von Straftätern, dass deren Neigung zu kriminellem Verhalten nicht nur an der psychischen, sondern auch an der körperlichen Konstitution zu erkennen sei. Er begründete die

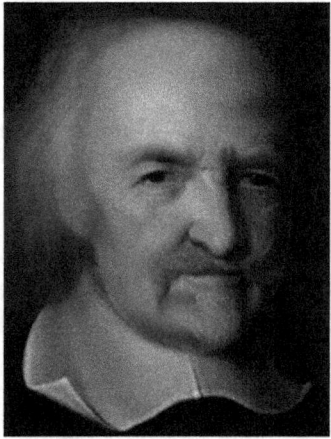

Abb. 12.2 Thomas Hobbes (1588–1679)

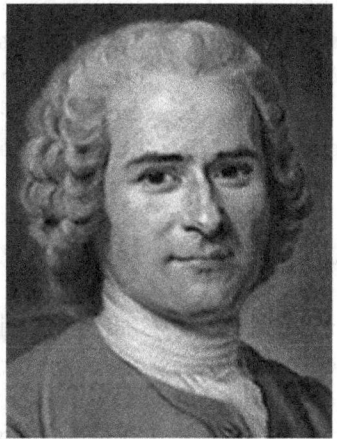

Abb. 12.3 Jean-Jaques Rousseau (1712–1778*)*

Lehre vom „geborenen Verbrecher", dessen Anlage zu kriminellem Verhalten von vornherein in seiner Persönlichkeit verankert, da ererbt, sei. Dieser Menschentypus sei an einer bestimmten. Schädelform wie niedrige Stirn und zusammengewachsenen Augenbrauen zu erkennen. Derartige körperliche Merkmale seien Zeichen einer niedrigeren und gewalttätigeren Entwicklungsstufe des Menschen und einer tief verwurzelten Anlage zum Verbrecher. Die Thesen von Lombroso konnten durch spätere wissenschaftliche Untersuchungen zwar teilweise insofern bestätigt werden, dass Vererbung (somit eine von vornherein bestehende Persönlichkeitsanlage) einen

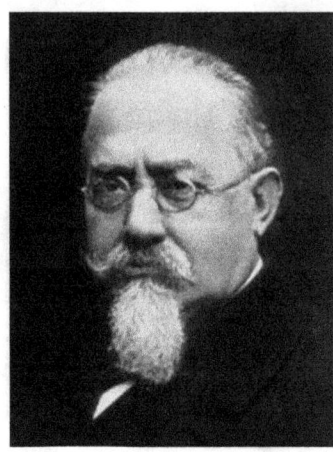

Abb. 12.4 Cesare Lombroso (1835–1909)

nicht unerheblichen Anteil des Ursachengefüges von gewalttätigem Verhalten erklären kann (s. Kap. 5, ‚Erblichkeit aggressiven Verhaltens'); seine Auffassung, dass die körperliche Konstitution, insbesondere die Kopfform hierfür relevant sei, klingt heute aber skurril; sie hielt jedenfalls kritischen wissenschaftlichen Untersuchungen nicht stand (Abb. 12.4).

Triebtheorien von Freud und Lorenz

Kommt der Gewalt ein triebhafter Charakter zu oder ist sie eine verständliche Reaktion eines von seiner Natur eher zur Friedfertigkeit angelegten Menschen, der sich gegen äußere Bedrohung wehren muss?

Die Triebtheorie wurde von dem Psychoanalytiker Sigmund Freud (1865–1939) in seinen Schriften „Jenseits des Lustprinzips" (1920)[4], „Das Unbehagen in der Kultur" (1930)[5] und „Warum Krieg" (1933)[6] vertreten. Freud, der von Nazi-Deutschland nach London emigrierte – mehrere seiner nahen Angehörigen fielen dem Holocaust zum Opfer – hat sich erst in seinen späten Schriften mit dem Thema Aggression und Gewalt beschäftigt. Zuvor stand im Zentrum seines Lebenswerkes die Entwicklung der Psychoanalyse, wobei Sexualität, insbesondere verdrängte kindliche Sexualstadien als Ursache späterer psychischer Konflikte eine zentrale Rolle spielen. Erst in dem Spätwerk vermutete Freud einen Todestrieb ("Thanatos")", den er als Antagonist zum Lebenstrieb („Eros") ansah. Von der Beherrschung des von ihm postulierten Aggressions- und Vernichtungstriebes hänge das Schicksal der Menschheit ab.

Ein zweiter Vertreter der Triebtheorie der Aggression ist Konrad Lorenz (1903–1989). Lorenz vertrat die Auffassung, dass Aggressivität ein spontan entstehender Trieb sei, der sich immer mehr aufstaue und deshalb in einer möglichst schadlosen Form abzureagieren sei, vergleichbar mit einem Dampfkessel, der überhitzt und explodiert, wenn der Druck nicht abgelassen wird. In seinem Buch „Das sogenannte Böse – Zur Naturgeschichte der Aggression"[7] sprach Lorenz dem aggressiven Verhalten gegen eigene Artgenossen einen erheblichen phylogenetischen Selektionswert zu. Lorenz war Tierverhaltensforscher und sah wesentliche Prinzipien tierisch-aggressiven Verhaltes als auch auf den Menschen übertragbar an. Eine plausible Begründung für den stammesgeschichtlichen Überlebensvorteil von Gewalt gegen die eigene Spezies war, dass nach Erkämpfung einer Rangordnung der erfolgreich aggressivere (männliche) Artgenosse sich das Recht der Fortpflanzung sicherte und damit sowohl seine körperlich-überlegenere als auch aggressivere Wesensart mit seinen Genen an die Nachkommen weitergab. Das Gleiche galt für kollektive Gruppengewalt gegenüber Artgleichen. Die überlegenere und aggressivere Gruppe und deren nachfolgende Generationen mit gleicher Wesensart hatten letztlich eine höhere reproduktive Fitness und setzen sich in der Phylogenese durch.

Die Triebmodelle von Freud und Lorenz wurden kritisiert, da sich ein Verlangen nach Gewalt nicht im Verlauf der Zeit wie Hunger und Durst aufstaut, sondern neben einer genetischen Disposition von vielen lebensgeschichtlichen und situativen Gegebenheiten abhängt, die aggressives Verhalten hemmen oder fördern.

Frustrationstheorie und Lerntheorie

Die Aggressions-Frustrations-Theorie, die von den amerikanischen Psychologen und Verhaltenstheoretikern Miller und Dollard[8] entwickelt wurde, besagt, dass Aggression nur als Folge einer Frustration entstehen könne. Werde eine Person auf dem Weg zur Erreichung eines angestrebten Zieles durch eine andere gehindert (frustriert), dann reagiere sie mit Aggression, um den Störer aus dem Weg zu räumen. Eine der Folgen dieser einflussreichen Theorie war, dass viele Pädagogen die Ansicht vertraten, dass ein Kind möglichst frustrationsfrei erzogen werden solle, um aus ihm einen friedfertigen Erwachsenen werden zu lassen, was zu Erziehungsstilen ohne Grenzsetzungen führte. Nicht selten wurden aus solchen Kindern später dann besonders unerträgliche und zudem aggressive Zeitgenossen („no-frustration-kids").

Ein weiterer verhaltenstheoretischer Erklärungsversuch zur Aggressionsentstehung wurde von dem amerikanischen Psychologen Bandura vorgestellt[9]. Demnach übernehmen für das Kind oder Jugendlichen aggressive Vorbilder in der Familie oder im Freundeskreis Modellfunktion. Wenn der Sohn z. B. sieht, dass der aggressive Vater sich gegenüber Familienmitgliedern oder anderen erfolgreich durchsetzt, probiert er das selbst aus, wobei dieses Verhalten, wenn es wie beim Vater erfolgreich ist, sich selbst verstärkt und aufrechterhalten wird. Ähnliche Vorbildfunktionen können gewalttätige „Helden" in den Medien einnehmen.

Gewalt – ein Produkt der Zivilisation?

Der deutsch-amerikanische Psychoanalytiker Erich Fromm (1900–1980) wandte sich gegen die Auffassung von Freud und Lorenz, dass es einen Aggressionstrieb gebe, der sich spontan aufbaue und seine Opfer suche. Fromm, der als junger Mann aus Nazi-Deutschland in die USA emigrierte, formulierte in seinem Buch „Anatomie der menschlichen Destruktivität"[10], dass Gewalt nicht das Resultat angeborenen triebhaften Verhaltens sei. Ähnlich wie zuvor schon Rousseau war Fromm der Meinung, Kriege kämen nur in höher entwickelten Gesellschaften als Folge realistischer Interessenkonflikte vor. Im Unterschied zu anderen Lebewesen könne nur der Mensch zum Vernichter der eigenen Art werden. Eine von vornherein im Menschen bestehende Gewaltneigung, die zwangsläufig zu kriegerischen Auseinandersetzungen führen müsse, existiere nicht.

Fromms These von der Sonderstellung des Menschen hinsichtlich kollektiver Gewalt gegen die eigene Art konnte von der Primatenforscherin Jane Goodall[11] widerlegt werden. Diese beschrieb eindrucksvoll, wie Schimpansen „Krieg" gegen Nachbargruppen mit tödlichen Auseinandersetzungen führen. Ähnliche Beobachtungen wurden bei anderen Affenarten und auch bei in Rudeln lebenden Raubtieren wie Wölfen, Hyänen und Löwen und selbst bei Rattenstämmen gemacht[7].

Gewalt nur als Reaktion auf Unrecht oder Zurücksetzung?

In Anlehnung an die Frustrationstheorie wurde in jüngster Zeit erneut die Meinung vertreten, dass sowohl alltägliche wie auch globale Gewalt nur dann entstehe, wenn eine bestimmte psychische Schmerzgrenze überschritten werde durch Provokation, Beleidigung, Benachteiligung, soziale Ausgrenzung oder andere Angriffe auf die eigene Person[12]. Danach könne Gewalt und Aggression nur als Reaktion auf das eigene persönliche Wertegefühl und persönliche Integrität erklärt werden. Aggression als Reaktion müsse aber nicht direkt als eine Art Abwehrmaßnahme bei Überschreitung einer psychischen Schmerzgrenze zu Tage treten, sondern könne auch zunächst unterdrückt werden und verspätet reagieren. Die spätere Abreaktion müsse aber nicht unbedingt den früheren Verursacher treffen, sondern könne sich auch gegen unbeteiligte Dritte richten. Gewalt könnte danach auch als Spätreaktion ein anderes Ziel treffen als den ursprünglichen Verursacher, ein Phänomen, das in der Psychoanalyse als „Verschiebung" bezeichnet wird.

Reaktion auf Provokation oder Abwehr von Unterdrückung und Ausgrenzung ist zwar auslösender Bestandteil vieler Gewalthandlungen, erklärt wird dadurch aber nicht, warum der primäre Aggressor überhaupt provoziert. Die Theorie kann auch nicht die immensen Dimensionen von globaler Gewalt und Kriegen erklären, die entstehen ohne dass die Angreifer von den Opfern provoziert worden wären oder dass bei den Aggressoren eine Schmerzgrenze überschritten worden wäre. Motive für Gruppengewalt bis hin zu Kriegen sind eher Dominanzstreben, Aneignen fremder Ressourcen, Machtgelüste, völkisches Überheblichkeitsdenken oder einfach die Lust an der Unterwerfung anderer bis hin zu Gewaltorgien (s. Kap. 13, ‚Gewalt als Selbstzweck und Lustgewinn').

Banalität des Bösen

Die These von der Banalität des Bösen hat nach dem zweiten Weltkrieg und der Nazi-Zeit weite Teile der Psychologie und der öffentlichen Meinung beschäftigt. Sie wurde von Hannah Arendt entwickelt anlässlich des 1961 in Jerusalem stattfindenden Prozesses gegen Adolf Eichmann, den Organisator des Holocaust[13, 14]. Eichmann präsentierte sich während des Prozesses als ganz normaler Staatsdiener, der nur die übertragenen Aufgaben erfüllte und so – ohne persönliche Feindschaft zu den Opfern zu empfinden – den Vernichtungsprozess von sechs Millionen Menschen organisierte.

Eichmann hatte viele Helfer und Helfershelfer und man fragte sich, wie es möglich war, dass im zivilen Leben unauffällige, ganz normale Männer in den von der Wehrmacht eroberten Gebieten, insbesondere hinter der Ostfront oder auch in Konzentrationslagern, im Rahmen des Holocaust zu Gewaltverbrechen in bislang unbekannten Dimensionen in der Lage waren. Die häufigsten Erklärungen hierfür lauteten: solche Massenmorde durch zuhause unauffällige Männer waren nur möglich durch Gehorsamkeitsbereitschaft und damit einhergehend Ausführung von Befehlen verbunden mit Machtgefühlen und Überlegenheitsdenken, Abschieben der Verantwortung auf Vorgesetzte sowie gruppenkonformes Verhalten.

Diese Erklärungen wurden von zwei viel zitierten psychologischen Experimenten gestützt: dem Milgram-Experiment[15, 16] und dem Stanford-Prison-Experiment[17].

Im ersterem sollten psychologisch normale Versuchspersonen – in einem diesen als wissenschaftlich unbedingt notwendig dargestellten Versuch – durch Stromstöße anderen Personen Schmerzen zufügen. Den Versuchspersonen wurde gesagt, dass die Stromschläge in zunehmender Stärke erfolgten. Die Stromstöße waren allerdings fingiert und die Personen, die die Schläge erhielten, waren Schauspieler, die die Schmerzen bei zunehmender Stromstärke durch immer intensiver werdende Schreie simulierten. Die 40 Versuchsprobanden glaubten jedoch, Stromschläge und Schmerzen seien echt. 26 von ihnen folgten den Anweisungen des Versuchsleiters und gingen trotz intensiver Schreie des Schauspielers und dessen Bitten, den Versuch abzubrechen, bis zur maximalen angegebenen Stromspannung von 450 V, nur 14 der Versuchspersonen brachen vorher ab.

Die Schlussfolgerung war, dass zwei Drittel der Versuchspersonen das eigene Gewissen aufgrund der Anweisungen des Vorgesetzten (hier Versuchsleiter) ausschalten konnten und so die Instruktionen besonders brutal bis zur letzten Schmerzstufe ausführten. Es entstand ein Zustand der Moralfreiheit, in dem die eigene Verantwortlichkeit für das Handeln an Autoritätspersonen abgegeben und nur noch Befehlen gehorcht wurde.

Das Stanford-Prison-Experiment war eine Gefängnis-Simulationsstudie, in der freiwillig teilnehmende und zufällig ausgewählte Studenten in zwei Gruppen eingeteilt wurden. Die eine sollte die Rolle als Gefangene in einem Gefängnis einnehmen, die andere die Rolle als Gefängniswärter[17]. Beide Gruppen wurden in ein simuliertes Gefängnis verbracht, wo sie ihre Rollen wahrzunehmen hatten. Als Gefängniszellen wurden ehemalige Laborräume im Keller der Stanford-Universität genutzt, deren Türen durch extra angefertigte Gittertüren ersetzt wurden. Die „Gefängniswärter" verhielten sich nach kurzer Zeit derart gewalttätig und brutal gegenüber der Gruppe der ebenfalls zufällig ausgewählten „Gefangenen", dass das Ganze nach sechs Tagen abgebrochen werden musste.

Das Experiment zeigte, dass erteilte Macht- und Kontrollbefugnisse die Schwelle zur Abwertung, Unterdrückung und Misshandlung Anderer drastisch senken können. Die zugewiesene Rolle der „Gefängniswärter" und Konformitätsverhalten innerhalb der Wärter-Gruppe erleichterte die Drangsalierung der Untergebenen, bis hin zu sadistischen Verhaltensweisen. Das Versuchsergebnis legt nahe anzunehmen, dass es bei jedem Normalbürger eine Neigung gibt, andere aus einem Gefühl von Macht und Überheblichkeit heraus zu drangsalieren und dass diese Neigung, wenn sich innerhalb eines geeigneten Systems die Möglichkeit hierfür ergibt und ungeahndet bleibt, von vielen auch ausgelebt wird.

Das Milgram-Experiment und das Stanford-Prison-Experiment wurden kritisiert, da Methoden und Protokolle fragwürdig gewesen seien[16]. Die Befunde von Milgram wurden aber durch eine spätere Nachuntersuchung im Wesentlichen bestätigt[18]. In einer dem Stanford-Prison-Experiment nachgestellten Versuchsanordnung zeigte sich ein anderer Verlauf: Die Gefangenen organisierten einen Widerstand gegen die Misshandlungen der Wärter; drei Gefangene und ein Wärter richteten ein drakonisches Herrschaftssystem ein, weshalb die Studie beendet wurde[19].

Beide Experimente wurden und werden von der Realität vielfach bestätigt. Demütigung und Folter von Besiegten, Gefangenen, Abweichlern und Andersdenkenden gehören zu den konstanten dunklen Seiten der Weltgeschichte. Angefangen in der Antike über die Inquisition des Mittelalters bis hin zu den Lagern des Nationalsozialismus und Stalinismus können Erniedrigung und Folter bis in unsere Zeit nicht nur in Kerkern diktatorischer Regime, sondern durchaus auch in speziellen Gefängnissen von demokratischen Staaten angetroffen werden. Bekannteste Beispiele hierfür aus jüngerer Zeit sind die vom US-Militär betriebenen Gefängnisse Abu Ghuraib[20] und Guantanamo[21].

Die aus den geschilderten Experimenten hergeleitete beunruhigende These, dass die Mehrzahl der Menschen aus potentiellen Gewalttätern besteht und Misshandlungen, Folter und Mord auf die Macht der jeweiligen sozialen Umstände oder auf einen mechanischen Gehorsam oder Gruppendruck zurückgeführt werden kann, relativiert nicht die Verantwortlichkeit der Täter. Die meisten akzeptieren die gewaltrechtfertigende Ideologie des befehlgebenden Systems, wissen genau, was sie tun, sind überzeugt, das Richtige zu tun, indem sie sich als Herrenmenschen fühlen und vertreten dies offensiv.

Zwar haben die genannten Experimente die Bedeutung der gerade vorliegenden sozialen Situation für Gewalthandlungen in grundlegender Weise belegt, dennoch sprechen kritische Analysen des Milgram- und des Stanford-Prison-Experiments[22, 23] sowie neuere Arbeiten zum Nationalsozialismus dafür[24], dass der oberflächlich erscheinenden Banalität des Bösen vielmehr ein Prozess der Normalisierung von Gewaltanwendung zugrunde liegt, der das Produkt einer komplexen interaktiven Dynamik zwischen ausführender Person und sozialem Umfeld ist[25].

Neue psychologische Aggressionstheorien

Die klassischen Aggressionstheorien wurden zunehmend durch neuere Modelle ersetzt, die der Tatsache Rechnung tragen, dass Gewalt nicht nur eindimensional gesehen werden kann, wie das beispielsweise durch die Triebtheorie oder Frustrationstheorie der Fall ist, sondern das Resultat eines komplexen Bedingungsgefüges ist, in das viele Faktoren einfließen. Eine einflussreiche neuere Theorie ist das allgemeine Aggressionsmodell *(General Aggression Model / GAM)*[26, 27]. Dieses Modell geht davon aus, dass sowohl genetische und hirnbiologische Voraussetzungen (ohne diese weiter zu differenzieren) als auch der soziale, biografische, gesellschaftliche und politische Hintergrund als ‚distale', d. h. mehr im Hintergrund liegende Ursachen die Disposition einer Persönlichkeit zur Gewaltbereitschaft formen. Zu diesen ‚distalen' Faktoren müssen dann sog. ‚proximale', d. h. nahegelegene Faktoren hinzukommen. Letztere beinhalten die aktuelle aggressionsauslösende Situation wie Provokation, Ausgrenzung, Stress oder auch Schmerz. Kommen distale und proximale Ursachenbündel zusammen, dann werden zunächst innerpsychische kognitive und emotionale Bewertungsprozesse der Situation durch die betroffene Person in Gang gesetzt. In Abhängigkeit von der subjektiven Bewertung, dem aktuellen Gemütszustand, dem Erregungsniveau und den persönlichen psychischen und physischen Ressourcen sowie der Beurteilung des möglichen Ausgangs einer Aggressionshandlung wird diese dann ausgeführt oder nicht. Wenn die Persönlichkeitsressourcen zu einer angemessenen Bewältigung einer aggressionsauslösenden Situation nicht ausreichen, kann es zu einer impulsiven Handlung (Affekttat) kommen; falls diese ausreichen, kann eine impulsiv-reaktive Gewalttat unterdrückt werden oder aber eine planvoll durchgeführte aggressive Handlung folgen. Eine vereinfachende schematische Darstellung des allgemeinen Aggressionsmodells ist in Abb. 12.5 gegeben.

Das allgemeine Aggressionsmodell (GAM) ist durch das sog. I^3-Modell der Aggression (ausgesprochen *‚I-cubed-model'*) erweitert worden[28]. Dieses Modell geht davon aus, dass Ausgangsbedingungen aus drei

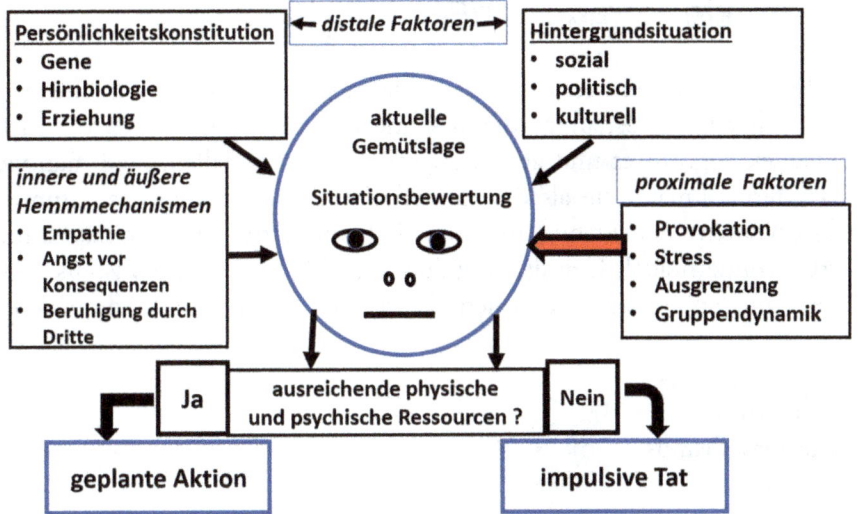

Abb. 12.5 Zusammenfassende vereinfachte Darstellung des Allgemeinen Aggressionsmodels und des danach erläuterten I³-Modells der Aggression[28]. Distale Faktoren, proximale Faktoren, Art und Intensität der aggressionsauslösenden Situation, Hemmmechanismen sowie die verfügbaren seelischen und körperlichen Ressourcen bestimmen, ob Gewalt angewandt und welche Gewaltform stattfindet

unterschiedlichen Ebenen zum Zustandekommen einer aggressiven Handlung erforderlich sind. Die erste Ebene ist die Persönlichkeitsdisposition (‚*impellance*'), die mit einer unterschiedlichen Schwelle zur Gewaltbereitschaft einhergeht; die zweite Ebene ist die Intensität aggressionsauslösender Umweltfaktoren (‚*instigation*'). Hier findet sich eine Analogie zum Dispositions-Stress-Modell bei psychischen Erkrankungen, wonach ein psychischer Ausnahmezustand immer das Resultat einer vorbestehenden Disposition (Vulnerabilität = Verletzbarkeit) und einer akuten oder chronischen Stresssituation ist. In dem I³-Modell kommen als dritte Komponente entweder intrapsychische oder Umfeldbedingte gewalthemmende Faktoren (‚*inhibition*') hinzu. Hemmende Umstände können innerpsychisch sein, wie Empathie oder Angst vor Konsequenzen, oder äußere Gegebenheiten, die von der Gewalthandlung abhalten. Das Zustandekommen einer Aggressionshandlung wird demnach dreidimensional determiniert: von der vorbestehenden Persönlichkeitsanlage, der Intensität aggressionsauslösender Situationen und aggressionshemmenden innerpsychischen oder äußeren Einflüssen.

Die dunkle Tetrade der Persönlichkeit

Als Tetrade wird ein vierteiliges Gebilde bezeichnet. Auf der Suche nach Persönlichkeitseigenschaften, die besonders stark durch dissoziales, rücksichtsloses, aggressives und gewalttätiges Verhalten auffallen, fand man vier Charaktermerkmale, die als dunkle Tetrade der Persönlichkeit zusammengefasst wurden[29]. Nicht nur ein großer Teil von Wirtschaftskriminalität und Betrug, sondern auch Gewaltanwendung in all ihren Varianten ist als Werk dieser dunklen Tetrade anzusehen. Diese vier Komponenten der Tetrade sind:

- Narzissmus
- Machiavellismus,
- Psychopathie
- Sadismus.

Narzissten stellen die Bewunderung ihrer Person über alles, legen krankhaften Wert darauf, als der/die Größte, Beste, Schönste usw. bewundert zu werden, ordnen alles andere diesem Bestreben unter ohne Berücksichtigung der Bedürfnisse anderer. Narzissten sehen sich selbst als den Mittelpunkt der Welt und reagieren ausfallend aggressiv, wenn sie sich in ihrem fragilen Selbstwertgefühl verletzt fühlen (s. Kap. 10).

Machiavelli (+1527) war italienischer Politiker und Schriftsteller, dessen Name heute mit rücksichtsloser Machtpolitik unter Ausnutzung aller Mittel verbunden wird. Machiavellismus ist eine Einstellung, für die alles, was zur Macht führt und zu deren Erhalt dient, gerechtfertigt ist. Der Zweck heiligt dabei die Mittel. Das dadurch entstehende Leid anderer ist unerheblich.

Psychopathen kennen keine Fremdwerte, zeichnen sich durch einen Mangel an Empathie, durch Gefühlskälte und ähnlich wie Machiavellisten durch rücksichtsloses Durchsetzten der eigenen Interessen aus. Dabei steht aber weniger Machtbestreben als generell persönlicher Vorteil im Vordergrund. Typisch sind arrogant-betrügerische Umgangsformen, wobei solche Personen sehr genau wissen, wie andere zu manipulieren sind. Sie fallen weniger durch impulsive Gewalttaten auf als durch gewissenlose, zweckdienliche, zielgerichtete und auf Erbeutung ausgerichtete Aktionen (s. Kap. 10).

Sadisten haben Spaß am Quälen, verüben Gewalt um ihrer selbst willen und können sich für Gewaltorgien begeistern. Leid und Schmerzen Anderer ist bei Ihnen mit Lustgewinn verbunden, den sie dann bedienen, wenn sich die Gelegenheit dazu bietet und Strafe nicht zu befürchten ist (s. Kap. 13).

Wie häufig sind solch finstere Charaktere in der Bevölkerung anzutreffen? Krankhafte Narzissten sollen ungefähr ein Prozent der Bevölkerung ausmachen, Psychopathen etwa zwei Prozent[30]. Machiavellisten dürften wesentlich häufiger vor allem unter Männern anzutreffen sein, Sadisten eher seltener. Ein erhöhtes Gewaltrisiko ist aber auch bei mehreren Psychosyndromen vorhanden, die nicht der dunklen Tetrade zugerechnet werden. Hierzu gehören Choleriker und Fanatiker, Paranoiker, Borderline-Personen und Psychotiker (s. Kap. 10).

Ein bisschen dunkle Tetrade trägt jeder Mensch in sich, auch wenn es nur Spurenelemente davon sein sollten. So ziemlich jeder hält sich für etwas Besonderes, ist also ein wenig Narzisst und es wäre schlimm, wenn ein gesundes Selbstwertgefühl in der Erziehung nicht vermittelt worden wäre. Wer hat nicht schon mal die eigenen Interessen über die von anderen gestellt ohne Berücksichtigung von deren Belangen, war somit ein kleiner Machiavellist. Manipulation von anderen zum Erreichen eigener Vorteile, d. h. Spurenelemente von Psychopathie, dürften viele auch schon mal als eigene Tendenz erlebt haben. Und Schadenfreude, die jeder von sich kennt, ist die kleine Schwester des Sadismus. Von den normalen Ausprägungsformen solcher allgemein anzutreffender menschlicher Wesenszüge gibt es einen fließenden, kontinuierlichen Übergang zu den oben genannten Extremvarianten in Form von Persönlichkeitsstörungen, denen Krankheitswert beigemessen werden kann. Diese sind dadurch gekennzeichnet, dass entweder die Gesellschaft oder die Betroffenen selbst darunter leiden.

Es gibt auch eine helle Tetrade der Persönlichkeit: Empathie, Selbstlosigkeit, Mitmenschlichkeit, Zuneigung. Derzeit ist die helle Tetrade in unserem Leben viel sichtbarer als die dunkle. Das war zu anderen Zeiten anders und ist auch nicht für alle Zukunft garantiert.

Bildnachweise

Abb. 12.1 Thukydides Photo, User: Shakko, erstellt am 01.01.2008; Online verfügbar unter https://de.wikisource.org/wiki/Thukydides#/media/Datei:Thucydides_pushkin01.jpg; (abgerufen Oktober 2020)

Abb. 12.2 Thomas Hobbes (Ausschnitt aus einem Gemälde von John Micheal Wright, circa 1669–1670); Gemeinfrei; Online verfügbar unter: https://de.wikipedia.org/wiki/Thomas_Hobbes#/media/Datei:Thomas_Hobbes_by_John_Michael_Wright_(2).jpg; (abgerufen Oktober 2020

Abb. 12.3 Jean-Jaques Rousseau, Pastell von Maurice Quentin de La Tour, 1753; Gemeinfrei; Online verfügbar unter:
https://de.wikipedia.org/wiki/Jean-Jacques_Rousseau#/media/Datei:Jean-Jacques_Rousseau_(painted_portrait).jpg; (abgerufen Oktober.2020)

Abb. 12.4 Cesare Lombroso, User: MoritzB., erstellt am 17.09.2007; Online verfügbar unter: https://de.wikipedia.org/wiki/Cesare_Lombroso#/media/Datei:Lombroso.JPG; (abgerufen Oktober 2020)

Abb. 12.5 Eigene Darstellung

Literatur

1. Richter H. Gewaltdarstellung bei Thukydides. Aventinus-Online. https://www.aventinus-online.de/altertum/klassik-5087-338-vchr/art/Gewaltdarstellu/html/ca/aed35a7e173f68091e4801cbba315047/indexee27.html. Published 2012. Zugegriffen April 27, 2020.
2. Wikipedia.org. Thomas Hobbes. Wikipedia.org. https://de.wikipedia.org/wiki/Thomas_Hobbes. Published 2020. Zugegriffen April 27, 2020.
3. Wikipedia.org. Jean-Jaques Rousseau. Wikipedia.org. https://de.wikipedia.org/wiki/Jean-Jacques_Rousseau. Published 2020. Zugegriffen April 27, 2020.
4. Freud S. *Jenseits des Lustprinzips*. Frankfurt am Main: Fischer Verlag; 1920.
5. Freud S. *Das Unbehagen in der Kultur*. Wien: Internationaler Psychoanalytischer Verlag; 1930.
6. Freud S. *Warum Krieg? Briefwechsel mit Albert Einstein*. Diogenes; 1933.
7. Lorenz K. *Das sogenannte Böse: Zur Naturgeschichte der Aggression*. Wien: Dr. G. Borotha-Schoeler Verlag; 1963.
8. Dollard J, Miller NE, Doob LW, Mowrer OH, Sears RR. *Frustration and aggression*. New Haven: Yale University Press; 1939. doi:https://doi.org/10.1037/10022-000
9. Bandura, Albert; Walters RH. *Adolescent aggression: a study of the influence of child-training practices and Family interrelationships*. New York: Ronald Press; 1959.
10. Fromm E. *The Anatomy of Human Destructiveness*. New York: Holt, Rinehart and Winston; 1973.
11. Goodall J. *In the shadow of man*. London: William Collins Sons & Co.; 1971.
12. Bauer J. *Schmerzgrenze – Vom Ursprung alltäglicher und globaler Gewalt*. München: Heyne-Verlag; 2011.
13. Arendt H. Die Beziehung zwischen Macht und Gewalt. In: Pustet F, Hrsg. *Macht und Gewalt*. 9. Auflage. München: Piper; 1994:36–58.
14. Arendt H. *Eichmann in Jerusalem: Ein Bericht über die Banalität des Bösen*. 1. München: Piper; 2011.

15. Milgram S. *Obedience to Authority. An Experimental View.* New York: Harper & Row; 1974.
16. Perry G. *Behind the Shock Machine: The Untold Story of the Notorious Milgram Psychology Experiments.* Revised Ed. New York: The New Press; 2013.
17. Zimbardo PG. *Der Luzifer-Effekt. Die Macht der Umstände und die Psychologie des Bösen.* Spektrum Akademischer Verlag; 2008.
18. Burger JM. Replicating Milgram: Would people still obey today? *Am Psychol.* 2009;64(1):1–11. doi:https://doi.org/10.1037/a0010932
19. Sapolsky RM. *Gewalt und Mitgefühl – Seite 605.* Carl Hanser Verlag GmbH & Co. KG; 2017.
20. Wikipedia.org. Abu-Ghuraib-Folterskandal. Wikipedia.org. https://de.wikipedia.org/wiki/Abu-Ghuraib-Folterskandal. Published 2020. Zugegriffen April 27, 2020.
21. Wikipedia.org. Gefangenenlager der Guantanamo Bay Naval Base. Wikipedia.org. https://de.wikipedia.org/wiki/Gefangenenlager_der_Guantanamo_Bay_Naval_Base#Folter. Published 2020. Zugegriffen April 27, 2020.
22. Carnahan T, McFarland S. Revisiting the Stanford Prison Experiment: Could Participant Self-Selection Have Led to the Cruelty? *Personal Soc Psychol Bull.* 2007;33(5):603–614. doi:https://doi.org/10.1177/0146167206292689
23. Haslam SA, Reicher SD. When Prisoners Take Over the Prison: A Social Psychology Of Resistance. *Personal Soc Psychol Rev.* 2012;16(2):154–179. doi:https://doi.org/10.1177/1088868311419864
24. Haslam SA, Reicher S. Beyond the Banality of Evil: Three Dynamics of an Interactionist Social Psychology of Tyranny. *Personal Soc Psychol Bull.* 2007;33(5):615–622. doi:https://doi.org/10.1177/0146167206298570
25. Möller-Leimkühler AM, Bogerts B. Kollektive Gewalt – Neurobiologische, psychosoziale und gesellschaftliche Bedingungen. *Nervenarzt.* 2013;84(11):1345–1354, 1356–1358. doi:https://doi.org/10.1007/s00115-013-3856-y
26. Anderson CA, Bushman BJ. Human aggression. *Annu Rev Psychol.* 2002;53:27–51. doi:https://doi.org/10.1146/annurev.psych.53.100901.135231
27. Allen JJ, Anderson CA, Bushman BJ. The General Aggression Model. *Curr Opin Psychol.* 2018;19:75–80. doi:https://doi.org/10.1016/j.copsyc.2017.03.034
28. Finkel EJ, Hall AN. The I 3 Model: a metatheoretical framework for understanding aggression. *Curr Opin Psychol.* 2018;19:125–130. doi:https://doi.org/10.1016/j.copsyc.2017.03.013
29. Paulhus DL, Curtis SR, Jones DN. Aggression as a trait: the Dark Tetrad alternative. *Curr Opin Psychol.* 2018;19:88–92. doi:https://doi.org/10.1016/j.copsyc.2017.04.007
30. Fiedler P. Epidemiologie und Verlauf von Persönlichkeitsstörungen. *Zeitschrift für Psychiatr Psychol und Psychother.* 2018;66(2):85–94. doi:https://doi.org/10.1024/1661-4747/a000344

13

Gewalt als Selbstzweck und Lustgewinn

Der Begriff Hedonismus leitet sich von dem altgriechischen Wort ‚hedone' her, was ‚Freude, Vergnügen, Lust, Genuss, sinnliche Begierde' bedeutet. Angesichts der immensen Opferzahlen von Gewalt sowie der psychischen und wirtschaftlichen Langzeitschäden sollte man annehmen, dass Gewalt von jedem verabscheut wird, jedenfalls nicht lustvoll empfunden werden kann und deshalb Gewaltszenen aus unserem Alltag längst verschwunden wären. Dass das aber keinesfalls der Fall ist liegt nicht nur daran, dass Gewalt oft als Reaktion auf einen Angriff auf die eigene persönliche Integrität gerechtfertigt erscheint, sondern dass Gewalt auch andere, nämlich hedonistisch-lustbetonte Motive haben kann. Das Erleben von Gewaltdarstellungen hat wie auch die aktive Teilnahme an Gewalthandlungen auf eine nicht unerhebliche Anzahl von Menschen eine stimulierende oder sogar faszinierende Komponente. Einige Täter werden nur aus diesem Grunde zu Gewalttaten bis hin zu Exzessen motiviert.

Aktuelle und historische Beispiele

Faszination an Gewalt ist allseits präsent. Dafür sprechen die hohen Einschaltquoten im Fernsehen für Krimis, die zu besten Sendezeiten zu sehen sind und deren Inhalte sich um Mord und Totschlag drehen. Kampfsportarenen sind bei Boxveranstaltungen, Wrestling oder Ultimate Fighting gut gefüllt. Beispiele für Spaß an aktiver Gewaltausübung sind Randale von Hooligans, Ultras und Krawalltouristen, die Gewalt-Events wegen des

Sensationscharakters aufsuchen, um dabei eigene Stärke und Bedeutsamkeit zu beweisen. Das gleiche gilt für den erheblichen Umsatz von Videos und Apps mit Killerspielen, deren Ziel darin besteht, möglichst viele virtuelle Gegner umzulegen (Abb. 13.1).

Der Massenkonsum von Gewaltdarstellungen in den Medien ist nicht anders zu erklären als durch die damit einhergehende hedonistisch-stimulierende Wirkung auf die Zuschauer. Auch ist es nicht fernliegend, aus diesem Blickwinkel heraus Mannschaftssport wie Fußball als ritualisierte und reglementierte Gruppenaggression einzustufen, einzig mit dem Ziel, um bei einem Sieg über die gegnerische Mannschaft Spieler und Fans triumphieren zu lassen. Wie tief diese Wesensart in der männlichen Psychologie und Physiologie verankert ist zeigt sich darin, dass bei den Siegern sportlicher Wettkämpfe Glückshormone und der Testosteronspiegel ansteigen[1]. Die Faszination von Zehntausenden, die sich mit dem einen

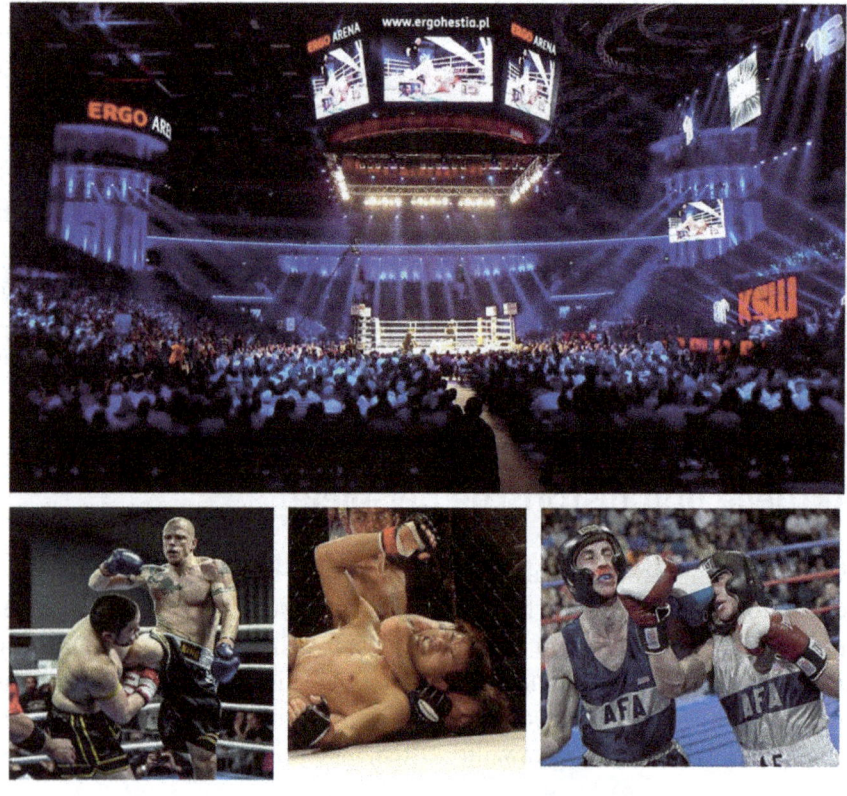

Abb. 13.1 Kampfsport – Gewaltdarstellung zur Unterhaltung

oder anderen Team solidarisieren und den Sieg über die gegnerische Mannschaft und damit eigenes Glücksgefühl herbeisehnen, füllt die Stadien.

Dass die Darstellung von Kampfhandlungen Menschenmassen anzieht (Fußball gab es damals noch nicht), wussten schon die römischen Kaiser, die Kolosseen und Amphitheater zur Darstellung von Tierhatz und Gladiatorenkämpfen errichten ließen, um das Volk von dem kaiserlichen Angebot zu begeistern und damit die eigene Beliebtheit zu steigern. Dabei waren es stets Fremde, die in den Amphitheatern umgebracht wurden oder sich gegenseitig bekämpften[2].

Das erste große Werk der abendländischen Literatur und neben der Odyssee das bekannteste Werk der Antike, nämlich die Ilias von Homer, die in der Zeit des trojanischen Krieges um 1200 v. Chr. stattfindet, ist eine theatralische und verherrlichende Darstellung von Gewalthandlungen und Triumphszenen über getötete Gegner. Grausame öffentliche Hinrichtungen zur Unterhaltung der Massen waren bei der Verfolgung der frühen Christen ebenso an der Tagesordnung wie bei der Bestrafung aufständiger Sklaven. 6000 von ihnen wurden nach der Niederschlagung des Spartacus-Aufstands im Jahr 71 v. Chr. entlang der Via Appia vor Rom vor den Augen der Zuschauer gekreuzigt[3]. Gewaltverherrlichung und Kriegsbegeisterung sind gut bekannte Phänomene nicht nur aus Altertum und Zeit der Kreuzzüge (Aufruf hierzu 1095 durch Papst Urban II unter dem Motto.: „*Gott will es*"), sondern auch aus der neueren europäischen Geschichte. Beispielhaft erinnert sei hier an die Kriegseuphorie in den Wochen vor dem Ersten Weltkrieg in Deutschland, Österreich-Ungarn und dem Osmanischen Reich auf der einen Seite sowie in England, Frankreich und Russland auf der anderen Seite.

Die Lust auf und an Gewalt gehört offensichtlich über alle Kulturen und Kontinente hinweg als anthropologische Konstante zur Natur des Menschen und wird dann ausgelebt, wenn die sozialen und politischen Rahmenbedingungen es ermöglichen und Empathie und Mitmenschlichkeit das Nachsehen haben.

Folter und Sadismus

Extremformen hedonistischer Gewalt sind Folter und Sadismus. Mittelalterliche Foltermethoden und Folterinstrumente, die heute noch in Burgkellern und Museen zur damaligen Zeit zu besichtigen sind, wurden bei hunderttausenden von Opfern angewandt und waren in der ein oder anderen Form in vielen Kulturkreisen anzutreffen. Ausgedachte Quälmethoden gab es nicht nur an den Marterpfählen der Indianer, sondern auch in den Gefängnissen, Kerkern und Lagern aller Diktaturen, in denen Folterknechte das hedonistische Ausleben von Gewalt praktizierten. Folter und Hinrichtungen lockten vor nicht allzu langer Zeit in öffentlicher Form Menschenmassen an, für die die Qualen der Opfer eine Art Spektakel waren. Menschenopfer, auch grausamer Art, gehörten zu den Ritualen antiker religiöser Zeremonien wie auch der Azteken in Mittelamerika, wobei unter religiösen Vorwänden sadistische Neigungen ausgelebt wurden.

Ähnliches gilt für die Hexenverfolgung und die Hexenverbrennungen im Mittelalter. Nachdem ein Dominikanermönch im 15. Jahrhundert den „Hexenhammer" veröffentlicht hatte, in dem er dazu aufrief, Frauen zu verbrennen, die mit dem Satan im Bunde stünden und Teufelswerk verrichteten, wurden bis in das 18. Jahrhundert hinein ungefähr 60.0000 Frauen nach vorheriger Folterung auf dem Scheiterhaufen verbrannt. Die Täter und viele der Zuschauer waren der Meinung, dass das rechtens sei und empfanden dabei Genugtuung.

Gleiche Motive kann man den Akteuren der Inquisition unterstellen, durch die in Namen der Kirche Gotteslästerer, Ketzer und Abtrünnige durch Folterung zu Geständnissen gezwungen und dann beseitigt wurden. Allein durch die spanische Inquisition sollen vom Ende des 15. bis Anfang des 18. Jahrhunderts tausende Menschen zu Tode gequält worden sein[4].

Staatlich angeordnete oder tolerierte Folter sind keine längst zurückliegenden Phänomene der Vergangenheit. Sie dauern an. Erinnert sei an die Foltermethoden in den Gefängnissen mittel- und südamerikanischer Militärdiktaturen, an die US-amerikanischen und britischen Militärgefängnisse nach dem letzten Irakkrieg (2003)[5], an die Gräueltaten des sog. Islamischen Staates und an öffentliche Folterungen in Papua-Neuguinea durch das indonesische Militär, um die dortige Bevölkerung gefügig zu halten[6]. Zweifellos wurden und werden immer noch Foltermethoden auch an vielen anderen Orten praktiziert, von denen keine Information nach außen gelangt.

Sadistische Serienmörder

Es gibt zahlreiche Beispiele sadistischer Serienmörder, bei denen Mordlust, oft verbunden mit sexueller Erregung, das einzige Motiv für die mitunter grausamen Tötungshandlungen war. So der 1959 geborene Volker E., Fernfahrer und Mörder von acht Frauen, überwiegend Prostituierte, der bis zu seiner Verhaftung im Jahre 2006 seine ahnungslosen Opfer zunächst bat, sich gegen Aufpreis fesseln zu lassen, sie dann unter sexueller Erregung erwürgte und dabei fetischistisch an ihren langen Haaren spielte. Die Haare schnitt er als Trophäe ab und fotografierte die Getöteten. Bei der psychiatrischen Begutachtung gab er an, einen unwiderstehlichen Drang zu solchen Taten verspürt und danach ein entspanntes Gefühl der Befriedigung und eigener Größe empfunden zu haben. Nachdem er sich in der Haft suizidiert hatte, erfolgte eine Gehirnobduktion. Dabei fanden sich wahrscheinlich schon seit Kindheit vorhandene geringgradige Gewebsschädigungen in Teilen des Stirnhirns und limbischen Systems, somit von Hirnarealen, die für die Kontrolle archaischer Triebe zuständig sind[7].

Ein extremes Beispiel eines sadistischen Serienmörders aus dem Mittelalter ist der französische Ritter Gilles de Rais, der um 1432 weit mehr als 100 Kinder in der Nachbarschaft seines Rittergutes über viele Jahre hinweg unbehelligt entführte, sie in seiner Burg an den Armen aufhängte, sexuell missbrauchte und sie teils unter Anwendung satanischer Rituale zu Tode quälte. Er wurde erst 1440 überführt und gehängt[8].

Zu den bekannteren Beispielen aus neuerer Zeit gehören „Jack the Ripper", der im Herbst 1888 London durch eine Folge grausamer Prostituiertenmorde in Angst und Schrecken versetzte, dessen Identität bis heute aber nie ermittelt werden konnte; ebenso Haarmann, der „Schlächter von Hannover", der zwischen 1918 und 1924 wenigstens 24 junge Männer, zumeist Strichjungen oder Ausreißer, in seine Wohnung lockte und sie bei sexuellen Handlungen durch einen Biss in die Kehle tötete, danach zerhackte, um die Leichenteile zu entsorgen. Er endete 1925 unter der Guillotine[9].

Weltweit wurden über alle Kontinente hinweg 450 solcher oder ähnlicher Fälle im *Lexikon der Serienmörder*[9] dokumentiert. Sehr oft waren es Sexualmorde, bei denen die Täter erst nach vielen Taten, in einigen Fällen auch gar nicht gefasst wurden. Die Opfer waren überwiegend Kinder, junge Frauen, junge Männer und Prostituierte. Nicht immer war Sexualsadismus das Motiv, häufig war es reine suchtartige Mordlust und Blutrausch. Manchmal waren die Täter auch Psychotiker, die von Wahnvorstellungen getrieben wurden. Viele Serienmörder berichten, dass sie kurz vor ihren Morden ein triebhaftes Gefühl intensiver Spannung und Unruhe hatten und das Bedürfnis, ein Opfer zu suchen; dann die Erregung, sich des Opfers bemächtigen zu können und der Tatausführung; schließlich das Empfinden von Erleichterung und nachlassender Spannung. Auf nicht wenige Personen üben solche Serientäter sogar eine gewisse Faszination aus[10].

Rache

Das Verlangen nach Rache, somit Gleiches mit Gleichem oder noch Schlimmerem heimzuzahlen, gehört zu den stärksten Motiven zur Anwendung von Gewalt. Jeder hat mehr oder weniger intensive Rachegefühle schon einmal bei sich selbst erlebt. In der zivilisierten Welt bleibt es jedoch in der Regel bei einer „geballten Faust in der Tasche", manchmal auch bei ohnmächtiger Wut. Maßnahmen der Vergeltung und Sühne werden heute meist der Justiz bzw. den Paragraphen der Strafgesetzbücher überlassen.

Das sah aber in der Frühzeit des Menschen wie auch in der Antike und im ritterlichen Fehdewesen des Mittelalters bis zum Aufkommen des staatlichen Gewaltmonopols in der Neuzeit noch ganz anders aus. Die Zahl der Morde, viele davon Vergeltungstaten, war in Westeuropa damals 50mal höher als heute[11] (s. Kap. 3, Abb. 3.6).

Blutrache ist überall auf der Welt, wo es noch Stammeskriege gibt und wo ein staatliches Gewaltmonopol nicht existiert oder abhandengekommen ist, eines der Hauptmotive für Morde. Rache und Vergeltung sollen weltweit für 10–20 % tödlicher Gewalthandlungen verantwortlich sein[11]. Blutrache wird auch heute noch in einigen Regionen des Balkans, Siziliens (Vendetta), des Nordkaukasus und der Philippinen praktiziert[12].

Rache und Vergeltung ist eine Kombination aus reaktiver und proaktiver/ appetitiver Gewalt und wird von denen, die gerächt werden, falls sie überlebten, und deren Angehörigen als Genugtuung empfunden. Rache aktiviert das Belohnungssystem des Gehirns ebenso wie andere als angenehm empfundene Dinge wie z. B. Süßigkeiten[13, 14, 15]. Auch wenn Rache deshalb als süß empfunden würde, gehört das Unterdrücken von Rachegelüsten, Ahndung von Unrecht durch die Justiz sowie die Möglichkeit zum Verzeihen zu den wesentlichen Fortschritten der Zivilisation.

Kollektive Gewalt als Rauschzustand

Kollektive Gewalt kann rauschhaften Charakter annehmen. Umfangreiche Untersuchungen zur Motivation grausamer Gewalttaten wurden an ehemaligen Kindersoldaten der Unruheregionen im Osten der Demokratischen Republik Kongo und Uganda sowie ehemaligen Genozidtätern des Völkermordes zwischen Tutsis und Hutus in Ruanda, durchgeführt[16, 17, 18]. 1996 tobten im ehemaligen Zaire blutige Bürgerkriege, für die zahlreiche

Kindersoldaten zwangsrekrutiert wurden. Zwei Jahre zuvor wurden innerhalb weniger Monate zwischen 800.000 und 1.000.000 Tutsis – im Durchschnitt es etwa 10.000 Tote pro Tag – von den Hutus mit Macheten und Knüppeln niedergemetzelt, nachdem sie von den Schlächtern zu Ungeziefer (Kakerlaken) erklärt wurden. Am Ende waren auch 100.000 Hutus tot. Viele der später befragten Kämpfer waren durch die Erlebnisse ihrer grauenhaften Taten nicht traumatisiert. Im Gegenteil – es zeigte sich, dass nach Überwindung anfänglicher Hemmungen mit zunehmender Ausübung von Gewalthandlungen statt einer posttraumatischen Belastungsstörung, welche mit negativen Affekten, wie Angst, Verzweiflung und Schreckhaftigkeit einhergegangen wäre, eine Art Jagdinstinkt auf Menschen mit der Begierde zu Töten geweckt wurde. Dabei entwickelte sich bei den rekrutierten Kindern und Jugendlichen ein Stimulationsgefühl und eine Art faszinierender Erregung. Diese jungen Kämpfer entwickelten schließlich ein Verlangen, Grausamkeiten zu begehen, Blut zu sehen und zu töten, was sie als angenehm stimulierenden Job verstanden[16, 19-22].

Diese Art von Aggression wurde bisher hauptsächlich als Ausdrucksform einer krankhaften Persönlichkeitsentwicklung gewertet. Die Abläufe von Kriegen, Schlachten, Scharmützeln und Völkermorden zeigen jedoch, dass hedonistische Aggression, die auch als appetitive Aggression bezeichnet wird[22], eine der zugrundeliegenden Hauptmotivationen für menschliche Gewalt überhaupt und die Tötungsbereitschaft in Konfliktregionen ist. Die Faszination an blutiger Gewalt erreichte sogar solche Dimensionen, dass Kombattanten die Ansicht und den Geruch von Blut als stimulierend und süchtig machend erlebten[19].

Auch Vietnam-Veteranen berichteten ebenso wie Soldaten der Wehrmacht im Zweiten Weltkrieg, dass Gewalt, Zerstörung und Tötungshandlungen rauschartige Zustände annehmen können[23]. Das Gleiche gilt für viele Ereignisse an und hinter der Ostfront während des Zweiten Weltkrieges und auch für das Massaker an Einwohnern der Stadt Nanking im Dezember 1937, bei dem durch japanische Soldaten 200.000–300.000 chinesische Zivilisten in einer Art Tötungsrausch niedergemacht wurden.

Bedeutung und Ausmaß hedonistischer Gewalt wird nicht nur am Beispiel von Soldaten in besonderen Kriegssituationen deutlich, sondern auch am immensen Ausmaß der Benutzung von Killerspielen und Ego-Shootern (mit „klangvollen" Namen wie „Counter-Strike" und „Call-of-Duty") durch überwiegend männliche Jugendliche. Die in solchen Spielen stattfindenden virtuellen Jagdszenen auf Menschen gehen im Falle des Killererfolges mit einem Gefühl der Befriedigung und der eigenen Bedeutsamkeit einher.

Auch außerhalb militärischer Aktionen wird kollektive Gewalt als euphorisierend erlebt. In einer Reportage, deren Autor sich in den 1980er Jahren unter englische Hooligans einreihte[24], wird die ekstatische Erregung bei Kämpfen gegen andere Hooligan-Gruppen und sonstiger Randale in den Städten der gegnerischen Mannschaft detailliert geschildert. Er selbst wurde, ohne vorher einen solchen Effekt bei sich selbst für möglich gehalten zu haben, von der Kampfeseuphorie erfasst. Wenn die Schranke in der Horde einmal gefallen sei – so schildert er es -, gebe es ein Aufbrüllen und alle stürzten sich in den Kampf, als ob die Schwerkraft aufgehoben sei. Nichts könne eine solche entfesselte Horde mehr aufhalten, es sei denn, die physische Gewalt der Polizei. Gewalt sei dabei eines der stärksten Erlebnisse und bereite denen, die fähig sind, sich ihr hinzugeben, eine der intensivsten Lustempfindungen. Der Autor selbst fühlte sich dabei in eine Art Rauschzustand mitgerissen und konnte verstehen, dass Gewalttätigkeit in der Masse wie eine Droge wirken kann. Die reine elementare Lust, die Gewalttätigkeit in der Masse mit sich bringe, sei von einer Intensität, die sich mit nichts anderem vergleichen lasse. Es sei aber nicht irgendeine beliebige Art von Gewalttätigkeit, wie etwa eine profane Schlägerei; es sei die Gewalttätigkeit von Massen, auf die es hier ankomme, der ganz besondere Mechanismus der Gewalt großer Zahlen[24]. Ähnliche Schilderungen gibt es von anderen Kennern der Hooligan-Szene[25, 26].

Hedonistische Gewalt als Relikt der Stammesgeschichte

Die genannten aktuellen und historischen Beispiele zeigen eindrucksvoll, dass Aggression und Gewalt nicht nur als Reaktionen auf Provokation, Frustration, soziale Ausgrenzung und auch nicht nur als Ausdruck einer mangelnden Wertevermittlung in der Kindheit, einer psychischen Störung oder hirnpathologischen Hirnbeeinträchtigung auftreten kann. Die erfolgreiche Ausübung kann ebenso wie die Wahrnehmung von Gewalthandlungen eine hedonistische, d. h. lustbetonte Komponente haben, weshalb Gewalt um ihrer selbst willen akzeptiert und praktiziert wird. Die Anlage hierzu ist als eine in der Phylogenese herausgebildete Negativhypothek, als eine Art kollektives Unbewusstes, zumindest in Spuren in jedem Menschen vorhanden, erreicht aber nicht selten Ausprägungsgrade, in denen Gewaltausübung exzessiv, da stimulierend, euphorisierend und faszinierend wirkend, um ihrer selbst willen erfolgt.

Hedonistische Aggression kann evolutionspsychologisch ebenso hergeleitet werden wie andere archaische mentale Wesensmerkmale, auch wenn es zunächst kontraintuitiv erscheint, dass Lust am Töten eigener Artgenossen mit einem evolutiven Vorteil verbunden sein kann. Derjenige, der Lust am Töten anderer verspürte und dies erfolgreich durchführte, hatte zunächst einmal eine höhere Chance seine Gene und die damit einhergehende Charakterdisposition an die Nachkommen weiterzugeben als das unterlegene Opfer[27]. Allerdings lief der Täter selbst ein hohes Risiko, Opfer von Racheakten zu werden oder mit aufkommender Zivilisation und Rechtsprechung an einen Galgen gehängt oder weggesperrt zu werden. Das wiederum schränkte die Weitervererbung derartiger Mentalitäten ein und war wohl der Grund dafür, dass Lustmörder – von wenigen tyrannischen Diktatoren abgesehen – in der Menschheitsgeschichte nicht die Oberhand gewinnen konnten. In der heutigen zivilisierten Welt stellen sie kriminologische Ausnahmefälle dar.

Anders als mit individueller sieht es mit der phylogenetischen Selektion kollektiver hedonistischer Aggression aus. Die Gruppe von Frühmenschen, die Spaß an der Vernichtung einer konkurrierenden anderen Gruppe und dabei Erfolg hatte, feierte sich selbst und konnte mit ihrem Genpool diese Gruppenmentalität weitervererben – ohne Sanktionen oder Rache durch die Eigengruppe befürchten zu müssen. Im Unterschied zum individuellen Sadismus blieb deshalb euphorisierende Gruppenaggression im Verlauf der Weltgeschichte bis heute allseits präsent. Nicht nur Aktionen von Hooligans sondern auch in der Historie stets wiederkehrende Kriegsbegeisterung bis in intellektuelle Kreise hinein geben hiervon Zeugnis. Mannschaftssport wie Fußball ist deshalb so attraktiv, weil der Sieg der „eigenen" Mannschaft, Lustgefühle aktiviert — ein evolutives Relikt aus unserer Stammesgeschichte. Dessen dürfte sich jedoch kaum einer der Fans bewusst sein.

In Analogie zu menschlicher hedonistischer Gewalt ist appetitive Aggression auch im Tierreich anzutreffen. Eine solche liegt z. B. beim Angriff eines Raubtieres auf ein Beutetier vor. Im Falle des Erfolgs hat appetitive Aggression belohnenden Charakter und spornt zu weiterem Beutefang an. Wer einmal eine Katze beobachtet hat, die eine gefangene Maus erst einmal eine Zeit lang spielerisch quält, bevor sie verzehrt wird, der weiß, dass eine lustbetonte Komponente von Aggression (tierischer Sadismus?) auch bei anderen Spezies vorkommt[27]. Die weite Verbreitung appetitiver Aggression in der Tierwelt weist auf eine seit vielen Millionen Jahren laufende, schon lange vor Entstehung der Menschheit einsetzende, phylogenetische Selektion dieses Aggressionstypus hin, der seinerzeit schon das Verhalten von Tyrannosaurus Rex geprägt haben dürfte.

Jagdinstinkte verbunden mit dem Gefühl der Genugtuung beim Jagderfolg waren bei unseren Vorfahren im Verlauf der Menschheitsentwicklung überlebenswichtig. Reste davon hielten sich über antike und mittelalterliche Jagdveranstaltungen bis hin zu „Diplomatenjagten" und sind als archaische Überbleibsel noch in Teilen der heutigen Jägerschaft anzutreffen.

Hirnbiologische Korrelate hedonistischer Aggression

In Anbetracht der Tatsache, dass appetitive Aggression schon lange vor Auftreten von Homo sapiens und seiner hominiden Vorläufer in der Evolution vorhanden gewesen sein muss und wahrscheinlich schon den Raubsauriern der Kreidezeit vor 100 Mio. Jahren wie auch den von ihnen abstammenden heutigen Reptilien zum Überleben verhalf, verwundert es nicht, dass die für appetitive wie die für reaktive Aggression zuständigen Nervenzellgruppen in den phylogenetisch ältesten Bezirken unseres Hirns liegen. Sie befinden sich in Hirnstamm und Hypothalamus und somit in Regionen, die bei allen Wirbeltieren (dazu gehört biologisch gesehen auch der Mensch) eine ganz ähnliche Struktur und Funktion aufweisen und deshalb als ‚Reptilgehirn' (s. Kap. 6, Abb. 6.4) bezeichnet wurden[28, 29]. Im Tierversuch konnte nachgewiesen werden, dass reaktive, wutbetonte Gewalt durch Stimulation der nahe der Mittellinie gelegenen Teile des Hypothalamus hervorgerufen wird, die ihrerseits die vegetativen Funktionen des Hirnstamms wie Pulsschlag, Blutdruck, Atemfrequenz und Schweißneigung aktivieren. Proaktivappetitiv-hedonistische Gewalt dagegen wird ausgelöst, wenn mehr seitlich gelegene Teile des Hypothalamus stimuliert werden, welche unter physiologischen Bedingungen durch zentrale Teile des Mandelkerns aktiviert werden[30, 31] (s. Kap. 6, Abb. 6.3). Proaktiv-appetitive Aggression tritt nach elektrischer Stimulation nicht plötzlich und abrupt auf und geht auch nicht mit den für Wut typischen vegetativen Reaktionen einher, wie es bei reaktiver Gewalt der Fall ist, sondern mit gespannt-ruhigem, planmäßigem, wohlüberlegtem angreifendem Verhalten (z. B. Auflauern, Anschleichen und Überwältigen eines Beutetieres)[32].

Das zentrale hirnbiologische Prinzip für das Zustandekommen appetitiver Aggression ist das Zusammenspiel der im Hypothalamus liegenden Zellgruppen, deren Aktivierung appetitiv-aggressives Verhalten auslöst, mit dem in direkter Nachbarschaft im Hirnstamm und in limbischen Strukturen liegenden Belohnungssystem[30, 31] (s. Abb. 6.5 u. 13.2).

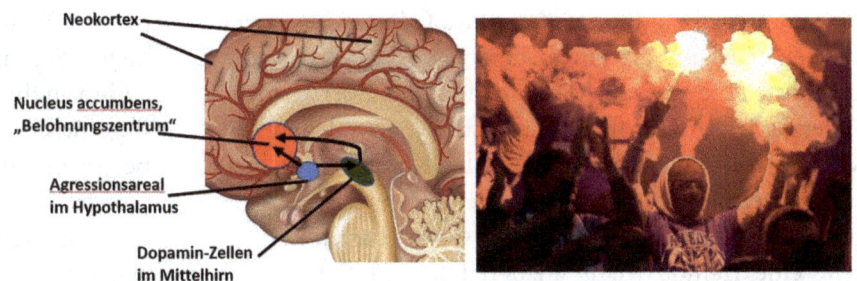

Abb. 13.2 Links: Hirnareale, die bei appetitiver/hedonistischer Gewalt aktiviert werden; rechts: euphorisierte Hooligans. Dabei liegt ein enges Zusammenspiel zwischen Nucleus accumbens, in dem Dopamin aus den Zellgruppen des Mittelhirns freigesetzt wird, und den Zentren für proaktive Aggression des Hypothalamus vor. Die gleichen Hirnsysteme werden bei allen lustbetonten Erlebnissen sowie durch Drogenkonsum aktiviert. Sie sind eng vernetzt mit anderen Strukturen des limbischen Systems und des Neokortex

Alle Dinge, die als angenehm und anregend empfunden werden, aktivieren das Belohnungssystem des Gehirns. Die Schlüsselstrukturen dieses Hirnsystems liegen im limbischen System und hier spielt wiederum eine für Belohnungsmechanismen zentrale Struktur, der Nucleus accumbens eine besondere Rolle (Abb. 6.5 u. 13.2). Dieses Hirnareal wird von dem neuronalen Überträgerstoff Dopamin, der in Zellen des Mittelhirns produziert wird, aktiviert. Alle lustbetonten Aktivitäten, wie Nahrungsaufnahme, Sex oder auch Gewinn von Geld, stimulieren ebenso wie suchterzeugende Substanzen (z. B. Heroin, Kokain und Alkohol) das Belohnungszentrum des Gehirns und damit den Nucleus accumbens durch Ausschüttung des Botenstoffes Dopamin. Wenn das Belohnungszentrum einmal durch eine bestimmte Aktivität angeregt wurde läuft es allerdings Gefahr, eben nach solchen Aktivitäten süchtig zu werden und sie ständig wiederholen zu wollen oder immer wieder Situationen aufzusuchen, in denen das ermöglicht wird[29, 33].

Das gleiche Belohnungssystem des Gehirns wird auch bei hedonistisch motivierter Gewaltausübung oder Gewaltwahrnehmung in Gang gesetzt[15, 27, 34]. In Tierexperimenten wurde nachgewiesen, dass belohnende Effekte von Aggression in Form eines Angriffes auf einen Artgenossen mit einer Aktivierung des Nucleus accumbens und damit funktionell eng verbundener Teile der Aggressionszentren des Zwischenhirns und limbischen Systems einhergehen[31, 35]. Auf aggressives Verhalten hin gezüchtete Stämme von Labormäusen und -ratten suchen Gelegenheiten, gegen Opponenten zu kämpfen, wobei unter Freisetzung des neuronalen Überträgerstoffes

Dopamin das Belohnungssystem des Gehirns in Gang gesetzt wird[36]. Wenn man einer Maus, die einem derartigen auf Aggression gezüchteten Stamm angehört, eine fremde Maus in den Käfig setzt, so wird der Eindringling unverzüglich angegriffen. Auch kann man solchen auf Angriff gezüchteten Mäusen beibringen, in ihrem Käfig Knöpfe oder Hebel zu betätigen, um so zu erreichen, dass ihnen als Belohnung eine andere Maus in den Käfig gesetzt wird, auf die sie sich dann sofort stürzen können [29, 37]. Die Möglichkeit, eine fremde Maus anzugreifen und die damit einhergehende Ausschüttung des belohnenden Neurotransmitters im Nucleus accumbens hat bei dem aggressiven Tier ähnlich belohnende und verhaltensverstärkende Wirkung wie Nahrung, Sex oder Drogen, die die gleichen Hirnmechanismen aktivieren. Durch Substanzen, die die Wirkung von Dopamin im Belohnungssystem blockieren (Neuroleptika), lässt sich dieses Verhalten abschwächen[35].

Die erstaunliche Gleichförmigkeit von Struktur und Funktion dieser phylogenetisch uralten für Aggression und Belohnung zuständigen Hirnteile bei allen Wirbeltieren – vom Krokodil bis zum Menschen – beinhaltet, dass tierexperimentelle Befunde zur Physiologie dieser Hirnsysteme auf den Menschen übertragbar sind. Der Unterschied des menschlichen Gehirns zu dem des Labortiers besteht darin, dass der Mensch über einen riesigen Neokortex verfügt, der die archaischen Emotionen des Reptilgehirns im Zaum halten und intelligenter als das Tier den jeweiligen situativen Gegebenheiten anpassen kann. Auch verfügt der Neokortex über eine fast unbegrenzte Speicherkapazität für erlernte ethische und moralische Normen und prosoziale Verhaltensweisen, die dem Reptilgehirn in uns Einhalt gebieten – vorausgesetzt, dass solche gewalthemmenden Normen und Einstellungen vermittelt und im Neokortex gespeichert wurden.

Auf humanpsychologischer Ebene konnte bei Personen mit Psychopathiemerkmalen gezeigt werden, dass das Belohnungssystem des Gehirns sowohl auf monetäre Anreize als auch nach Aktivierung mit psychisch stimulierenden Drogen wie Kokain und Amphetamin verstärkt reagiert. Daraus wurde gefolgert, dass bei disponierten Individuen durch impulsiv/antisoziales Verhalten die Belohnungsmechanismen des Gehirns und somit Lustgefühle aktiviert werden[38].

Eine abgeschwächte Form von Sadismus ist Schadenfreude. In einem Experiment wurde Versuchspersonen Szenen gezeigt, die bei ihnen Schadenfreude hervorriefen und die Hirnaktivität funktionskernspintomographisch untersucht, während sie sich über das Pech anderer freuten. Es wurde ein

Teil des Hirnstammes aktiviert, darunter der Nucleus accumbens, der zum Belohnungssystem gehört und Empfindungen von Genuss und Freude hervorruft[39].

Häufiger als durch hedonistische Gewalt wird durch Empathie, Hilfsbereitschaft, Zuneigung, Selbstlosigkeit und Mitmenschlichkeit ein Gefühl der Genugtuung erzeugt. Auch diese prosozialen Verhaltensweisen aktivieren Hirnbereiche, die eng mit dem Belohnungssystem kooperieren[40–42].

Werden sie nicht genug gefördert oder durch gewaltverherrlichende Ideologien in den Hintergrund gedrängt, wird appetitive Aggression und hedonistische Gewalt, die in unserem Reptilgehirn seit Urzeiten verankert ist, wieder den Verlauf der Geschichte bestimmen.

Bildnachweise

Abb. 13.1 Teilbilder aus Pixabay.com Nr.: 83358, Bild von: David Mark/ 2142472, Bild von: Taco Fleur/ 2495816, Bild von: Mirko Zax/ 100733, Lizenzfreie Bilder. Online verfügbar unter: https://pixabay.com/de/; (abgerufen Oktober2020)

Abb. 13.2 Teilbild links Depositphoto Nr.: 8610494; Teilbild rechts Depositphoto Nr. 130876316. Eigene Beschriftung

Literatur

1. Carré JM, Archer J. Testosterone and human behavior: the role of individual and contextual variables. *Curr Opin Psychol.* 2018;19:149–153. https://doi.org/10.1016/j.copsyc.2017.03.021
2. Metz KH. *Geschichte der Gewalt. Krieg. Revolution. Terror – S. 15.* primus verlag; 2010.
3. Wikipedia. Sklavenaufstand. (https://de.wikipedia.org/wiki/Sklavenaufst%C3%A4nde_im_R%C3%B6mischen_Reich).
4. Schwerhoff G. *Die Inquisition: Ketzerverfolgung in Mittelalter und Neuzeit.* C. H. Beck, München ,; 2004.
5. Wikipedia.org. Abu-Ghuraib-Folterskandal. Wikipedia.org. https://de.wikipedia.org/wiki/Abu-Ghuraib-Folterskandal. Published 2020. Zugegriffen April 27, 2020.
6. Hernawan B. Torture as Theatre in Papua. *Int J Conf Violence.* 2016;10 (1): 78–92.

7. Nedopil N, Blümcke I, Bock H, Bogerts B, Born C, Stübner S. Tödliche Lust – sadistischer Fetischismus. *Nervenarzt*. 2008;79(11):1249–1262. https://doi.org/10.1007/s00115-008-2562-7
8. Rademacher C. Herr des Todes – Gilles de Rais, Serienmörder. *GEO Epoche*. 94:95–105.
9. Murakami P, Murakami J. *Lexikon der Serienmörder. 450 Fallstudien einer pathologischen Tötungsart*. München: Ullstein Verlag; 2003.
10. Bandelow B. *Wer hat Angst vorm bösen Mann. Warum uns Täter faszinieren*. Hamburg: Rowohlt Taschenbuch Verlag GmbH; 2013.
11. Pinker S. *Gewalt: Eine neue Geschichte der Menschheit*. Frankfurt am Main: S. Fischer Verlag GmbH; 2013, S. 800ff
12. Blutrache. https://de.wikipedia.org/wiki/Blutrache.
13. de Quervain DJ-F. The Neural Basis of Altruistic Punishment. *Science (80-)*. 2004;305(5688):1254–1258. https://doi.org/10.1126/science.1100735
14. Spitzer M. Rache ist süß? *Nervenheilkunde*. 2004;23(09):549–550. https://doi.org/10.1055/s-0038-1626412
15. Chester DS, DeWall CN. The pleasure of revenge: retaliatory aggression arises from a neural imbalance toward reward. *Soc Cogn Affect Neurosci*. 2016;11(7):1173–1182. https://doi.org/10.1093/scan/nsv082
16. Hecker T, Hermenau K, Maedl A, Elbert T, Schauer M. Appetitive aggression in former combatants—Derived from the ongoing conflict in DR Congo. *Int J Law Psychiatry*. 2012;35(3):244–249. https://doi.org/10.1016/j.ijlp.2012.02.016
17. Elbert T, Schauer M, Hinkel H, u. a. *Sexual and Gender-Based Violence in the Kivu Provinces of the Democratic Republic of Congo*. Washington, DC; 2013. http://documents1.worldbank.org/curated/en/795261468258873034/pdf/860550WP0Box380LOGiCA0SGBV0DRC0Kivu.pdf.
18. Crombach A, Elbert T. Controlling Offensive Behavior Using Narrative Exposure Therapy. *Clin Psychol Sci*. 2015;3(2):270–282. https://doi.org/10.1177/2167702614534239
19. Moran JK, Dietrich DR, Elbert T, Pause BM, Kübler L, Weierstall R. The Scent of Blood: A Driver of Human Behavior? Hoffmann H, Hrsg. *PLoS One*. 2015;10(9):1–18. https://doi.org/10.1371/journal.pone.0137777
20. Nandi C, Crombach A, Bambonye M, Elbert T, Weierstall R. Predictors of posttraumatic stress and appetitive aggression in active soldiers and former combatants. *Eur J Psychotraumatol*. 2015;6(1):26553. https://doi.org/10.3402/ejpt.v6.26553
21. Elbert T, Weierstall R, Schauer M. Fascination violence: on mind and brain of man hunters. *Eur Arch Psychiatry Clin Neurosci*. 2010;260(S2):100–105. https://doi.org/10.1007/s00406-010-0144-8
22. Elbert T, Moran JK, Schauer M. Lust for violence: Appetitive aggression as a fundamental part of human nature. *e-Neuroforum*. 2017;23(2). https://doi.org/10.1515/nf-2016-A056

23. Neitzel S, Wetzler H. *Soldaten – Protokolle vom Kämfen, Töten und Sterben.* Fischer-Verlag, Frankfurt a.M.; 2017.
24. Buford B. *Geil auf Gewalt. Unter Hooligans.* Carl Hanser Verlag München; 1992.
25. Claus R. *Hooligans. Eine Welt zwischen Fußball, Gewalt und Politik.* Verlag Die Werkstatt GmbH; 2018.
26. Weber D. Interview mit einem Ex-Hooligan – Es war wie eine Droge, die ich gebraucht habe. https://fudder.de/interview-mit-einem-ex-hooligan-es-war-wie-eine-droge-die-ich-gebraucht-habe--118217227.html
27. Nell V. Cruelty's rewards: The gratifications of perpetrators and spectators. *Behav Brain Sci.* 2006;29(03):211–224. https://doi.org/10.1017/S0140525 X06009058
28. Haller J. The neurobiology of abnormal manifestations of aggression--a review of hypothalamic mechanisms in cats, rodents, and humans. *Brain Res Bull.* 2013;93:97–109. https://doi.org/10.1016/j.brainresbull.2012.10.003
29. Golden SA, Jin M, Shaham Y. Animal Models of (or for) Aggression Reward, Addiction, and Relapse: Behavior and Circuits. *J Neurosci.* 2019;39(21):3996–4008. https://doi.org/10.1523/JNEUROSCI.0151-19.2019
30. Flanigan ME, Russo SJ. Recent advances in the study of aggression. *Neuropsychopharmacology.* 2019;44(2):241–244. https://doi.org/10.1038/s41386-018-0226-2
31. Falkner AL, Grosenick L, Davidson TJ, Deisseroth K, Lin D. Hypothalamic control of male aggression-seeking behavior. *Nat Neurosci.* 2016;19(4):596–604. https://doi.org/10.1038/nn.4264
32. Ploog D. *Biologische Grundlagen aggressiven Verhaltens. Psychiatrische und ethologische Aspekte abnormen Verhaltens.* In: Kranz H, Heinrich K (Hrsg.) 1. Düsseldorfer Symposium. Thieme, Stuttgart; 1974.
33. Kareken DA. Missing motoric manipulations: rethinking the imaging of the ventral striatum and dopamine in human reward. *Brain Imaging Behav.* 2018;13:306–313. https://doi.org/10.1007/s11682-017-9822-8
34. Urban NBL, Slifstein M, Meda S, u. a. Imaging human reward processing with positron emission tomography and functional magnetic resonance imaging. *Psychopharmacology (Berl).* 2012;221(1):67–77. https://doi.org/10.1007/s00213-011-2543-6
35. Couppis MH, Kennedy CH. The rewarding effect of aggression is reduced by nucleus accumbens dopamine receptor antagonism in mice. *Psychopharmacology (Berl).* 2008;197(3):449–456. https://doi.org/10.1007/s00213-007-1054-y
36. May ME, Kennedy CH. Aggression as positive reinforcement in mice under various ratio- and time-based reinforcement schedules. *J Exp Anal Behav.* 2009;91(2):185–196. https://doi.org/10.1901/jeab.2009.91-185
37. Covington III HE, Newman EL, Leonard MZ, Miczek KA. Translational models of adaptive and excessive fighting: an emerging role for neural

circuits in pathological aggression. *F1000Research*. 2019;8:963. https://doi.org/10.12688/f1000research.18883.1
38. Buckholtz JW, Treadway MT, Cowan RL, u. a. Mesolimbic dopamine reward system hypersensitivity in individuals with psychopathic traits. *Nat Neurosci*. 2010;13(4):419–421. https://doi.org/10.1038/nn.2510
39. Takahashi H, Kato M, Matsuura M, Mobbs D, Suhara T, Okubo Y. When Your Gain Is My Pain and Your Pain Is My Gain: Neural Correlates of Envy and Schadenfreude. *Science (80-)*. 2009;323(5916):937–939. https://doi.org/10.1126/science.1165604
40. Bernhardt BC, Singer T. The Neural Basis of Empathy. *Annu Rev Neurosci*. 2012;35(1):1–23. https://doi.org/10.1146/annurev-neuro-062111-150536
41. Singer T, Klimecki OM. Empathy and compassion. *Curr Biol*. 2014;24(18):R875–R878. https://doi.org/10.1016/j.cub.2014.06.054
42. Kanske P, Böckler A, Trautwein F-M, Singer T. Dissecting the social brain: Introducing the EmpaToM to reveal distinct neural networks and brain–behavior relations for empathy and Theory of Mind. *Neuroimage*. 2015;122:6–19. https://doi.org/10.1016/j.neuroimage.2015.07.082

14

Soziale Ursachen von Gewalt

In dem multidimensionalen Bedingungsgefüge von Gewalt spielen neben genetischen, hirnbiologischen und lebensgeschichtlichen Konstellationen das aktuelle soziale Umfeld, gruppendynamische Effekte sowie die gesellschaftliche Gesamtsituation eine entscheidende Rolle. Nur dadurch wird erklärbar, warum im Verlauf der Geschichte und in verschiedenen Weltregionen und sozialen Konstellationen das Ausmaß von Gewalt so unterschiedlich ist.

Historische und geografische Schwankungen der Gewalthäufigkeit

Die Gewaltbereitschaft eines Individuums hängt einerseits von seiner ererbten Persönlichkeitsausstattung ab, die von frühen familiären und im Verlauf der Lebensgeschichte prägenden Einflüssen ausgestaltet wird, zudem von den in der aktuellen Situation gerade vorliegenden gewaltprovozierenden oder -verhindernden Einflüssen. Andererseits wird sie auch vom längerfristig vorliegenden sozialen und politischen Umfeld maßgeblich mitgeprägt. Letzteres erklärt, warum die Mordraten in einigen Ländern Mittelamerikas mehr als 50mal höher liegen als in Westeuropa und auch, dass die Häufigkeit von Gewalt- und Mordhandlungen im Mittelalter in Europa um ein Vielfaches über der heutigen lag. Ein weiteres beeindruckendes Beispiel für die Bedeutung politischer, sozialer und kultureller Einflüsse auf die Gewaltbereitschaft ist die jüngere deutsche Geschichte; Deutschland war in der ersten Hälfte des letzten Jahrhunderts ein in weiten Teilen militaristisch geprägtes Land, mit vielen gewalttätigen Auseinandersetzungen innerhalb des Landes, das zudem zwei Weltkriege anzettelte; heute ist es vielleicht eines der friedliebendsten. Die Gewaltrate ist somit erheblichen regionalen und zeitlichen Schwankungen unterworfen, obwohl es in der mentalen Grundausrüstung des Durchschnittsmenschen über die Jahrhunderte hinweg oder zwischen verschiedenen Ländern und Kontinenten kaum Unterschiede gibt. Wie abhängig die Gewaltrate vom jeweils vorliegenden politischen und gesellschaftlichen System ist, zeigt die Entwicklung der Anzahl von Morden in zwei Ländern, die zuvor britische Kolonien waren und damit vergleichbare Verwaltungsstrukturen hatten, bevor sie selbstständig wurden; das sind Jamaika und Singapur (Abb. 14.1).

Bis zur Unabhängigkeit in den 1960ger Jahren war die Mordrate in beiden Ländern etwa gleich. Danach stieg sie bis 2016 in Jamaika auf eine der weltweit höchsten (64/100.000), in Singapur fiel sie auf die weltweit niedrigste (0,21/100.00); sie ist damit in Jamaika heute etwa 300mal höher als in Singapur[1].

In Singapur erfolgte nach dem Ende der Kolonialisierung ein intensiver Ausbau des Bildungs-, Sozial- und Gesundheitssystems, Bekämpfung von

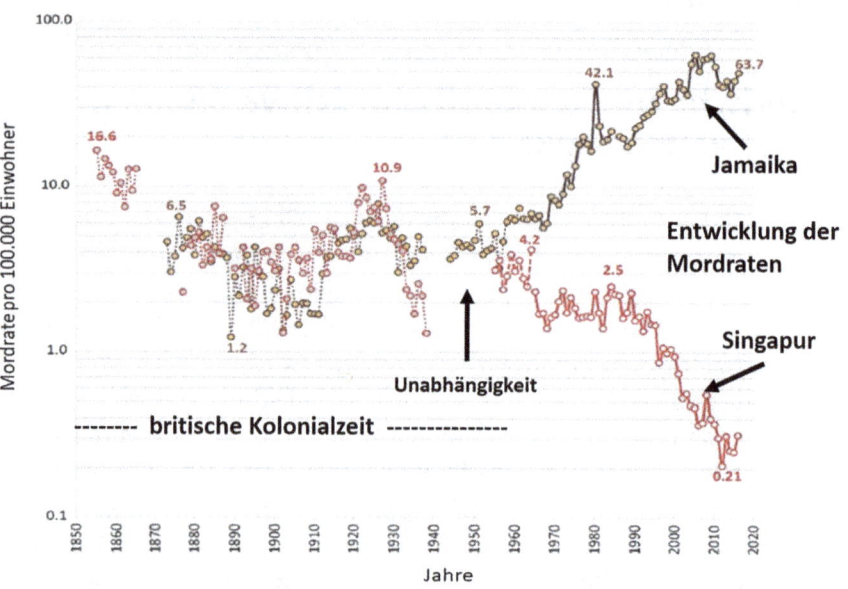

Abb. 14.1 Entwicklung der Mordraten in Jamaika und Singapur nach Beendigung der britischen Kolonialzeit. (Modifiziert nach Global Study on Homicide 2019, Executive Summary S. 28[1])

Korruption und Etablierung einer funktionierenden Justiz. In Jamaika kam es zu andauernden Fehden zwischen rivalisierenden politischen Parteien, Bestechlichkeit, erhöhter Bandenkriminalität, leichtem Zugang zu Schusswaffen, schwacher Rechtsstaatlichkeit bei nur unzureichend etabliertem staatlichen Gewaltmonopol[1].

Ganz offensichtlich hängt es von den gesellschaftlichen Rahmenbedingungen ab, in welchem Umfang die in unserem Reptilgehirn verankerte Bereitschaft zu reaktiver oder appetitiver individueller oder kollektiver Gewalt gehemmt wird oder sich ungehindert entfalten kann.

Bedeutung des staatlichen Gewaltmonopols zur Eingrenzung von Gewalt

Die Häufigkeit von Gewalttaten in verschieden Regionen der Erde und historischen Epochen hängt entscheidend von einem effektiven staatlichen Gewaltmonopol ab. Dieses war zwar Gegenstand zahlreicher sozialwissenschaftlicher Erörterungen. In Hinblick auf die Erscheinungsformen und Ursachen von Gewalt haben sich Sozialwissenschaftler jedoch bislang vorwiegend mit Macht, Herrschaft und Ordnung und weniger mit den Bedingungsfaktoren zum Zustandekommen physischer Gewalt einzelner Personen oder Gruppen auseinandergesetzt. Das Gewaltthema wurde vorwiegend im Zusammenhang mit Prozessen sozialer Ordnungsbildung behandelt[2]. Diese spielt nicht nur in der Organisation von Staaten und beim Militär eine zentrale Rolle, sondern auch in nicht-staatlichen bewaffneten Gruppen wie organisierter Kriminalität, Paramilitärs und Jugendbanden. Soziologen und Philosophen wie Marx, Durkheim und Weber haben sich zwar zum Gewaltphänomen einmal geäußert, eine umfassende Theorie der Gewalt wurde aber von Sozialwissenschaftlern und Philosophen bisher nicht vorgelegt[2].

Das staatliche Gewaltmonopol wurde aus sozialwissenschaftlicher Sicht als probates Mittel zur Machterlangung und -aufrechterhaltung definiert. Nach Max Weber wird als Staat diejenige Gemeinschaft definiert *„welche innerhalb eines bestimmten Gebietes ... das Monopol legitimer physischer Gewaltsamkeit für sich beansprucht"*[3].

Tatsächlich war es die Einführung des staatlichen Gewaltmonopols, wodurch das viele Gewaltopfer einfordernde antike und mittelalterliche Faustrecht und Fehdewesen beendet wurde und Gewaltanwendung in Eigenregie, sei es aus Rache, Vergeltung, Dominanz- oder Besitzstreben unter Strafe gestellt wurde – Notwehr ausgenommen. Es ist also letztlich die Angst vor Anklage, Verurteilung und Strafe, die in die Bilanzierung der Konsequenzen einer Vergeltungshandlung eingeht und vor persönlichem, nicht legitimierten Einsatz von Gewalt zurückschrecken lässt, zudem die Erwartung, dass Unrecht mit Mitteln der Justiz betraft wird. Die Formierung relativ stabiler Gewaltmonopole im Zuge der Konsolidierung der europäischen Nationalstaaten schuf die Grundlage dafür, dass Gewalt an Selbstverständlichkeit verlor und die heutige relative Gewaltarmut der sozialen Ordnung zu einer Alltagserfahrung wurde[2].

Da wo staatliches Gewaltmonopol und Justiz funktionieren und Selbstjustiz geahndet wird, unterbleibt diese in aller Regel. Da wo beides nicht funktioniert ist die Häufigkeit von individueller und Gruppengewalt entsprechend hoch; derzeit wird das an einigen Staaten Afrikas, Lateinamerikas und des mittleren Ostens besonders deutlich. Warlords, Drogenbarone, Milizenchefs, Gangsterbosse und Mafiosi geben hier die Regeln vor.

Es wurde sogar vermutet, dass die interpersonelle Gewalt, also die Gewalt zwischen Privatpersonen, immer weiter tabuisiert werde und letztendlich ganz verschwinde[4]. Diese Annahme erwies sich jedoch als nicht realitätsgerecht, da die Anlage zur Gewaltausübung in jedem Menschen – wenn auch bei den meisten unbewusst – vorhanden bleibt und unter hinreichend hoher Stress- oder Provokationseinwirkung bei verletzbaren Persönlichkeitsstrukturen eine mangelhafte Verhaltenskontrolle zu Tage treten kann. Gewalt kann niemals vollständig aus einer Gesellschaft verschwinden, da sie als Jedermanns-Ressource ständig zur Verfügung steht[5]. Außerdem ist die als letztes Mittel zum Einsatz kommende legitimierte staatliche Gewalt eine notwendige Bedingung zur Aufrechterhaltung der sozialen Ordnung.

In welchem Ausmaß sich das staatliche Gewaltmonopol auf die Gewaltkriminalität auswirken kann wird in Abb. 14.2 a aufgezeigt. Darin sind Daten aus Untersuchungen der Bertelsmann Stiftung aus dem Jahr 2020 zu Entwicklungs- bzw. Transformationsländern dargestellt (Bertelsmann-Transformations-Index – BTI[6, 7], nicht enthalten sind die westlichen Industrienationen). Die Abbildung zeigt einen hoch signifikanten umgekehrt proportionalen Zusammenhang zwischen dem Grad der Intaktheit des staatlichen Gewaltmonopols und der Gewalthäufigkeit innerhalb des jeweiligen Landes. Das bedeutet, dass innerhalb der untersuchten Länder die Gewalthäufigkeit statistisch gesehen umso geringer ist, je besser das staatliche Gewaltmonopol funktioniert.

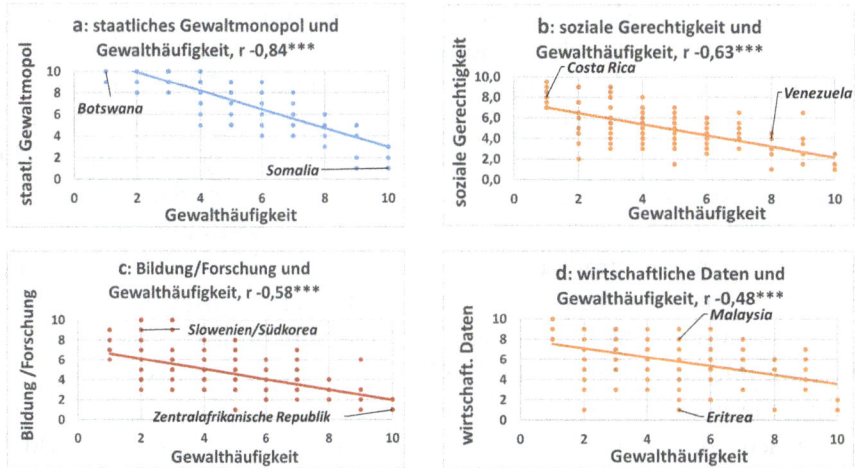

Abb. 14.2 Zusammenhang zwischen Kenngrößen zur gesellschaftlichen Situation eines Staates und Gewaltvorkommen (violent incidents; Daten aus dem Bertelsmann-Transformations-Index[6]). Jeder Punkt der Diagramme repräsentiert ein Land. **a** Staatliches Gewaltmonopol, **b** soziale Gerechtigkeit, **c** Bildung und **d** Wirtschaftsleistung sowie Gewalthäufigkeit sind je nach Effektivität/Ausprägungsgrad in Stufen von 1 bis 10 unterteilt: 10 bedeutet ein sehr gut funktionierendes Gewaltmonopol, ausgeprägte soziale Gerechtigkeit, hohes Bildungsniveau, hohe Wirtschaftsleistung, bzw. ein sehr hohes Gewaltvorkommen; 1 heißt geringe Ausprägung. $r = $ Korrelationsstärke; $r = 1$ bedeutet bestmöglicher Zusammenhang, $r = 0$ kein Zusammenhang. Der stärkste Zusammenhang ($r = 0{,}84$) besteht zwischen gut funktionierendem staatlichen Gewaltmonopol und geringer Gewalthäufigkeit. Als Beispiele aus Afrika werden aufgeführt (Bild a, links oben) Botswana mit gut funktionierendem staatlichen Gewaltmonopol und geringer Gewaltkriminalität sowie Somalia mit weitgehend zusammengebrochener staatlicher Ordnung und sehr hoher Mordrate. Der schwächste Zusammenhang besteht zwischen Wirtschaftsdaten und Gewaltvorkommen (r-0,48, Bild d, rechts unten), obwohl auch dieser Zusammenhang signifikant ist. Die Einzelwerte zur Korrelationsberechnung unterliegen zwischen den einzelnen Ländern einer erheblichen Streubreite; z. B. haben Malaysia und Eritrea bei etwa gleich hoher Gewalthäufigkeit eine sehr unterschiedliche Wirtschaftsleistung (Bild d, rechts unten). Das bedeutet, dass noch ganz andere Faktoren als die Wirtschaftsleistung eine wesentliche Rolle spielen müssen

Kehrseiten des staatlichen Gewaltmonopols

Thomas Hobbes (1588–1679) entwickelte seine Vorstellungen vom staatlichen Gewaltmonopol, des „Leviathan", aus seinen Erfahrungen des englischen Bürgerkrieges (1642–1649) heraus. Nach dem Hobbes-Modell haben die Bürger, einmal dem Staate unterworfen, keine Kontrolle mehr über den „Leviathan". Das Risiko an einen korrupten und selbstsüchtigen Herrscher zu geraten, schien Hobbes geringer als eine Gewaltenteilung, wie sie etwa von den Philosophen Locke (1662–1704), Montesquieu (1689–1755) und Kant (1724–1804) vorgeschlagen wurde. Deshalb wurde Hobbes' Leviathan zu einem oft herangezogenen Argument zur Rechtfertigung autoritären Staatsdenkens und totalitärer Staatsauffassung[2].

Es gibt in der Geschichte wie auch in der Gegenwart zahlreiche Beispiele für Kehrseiten des staatlichen Gewaltmonopols, die teils apokalyptische Ausmaße annahmen: Erinnert sei hier an Nationalsozialismus und Holocaust, Stalinismus, Maoismus, Pol Pot und rote Khmer, um nur einige Beispiele mit zusammen mehr als 100 Mio. Todesopfern aus der jüngeren Geschichte zu nennen (s. Kap. 18, Tab. 18.1).

Möglich wurde das nur, weil den jeweiligen Regimen, befehligt durch machtbesessene und teils paranoide Herrscher, eine demokratische Legitimierung und Kontrolle fehlte oder diese nach initialen demokratischen Wahlen ausgeschaltet wurde.

Es gibt zahlreiche andere Beispiele für das Ausufern des staatlichen Gewaltmonopols in der Form, dass unter Duldung der Machthaber Paramilitärs, Todesschwadrone und Militärs die gewaltsame Verfolgung der eigenen Bevölkerung betreiben, meist ohne sanktioniert zu werden.

Das Aufkommen von Gewalt wird nur dann erfolgreich ordnungserhaltend und friedensichernd vom staatlichen Gewaltmonopol unterdrückt, wenn dieses einer funktionierenden demokratisch-parlamentarischen Kontrolle bei Parteienvielfalt unterliegt. Andernfalls ist das Risiko eines Missbrauchs durch Diktatoren, Oligarchen oder politische Systeme, die auf Einheitsparteien aufbauen, erheblich.

Nicht nur physische Gewaltanwendung, sondern auch systemische Unterdrückung ist eine Form staatlichen Machtmissbrauchs. Der Begriff „strukturelle Gewalt"[8] soll all jene Verhältnisse kennzeichnen, die verantwortlich dafür sind, dass Menschen an der Entfaltung ihrer Möglichkeiten gehindert werden. Mit diesem Begriff soll darauf hingewiesen werden, dass Unterernährung breiter Bevölkerungsschichten und mangelnde Gesundheitsversorgung eine so starke Schädigung bedeuten, dass ein Gewaltbegriff, der diese Phänomene nicht thematisiere, unbrauchbar sei[8]. Demnach stellen alle Aktionen, die auf Minderung sozialer Teilhabe oder materielle Schäden zielen, Kategorien der Machtausübung dar, die physischer Gewalt vergleichbar sind und diese ersetzen können.

Polizeigewalt

Nicht nur bei den Inhabern staatlicher Macht, sondern auch bei den Ausführenden des staatlichen Gewaltmonopols vor Ort, das sind Polizei oder vergleichbare Sicherheitskräfte, wird mitunter in bestimmten Situationen Machtmissbrauch sichtbar. Zwar kann in den meisten Ländern der Welt davon ausgegangen werden, dass sich die große Mehrheit der Polizisten an klar vorgegebene Regularien zum Einsatz von physischer Gewalt hält. Bei einzelnen dieser Ordnungshüter kann es jedoch unter sehr fordernden Einsatzbedingungen zum Verlust der Kontrolle über die in jedem Gehirn verankerten archaischen Mechanismen impulsiv-reaktiver und auch proaktiv-appetitiver Aggression kommen. Dabei sollte beachtet werden, dass ab einer gewissen Höhe des Stresspegels in den meisten Durchschnittsgehirnen die Aggressionskontrolle versagt.

Sicher gibt es darunter auch einige Individuen, die unter der Annahme von Folgenlosigkeit ihres Handelns und in hierfür als geeignet erscheinenden Situationen, extremistische, rassistische oder einfach nur hedonistische Gewaltgelüste ausleben. Aktuelle Ereignisse deuten darauf hin, dass es hierbei erhebliche Unterschiede zwischen den USA und Europa zu geben scheint[9]. Solche Charaktere während der Ausbildung rechtzeitig ausfindig zu machen, dürfte nicht einfach sein. Wird derartige willkürliche Polizeigewalt zufällig von Umstehenden gefilmt und einer ausgiebigen medialen Berichterstattung zugeführt, folgen regelhaft nachvollziehbare Massenproteste, innerhalb derer sich aber nicht nur friedliche Demonstranten, sondern immer wieder auch einige Randalierer einfinden, die ihrerseits hedonistische Gewaltgelüste ausleben.

Wirtschaftliche Verhältnisse und Gewalt

Das Risiko von Gewalt ist höher in Ländern mit niedrigem sozioökonomischem Status, niedrigem Durchschnittseinkommen, niedrigem Wirtschaftswachstum und ungleicher Einkommensverteilung. Wirtschaftlicher und sozialer Abschwung eines Gemeinwesens geht mit einem erhöhten Vorkommen von Gewalt einher, dem Entstehen gewaltbereiter Gangs und anderen Formen organisierter Kriminalität[10]. Gesellschaften mit sehr ungleicher Verteilung der Einkommen und des Vermögens weisen nicht nur eine höhere Häufigkeit von psychischen und körperlichen Erkrankungen auf, sondern auch von vermehrtem Bullying in Schulen, Tötungsdelikten und Terror seitens eigener Bevölkerungsgruppen.

Wie in Abb. 14.2d gezeigt wird, ist der Zusammenhang zwischen einer florierenden Wirtschaft und sinkender Gewaltkriminalität jedoch eher gering. Niedrige Wirtschaftsleistung und Konfliktintensität korrelieren zwar statistisch signifikant (d. h. je geringer die Wirtschaftsleistung desto höher die Gewaltrate), es gibt aber zwischen Ländern mit vergleichbarem ökonomischem Status erhebliche Unterschiede. Das zeigt, dass es neben der ökonomischen Situation eine Reihe anderer sozialer und personengebundener, zwischenmenschlicher Faktoren gibt, die die Gewalthäufigkeit in einer Gesellschaft prägen.

Auch im historischen Rückblick geht wirtschaftliches Wohlergehen nicht immer mit geringem Gewaltvorkommen einher. So sank in den USA inmitten der Weltwirtschaftskrise die Mordquote deutlich; während des Booms der 60er Jahre stieg sie stark an und während der großen Rezession, die 2007 begann, erreichte sie neue Tiefstände[11]. Gewalt hat eher emotionale, persönliche und biografische als wirtschaftliche Gründe.

Ein anderer Aspekt als die wirtschaftliche Gesamtsituation einer Region ist die Ressourcenverteilung sowie die soziale Absicherung der Bevölkerung. Wenn die Ressourcen ungleich verteilt sind, haben die Individuen am unteren Ende der Verteilung wenig zu verlieren und viel zu gewinnen. Risikoreiches, gefährliches Verhalten bis hin zur Gewaltkriminalität werden dann attraktiver[12].

Deshalb finden sich deutliche Zusammenhänge zwischen ökonomischer Ungleichheit, die ein Spiegelbild sozialer Gerechtigkeit ist, und Gewaltkriminalität (Abb. 14.2 b). So konnte bei einem Vergleich von über 77 Stadtteilen in Chicago eine signifikante Korrelation zwischen Einkommensunterschieden und Homizidraten festgestellt werden[13]. Familien mit einem niedrigen sozio-ökonomischen Status, die unter einer Reihe von Benachteiligungen und Belastungen leiden, haben eine mehr als doppelt so hohe Gewaltrate als andere Familien.[14].

Ein deutlicher Zusammenhang wurde ebenfalls zwischen Arbeitslosigkeit und verschiedenen Formen von Gewalt nachgewiesen. Sowohl in Ländern mit hohen Einkommen, als auch in solchen mit niedrigen Einkommen, ist männliche Arbeitslosigkeit einer von vielen Risikofaktoren für Gewalthandlungen[15].

Weniger der Reichtum einer Gesellschaft garantiert ein friedlicheres Miteinander, als vielmehr die Verteilung dieses Reichtums innerhalb der Gesellschaft, Chancengleichheit und soziale Absicherung.

Gesellschaftliche Einstellung zur Gewalt

Die Auffassung darüber, wie mit Gewalt innerhalb der Gesellschaft umgegangen wird, ist einem ständigen geschichtlichen Veränderungsprozess unterworfen, welcher noch andauert und erheblich zwischen verschiedenen Kulturen differiert.

Gewalt gegen Frauen geht einher mit ungleichen Rechten der Geschlechter. In einigen Kulturen herrscht die traditionelle Auffassung vor, dass die Frau der Autorität des Mannes unterworfen ist, was Frauen und Mädchen verletzlich für physische, emotionale und sexuelle Gewalt macht. Länder mit einer ausgeprägten Ungleichheit der Geschlechter weisen höhere Raten an physischer und sexueller interpersoneller Gewalt auf[16].

Nach der in islamischen Ländern gültigen Scharia sind auch heute noch Körperstrafen wie Prügel, Peitschenhiebe, Amputation von Gliedmaßen, Steinigung oder andere Formen der Todesstrafe möglich.

Während die Notwendigkeit eines staatlichen Gewaltmonopols damals schon allgemein anerkannt war, galt es noch zu Beginn des 20. Jahrhunderts in Zentraleuropa als normal, dass Gewalt innerhalb der Familie gegenüber Frau und Kind zur Züchtigung eingesetzt werden konnte. Gleiches galt für Angehörige der bediensteten Unterschichten oder Bewohner außereuropäischer Kolonien[17]. Der gewaltfreie Umgang mit Familienmitgliedern und Untergebenen ist das Ergebnis Jahrzehnte langen Umdenkens. So dauerte es beispielsweise in Deutschland bis 1997, dass die Vergewaltigung innerhalb der Ehe als Straftat ins Strafgesetzbuch einging[18]; das elterliche Züchtigungsrecht wurde erst im Jahre 2000 abgeschafft; in den meisten Weltregionen besteht es noch.

Einteilung von Gewalt nach Reemtsma

Aus sozialwissenschaftlichen Überlegungen heraus wurden von Reemtsma[19] drei Typen von Gewaltanwendung unterschieden: *lozierende Gewalt* zielt darauf ab, den Menschen zu entfernen oder festzuhalten, z. B. durch Vertreibung, Verbannung, Gefangennahme oder Inhaftierung. *Raptive Gewalt* bemächtigt sich des Körpers, z. B. in sexueller Hinsicht, und letztlich *autotelische Gewalt,* welche um ihrer selbst willen den Körper eines anderen zerstören bzw. beschädigen will. Letzterer Gewaltbegriff ist weitgehend appetitiver und hedonistischer Gewalt gleichzusetzen. Dabei wurde das schwerwiegendste soziale Problem in autotelischer Gewalt gesehen, da diese das gegenseitige gesellschaftliche Vertrauen erschüttere, das auf der Annahme eines gewaltfreien Umgang miteinander beruhe[19].

Anomie und Desintegration als Ursachen von Gewalt

Der Begriff der Anomie wurde von dem französische Soziologen Emil Durkheim (1859–1917, Abb. 14.3) geprägt[20]. Anomie stellt einen Zustand dar, in welchem die Regeln und Normen der Gesellschaft nicht mehr greifen und dementsprechend Gewalt und kriminelle Handlungen zu einer relevanten Handlungsoption werden. Diesen gesetzlosen Zustand der Anomie verortet Durkheim vor allem innerhalb von sozialen Umwälzungs-Prozessen, da hier innerhalb von kurzer Zeit ein gesellschaftlicher Wandel von statten geht, durch welchen zuvor erlernte Normen und Werte ihre Gültigkeit verlieren und gleichzeitig die sozialen Prozesse und Institutionen, die für die Implementierung neuer gesellschaftlicher Normen verantwortlich sind, noch nicht greifen[21]. Der während der Lebzeiten Durkheims stattfindende Umwälzungsprozess, an welchem er diesen Zustand der Anomie beobachtete, war der Wandel von der Agrar- zur Industriegesellschaft.

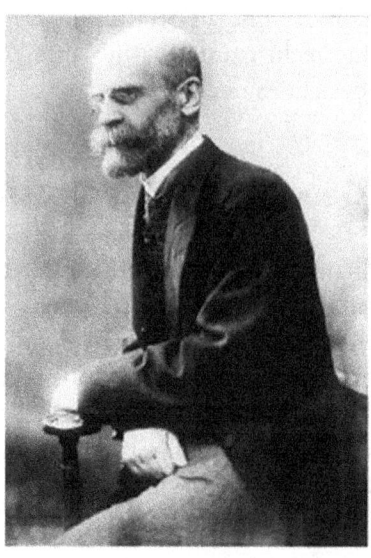

Abb. 14.3 Emil Durkheim (1858–1917)

Doch auch an späteren staatlichen Umbruchssituationen wie in der Gründungsphase der Weimarer Republik[22] und auch der Auflösung der Sowjetunion konnte ein Anstieg der Todesrate durch Wellen von Gewalt während des Umbruchsprozesses festgestellt werden[23] (Abb. 14.4).

Das Konzept der *Anomie* wurde dahingehend erweitert, dass diese nicht nur innerhalb von sozialen Umbruchsprozessen auftreten kann, sondern auch dann, wenn es für Mitglieder benachteiligter sozialer Schichten oder Gruppen nicht mehr möglich ist, ihre erstrebten gesellschaftlichen Ziele mit legalen Mitteln zu erreichen[24, 25]. Diese Theorie liefert somit einen Erklärungsansatz für die zumeist höhere Kriminalität in ärmeren Vierteln, welche z. B. aufgrund niedriger Bildung und daraus folgenden schlechten Karrierechancen benachteiligt sind. Die Werte und Normen einer sie benachteiligenden Gesellschaft werden von den Betroffenen nicht mehr akzeptiert, was wiederum das Entstehen anomischer Zustände begünstigt, in denen auch Gewalt eine Option zum Erreichen der Ziele wird.

Eine ähnliche Perspektive zeichnet die *soziale Desintegrationstheorie* [26–28]. Danach müssen verschiedene soziale Voraussetzungen erfüllt sein, damit Menschen sich in die Gesellschaft integriert fühlen. Hierzu zählt der ausreichende Zugang zum Arbeits-, Wohnungs- und Konsummarkt, Bildungsmöglichkeiten sowie zu kulturellen Angeboten. Hinzu kommt eine personale Dimension durch Verbindung von Menschen auf persönlicher

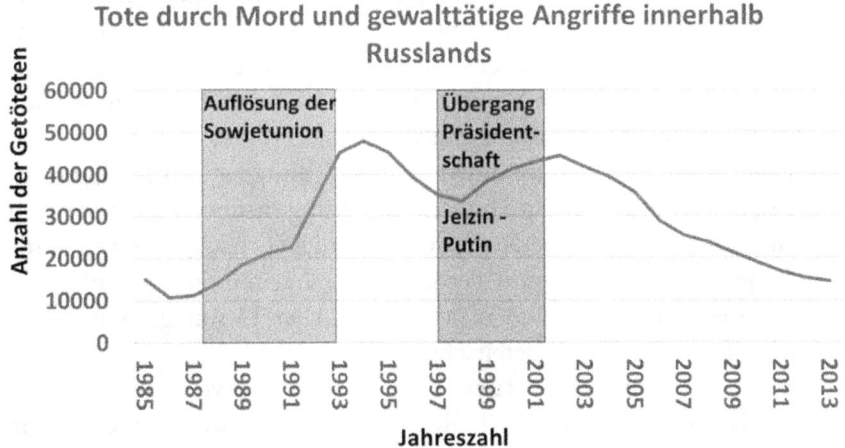

Abb. 14.4 Todesopfer durch Gewaltverbrechen in Russland während politischer Umbruchsphasen im Zeitraum von 1985 bis 2013. Teilaspekte einer Anomie mit Schwächung des staatlichen Gewaltmonopols erklären den vorübergehenden Anstieg der Mordraten bei Auflösung der Sowjetunion und Ende der Präsidentschaft Jelzins.[23] (Eigene Grafik aus Daten des European Health Information Gateway)

Ebene über Freundschaft oder Kollegen. Sofern sich Menschen in allen Bereichen der Gesellschaft integriert fühlen, ist anzunehmen, dass sie die Normen dieser Gesellschaft akzeptieren. Wenn nicht, steigt das Konflikt- und Gewaltrisiko.

Die Desintegrations- und Anomietheorien liefern einen Erklärungsrahmen für die Häufigkeit krimineller Handlungen in bestimmten Regionen und Stadtteilen. In einer bereits 1942 veröffentlichten Studie wurde in Chicago die Wohnsituation von 60.000 delinquenten Jugendlichen untersucht[25]. Anhand der durchgeführten Fallstudien und statistischen Analysen wurde ein häufigeres kriminelles Aufkommen in sogenannten ‚transition zones' festgestellt, die zwischen dem Industriekern und dem „Speckgürtel" der Stadt lagen. Diese Bereiche zeichneten sich durch eine heterogene Bevölkerungsstruktur, niedrigen sozioökonomischen Status sowie instabile Familien- und Wohnverhältnisse aus. Gleichzeitig waren diese Zonen wegen der hohen Bevölkerungsfluktuation ständigen Wandlungsprozessen ausgesetzt, weshalb traditionell haltgebende und regulierende Institutionen wie Nachbarschaften, Schulen und Familien nicht Fuß fassen konnten[29]. Das Zusammentreffen solcher Faktoren führte zu einem Fehlen verbindlicher Werte, fehlendem Normenkonsens und moralischer Desorientierung. Stattdessen fand vor allem bei Jugendlichen, eine Orientierung an den kriminellen Verhaltensweisen anderer Bewohner der Viertel statt; das Kriminalitäts- und Gewaltniveau stieg. Bereits diese frühe Untersuchung verweist auf ein komplexes Bedingungsgefüge, welches sogenannte Problemviertel mit erhöhtem Gewaltvorkommen entstehen lässt. Die vereinfachende Annahme, dass Armut als solche oder bestimmte ethnische Zusammensetzung der Bewohner eines Viertels zu mehr Gewalt führen, musste durch eine differenziertere Sichtweise ersetzt werden.

70 Jahre nach der Veröffentlichung der Chicagoer Studie können in europäischen Problemvierteln ähnliche Erklärungsmuster für das vermehrte Aufkommen von Gewaltbereitschaft Jugendlicher nachgewiesen werden. Anomische Orientierungs- und Perspektivlosigkeit im Zusammenhang mit den beschriebenen Dimensionen gesellschaftlicher Desintegration sind ein starker Indikator für Gewaltbereitschaft[26, 28].

In dem vielschichtigen sozialen Bedingungsgefüge von Gewalt können je nach Gesellschaftsform und Region sehr unterschiedliche Faktoren zusammenkommen, die wiederum auf sehr verschiedene Persönlichkeitskonstellationen und Mentalitäten der Akteure treffen (Abb. 14.5). Das erklärt die Vielgestaltigkeit der weltweiten gewaltsam ausgetragenen

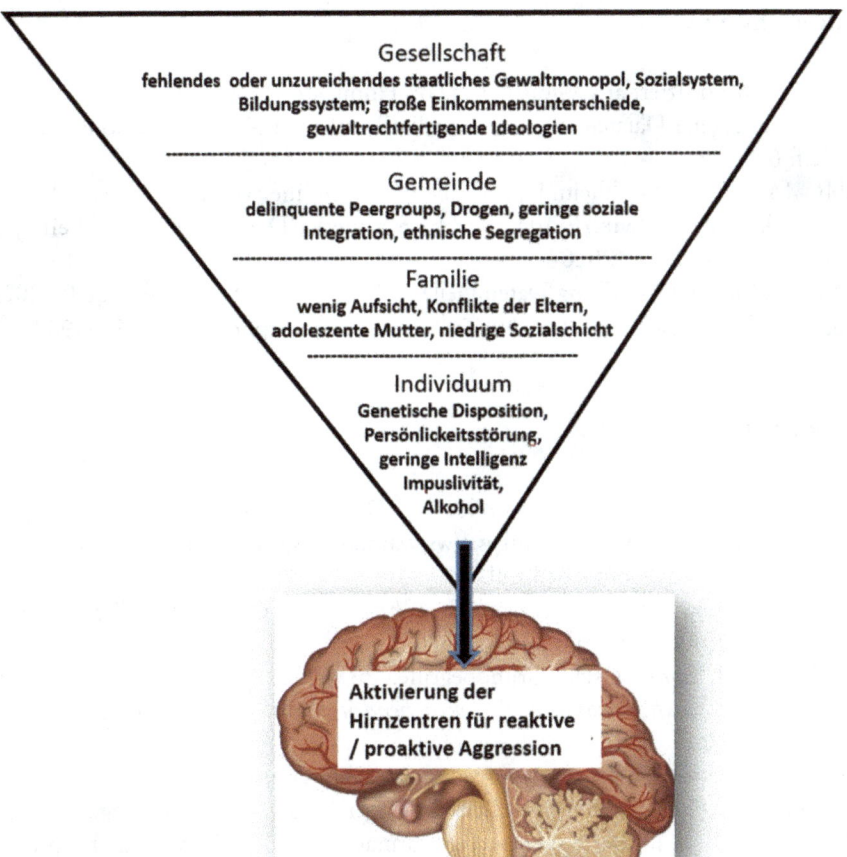

Abb. 14.5 Schematische Zusammenfassung des vielschichtigen sozialen Ursachengefüges von Aggression und Gewalt und dessen Einfluss auf die Hirnbiologie. Die Abbildung soll verdeutlichen, dass zu den Risikofaktoren für individuelle oder kollektive Gewalthandlungen sowohl die gesellschaftliche Gesamtsituation als auch das soziale Nahfeld (Gemeinde, Familie) sowie die individuelle, hirnbiologische Disposition gehören. Bei situativen Auslösern werden hierdurch die phylogenetisch alten neuronalen Gewaltgeneratoren im Hypothalamus aktiviert. (Modifiziert nach[30]).

Konflikte. Nicht alle betroffenen Individuen einer gewaltfördernden sozialen Situation bedienen sich gewaltsamer Methoden, auch wenn das noch so gerechtfertigt erscheinen mag. Eine biografisch herleitbare oder neurobiologische Disposition hierfür muss vorhanden sein. Letztere ist überwiegend beim männlichen Geschlecht anzutreffen.

Bildnachweise

Abb. 14.1 Modifiziert aus ‚Global Study on Homicide, 2019'; s. Ref. 1
Abb. 14.2 Eigene Darstellung. Datenquelle Bertelsmann-Transformations-Index; s. Ref. 6
Abb. 14.3 Emil Durkheim.jpg. Gemeinfrei. Online verfügbar unter: https://de.wikipedia.org/wiki/Émile_Durkheim#/media/Datei:Émile_Durkheim.jpg; (abgerufen Oktober 2020
Abb 14.4 Eigene Darstellung Datenquelle s. Ref. 23, zuletzt abgerufen: 08.06.2020
Abb. 14.5 Modifiziert nach Ref. 30; Teilbild aus Depositphotos Nr.: 86104948

Literatur

1. UNODC United Nations Office on Drugs and Crime. *Global Study on Homicide*. Vienna; 2019. https://www.unodc.org/unodc/en/data-and-analysis/global-study-on-homicide.html.
2. Beck, Teresa Koloma; Schlichte K. *Theorien der Gewalt zur Einführung*. 1. Hamburg: Junius Verlag; 2014.
3. Weber M. Soziologische Grundbegriffe. In: Winckelmann J, Hrsg. *Wirtschaft und Gesellschaft: Grundriß der verstehenden Soziologie*. 5. Tübingen: Mohr; 1980:1–30.
4. Elias N. Über den Prozess der Zivilisation. Shurkamp, 28. Aufl. 1997
5. Popitz H. *Phänomene der Macht*. 2. Tübingen: Mohr Siebeck Tübingen; 1992.
6. Stiftung B. BTI Bertelsmann Transformations Index, Datensatz. bti-project.org. https://www.bti-project.org/de/meta/downloads.html. Published 2020. Zugegriffen Juni 11, 2020.
7. Team BP. Methode, BTI, Bertelsmann Transformationsindex. bti-project.org. https://bti-project.org/de/methode.html#untersuchungsrahmen. Published 2020. Zugegriffen Juni 15, 2020.
8. Galtung J. Violence, Peace, and Peace Research. *J Peace Res*. 1969;6(3):167–191. https://doi.org/10.1177/002234336900600301
9. Zeit Online. Polizeigewalt in den USA – Tödlicher Rassismus -. https://www.zeit.de/thema/polizeigewalt-in-den-usa. Published 2020.
10. Long SJ, Fone D, Gartner A, Bellis MA. Demographic and socioeconomic inequalities in the risk of emergency hospital admission for violence: cross-sectional analysis of a national database in Wales. *BMJ Open*. 2016;6(8):1–10. https://doi.org/10.1136/bmjopen-2016-011169
11. Pinker S. *Gewalt: Eine neue Geschichte der Menschheit – S. 1003 ff.* Fischer-Verlag, Frankfurt a.M.; 2013.
12. Euler HA. Die Beitragsfähigkeit der evolutionären Psychologie zur Erklärung von Gewalt. In: Heitmeyer W, Soeffner H-G, Hrsg. *Gewalt. Entwicklungen,*

Strukturen, Analyseprobleme. Frankfurt am Main: Suhrkamp Verlag; 2004:411–435.
13. Wilson M, Daly M. Life expectancy, economic inequality, homicide, and reproductive timing in Chicago neighbourhoods. *Br Med J*. 1997;314(7089):1271–1274. https://doi.org/10.1136/bmj.314.7089.1271
14. Deegener, Günther; Körner W. *Risikoerfassung bei Kindesmisshandlung und Vernachlässigung; Theorie, Praxis, Materialien*. Lengerich: Pabst Science Publisher Verlag; 2006.
15. WHO. 10 facts about violence prevention. http://www.who.int/features/factfiles/violence/en/. Published 2017.
16. Heise LL, Kotsadam A. Cross-national and multilevel correlates of partner violence: An analysis of data from population-based surveys. *Lancet Glob Heal*. 2015;3(6):e332–e340. https://doi.org/10.1016/S2214-109X(15)00013-3
17. Beck TK. (Staats-)Gewalt und Moderne Gesellschaft, Der Mythos vom Verschwinen der Gewal. *Polit Zeitgesch*. 2017;04/2017:16–21.
18. Gerste M. Endlich: Vergewaltigung in der Ehe gilt künftig als Verbrechen. Zeit Online. https://www.zeit.de/1997/21/ehe.txt.19970516.xml. Published 1997. Zugegriffen Juni 11, 2020.
19. Reemtsma JP. *Vertrauen und Gewalt – Versuch über eine besondere Konstellation der Moderne*. Hamburger. HIS Verlagsges. mbH, Verlag des Hamburger Instituts für Sozialforschung, Hamburg; 2013.
20. Durkheim E. *Les règles de la méthode sociologique*. Alcan, Paris; 1895. Alcan, Paris.
21. Tierney J. *Key Perspectives in Criminology*. 1. New York: Open University Press McGraw-Hill Education; 2009.
22. Jones M. *Am Anfang war Gewalt. Die deutsche Revolution 1918/19 und der Beginn der Weimarer Republik*. 3. Berlin: Probyläen; 2017.
23. World Health Organization RO for E. European Health Information Gateway. gateway.euro.who.int. https://gateway.euro.who.int/en/hfa-explorer/. Published 2020.
24. Wickert C. Anomietheorie (Merton). Soztheo.de. https://soztheo.de/kriminalitaetstheorien/anomie-druck-theorien/anomietheorie-merton/. Published 2018. Zugegriffen Mai 8, 2020.
25. Wickert C. Soziale Desorganisation (Shaw & McKay). Soztheo.de. https://soztheo.de/kriminalitaetstheorien/soziale-desorganisation/soziale-desorganisation-shaw-mckay/. Published 2018. Zugegriffen Mai 8, 2020.
26. Heitmeyer, Wilhelm; Herrmann H. Zur Dynamik von sozialer Desintegration, Segregation und Relation von Bevölkerungsgruppen, ein Analysekonzept. In: *RaumErleben: Zur Wahrnehmung des Raumes in Wissenschaft und Praxis*. 1. Leverkusen-Opladen; 2010:31–50.

27. Heitmeyer W, Soeffner H-G, Hrsg. Gewalt. Entwicklungen, Strukturen, Analyseprobleme. In: Frankfurt am Main: Suhrkamp Verlag; 2004.
28. Heitmeyer, Wilhelm; Thoma H et al. *Gewalt in öffentlichen Räumen, Zum Einfluss von Bevölkerungs- und Siedlungsstrukturen in städtischen Wohnquartieren, 2. überarbeitete Auflage.* 2. Wiesbaden: Springer Fachmedien; 2012.
29. Eifler S. *Kriminalsoziologie.* 1. Bielefeld: Transcript Verlag; 2002.
30. Möller-Leimkühler AM, Bogerts B. Kollektive Gewalt – Neurobiologische, psychosoziale und gesellschaftliche Bedingungen. *Nervenarzt.* 2013;84(11):1345–1354, 1356–1358. https://doi.org/10.1007/s00115-013-3856-y

15

Gewalt bei Kindern und Jugendlichen – frühe Risikofaktoren

Gewalt tritt nur selten erstmals spontan im Erwachsenenalter auf und wenn, dann ist sie in aller Regel als Symptom einer erst dann auftretenden Hirnerkrankung, einer seelischen Störung oder massiver Stressoren zu werten. Viel häufiger ist Gewalt das Produkt einer lebenslangen Entwicklung, deren prägendste Stadien im Kindes- und Jugendalter liegen, in dem Hirn und Persönlichkeit heranreifen.

Neurobiologie des heranreifenden Gehirns

Das kindliche und jugendliche Gehirn ist erst im jungen Erwachsenenalter (etwa mit dem 20. Lebensjahr) voll ausgereift. Die Nervenzellen sind zwar bei Geburt schon alle vorhanden und das Hirn hat mit zwei Jahren schon etwa 80 % des Erwachsenenvolumens[1]. Im Laufe der Kindheit und Jugendzeit wachsen aber die Nervenfasern und deren Hüllen und damit die Verbindungen zwischen den einzelnen Hirnarealen erst nach und nach. Die bewegungs- und emotionsrelevanten Areale im Hirninneren reifen dabei früher aus als die phylogenetisch neueren Hirnrindenbezirke. Als letzte Region erreicht das Stirnhirn im jungen Erwachsenenalter die volle Reife seiner Bahnverbindungen und damit die volle Leistungsfähigkeit. Das Stirnhirn ist die wichtigste Instanz für planerisches, abwägendes und vorausschauendes Verhalten. Deshalb werden diese höchsten geistigen Fähigkeiten erst im frühen Erwachsenenalter in vollem Umfang erreicht, wohingegen Emotionen und Beweglichkeit schon in der Jugendzeit auf Hochtouren laufen. Das erklärt, warum höhere Impulsivität, Direktheit und Spontanität und ungebremste Emotionalität typisch sind für kindliches und jugendliches Verhalten. Erwachsenwerden setzt ein ausgereiftes und vollfunktionsfähiges Stirnhirn voraus, mit dem eine ausreichende Speicherkapazität und Integrationsfähigkeit für Lebenserfahrung, gesellschaftliche Normen, Ethik und Moral zur Verfügung gestellt wird.

Vorkommen und Häufigkeit

Die noch unzureichende Ausreifung impulskontrollierender und vorausschauender Hirnareale des Stirnhirns ist der Grund dafür, dass aggressives Verhalten in der Kindheit häufiger auftritt als im Erwachsenenalter. Während solches Verhalten in der Allgemeinbevölkerung bei 3 % der Männer und 1 % der Frauen anzutreffen ist, werden die Häufigkeitsraten von Störungen des Sozialverhaltens im Kindesalter bei etwa 10 % der Jungen und 5 % der Mädchen angegeben[2,3]. In der aggressivsten Lebensphase befinden sich nicht etwa Jugendliche, Heranwachsende oder Erwachsene sondern Kleinkinder im Trotzalter mit ungefähr zwei bis drei Jahren[3,4,5]. Die Neigung zu Aggressivität scheint damit angeboren zu sein und geht im Laufe der frühen Sozialisierung zurück, vorausgesetzt, dass soziale Regeln und Normen vermittelt und verinnerlicht werden.

Rangeleien unter Kindern und Jugendlichen sind meistens nicht als bösartig-aggressives Verhalten einzustufen, sondern es geht dabei um die alterstypische Frage, wer der Stärkere ist und um die Klärung der Rangordnung. Oft sind es nur harmlose Tobespiele oder Ausprobieren von Grenzen, was sich bei der überwiegenden Mehrheit der Jugendlichen auf episodenhaftes Verhalten in dieser Altersstufe beschränkt[6]. Ernsthafter und bösartiger ist Cyberbullying über Handys, Smartphones oder Tablets, wobei die Täter anonym bleiben können[7].

Es gibt unter den gewaltbereiten Jugendlichen eine kleine Zahl von Intensivtätern, die mehr als die Hälfte aller Diebstähle, Sachbeschädigungen und Körperverletzungen verüben[8]. Intensives dissoziales Langzeitverhalten verbunden mit Aggressivität zeigen etwa 6 % der Kinder und Jugendlichen[2]. Sehr ausgeprägte Störungen des Sozialverhaltens von klinischer Relevanz wurden etwa bei 3 % der Kinder erfasst, bei Jungen dreimal häufiger als bei Mädchen[9].

Untersuchungen zum Langzeitverlauf aggressiven Verhaltens im Kindesalter ergaben, dass bei etwa zwei Drittel der Jungen kein körperlich aggressives Verhalten auftrat, bei etwa 30 % ein moderates aggressives

Verhalten und bei 6–7 % ein langfristiges Verhalten zur Gewaltanwendung vorhanden ist. Dieses ist bei Jungen deutlich häufiger und stärker ausgeprägt als bei Mädchen[8,10]. Eine ähnliche Häufigkeit weist Bullying auf, womit wiederholtes Drangsalieren, Diffamieren bis zu körperlichen Attacken gemeint ist[7].

Relational aggressives Verhalten, damit ist schlecht über andere reden, Ausgrenzung und Mobbing gemeint, ist dagegen bei Mädchen häufiger als bei Jungen. Wenn man dieses Verhalten mit einbezieht ist aggressives Verhalten bei Jungen und Mädchen etwa gleich häufig. Jungen zeigen jedoch mehr sichtbares aggressives Verhalten, während Mädchen eher verdeckte Aggression anwenden. Dieser Unterschied zwischen Jungen und Mädchen ist bereits im Kindergartenalter zu beobachten[11].

Nehmen Gewalthandlungen bei Kindern und Jugendlichen zu?

Die Meinung, dass Gewalthandlungen unter Kindern und Jugendlichen in den letzten Jahren ständig zugenommen hätten, trifft nicht zu. Dieser Eindruck ist wohl eher auf eine intensivere Berichterstattung durch die Medien zurückzuführen als auf die tatsächlichen Gegebenheiten. Seit dem Jahr 2007 kam es in Deutschland zu einem kontinuierlichen Rückgang von Gewalttaten, nicht nur im Erwachsenenalter, sondern auch bei Jugendlichen (Abb. 15.1). Das ist als Erfolg der verstärkten Präventionsarbeit in Schulen

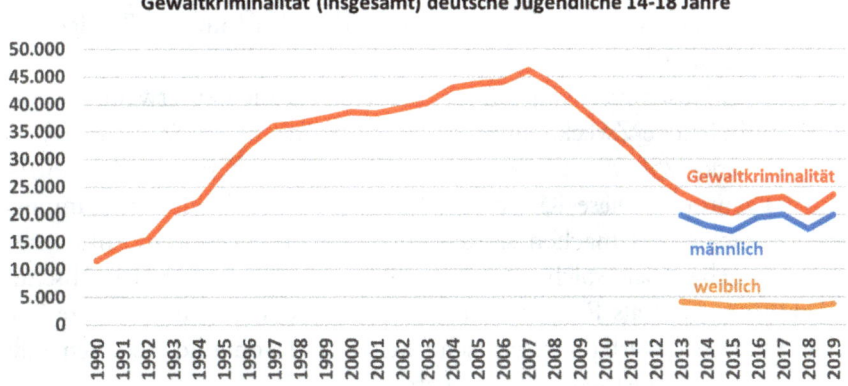

Abb. 15.1 Gewaltkriminalität (erfasste Fälle) von tatverdächtigen Jugendlichen im Alter von 14–18 Jahren in Deutschland in den Jahren 1990–2019 (erstellt aus Statistiken des Bundeskriminalamtes[13,14])

und Jugendberatungsstellen zu werten. Nicht nur das Hellfeld, in dem die polizeilich registrierten Straftaten erfasst sind, ging zurück. Auch Dunkelfeld-Befragungen, in denen Jugendliche selbst danach befragt wurden, wie häufig sie Täter oder Opfer von Gewalttaten waren, zeigen eine Abnahme[12].

Durch Wiederholungsbefragungen unter mehreren tausend Jugendlichen der 9. Jahrgangsstufe konnte gezeigt werden, dass der Anteil derer, die in den zurückliegenden zwölf Monaten mindestens eine Körperverletzung verübt haben, von ca. 20 % im Jahr 1998 auf 5 % im Jahr 2015 gesunken ist[12]. In Übereinstimmung mit den Befunden des polizeilichen Hellfeldes (Abb. 15.1) ergaben sich dabei besonders starke Rückgänge im Gewaltverhalten Jugendlicher seit dem Jahr 2007. Folgende Faktoren wurden für die Rückgänge der Jugendgewalt als entscheidend angesehen: Zunahme des Anteils an Jugendlichen, die höhere Schulabschlüsse zeigen, Rückgang des Einsatzes elterlicher Gewalt, Zunahme elterlicher Zuwendung als positiver Erziehungsstil, zunehmende Gewaltmissbilligung der Gleichaltrigen[12].

Ursachen von Aggressivität im Kindes- und Jugendalter

Frühe Traumatisierung

Psychische Traumatisierung in der frühen Kindheit durch emotionale Vernachlässigung, Missbrauch oder Gewalterfahrung gehören zu den stärksten Risikofaktoren für Gewalthandlungen im Jugend- wie auch im Erwachsenenalter. Kinder mit traumatisierenden frühen Erfahrungen fallen später sehr viel häufiger durch Gewalthandlungen auf, als Kinder ohne solche Erfahrungen[15].

In diesem Zusammenhang sollten auch Kindersoldaten erwähnt werden, die für militärische Zwecke eingesetzt werden und deren Zahl für das Jahr 2018 auf zirka 250.000 in 18 Ländern der Welt, überwiegend in Afrika, geschätzt wurde[16]. Diese Kinder werden gegen ihren Willen in Kampfeinsätze geschickt, teils machen sie das auch, um der Armut zu entkommen oder aus Rache. Viele solcher Kinder (aber nicht alle; s. Kap. 13, Abschnitt ‚Kollektive Gewalt als Rauschzustand') tragen, wenn sie ihre Einsätze überleben, massive dauerhafte psychische Schäden davon und behalten selbst lebenslang eine hohe Gewaltbereitschaft[17].

Mehrfach delinquent auffällige Jugendliche sind typischerweise frühen familiären und sozialen Mängellagen ausgesetzt, haben Gewalt innerhalb der

Familie oder auch gegenüber sich selbst erfahren, sind sozialer Ausgrenzung ausgesetzt und haben schulische Probleme. Häufig kommt früher Alkohol- oder Drogenkonsum hinzu[18]. Besonders gefährdet sind Kinder aus einem gestörten familiären Milieu, wenn sie zusätzliche mentale Defizite aufgrund einer leichten Störung der Hirnfunktion aufweisen[19,20].

Erbfaktoren

Neben frühen familiären und sozialen Risikofaktoren spielen auch Erbfaktoren im Kindes- und Jugendalter eine bedeutende zur Gewalt disponierende Rolle. Etwa die Hälfte des Ursachenspektrums für aggressiv-dissozialen Verhaltens kann bei Kindern und Jugendlichen ebenso wie bei Erwachsenen auf eine genetische Anlage zurückgeführt werden (s. Kap. 5). Insbesondere Gewaltneigung, die mit herzlosem und gefühlskaltem Verhalten einhergeht, weist eine deutliche genetische Komponente auf. Solche Kinder sind nicht in der Lage, Bedürfnisse und Emotionen der anderen wahrzunehmen[2,21,22,23].

Dass Gene eine Rolle spielen wird auch durch die Tatsache sichtbar, dass Jungen schon im Alter von 17 Monaten aggressiver sind als Mädchen. Erlerntes soziales Rollenverhalten kann in diesem Alter kaum relevant sein. Wie bei Erwachsenen trägt offensichtlich schon bei Kleinkindern das männliche Y-Chromosom zur Geschlechtsdifferenz im Aggressionsverhalten bei.

Psychische Störungen – ADHS

Viele inhaftierte Jugendliche zeigen klinisch relevante psychische Störungen. Hierzu gehören insbesondere die Aufmerksamkeitsdefizit-/Hyperaktivitätsstörung (ADHS) sowie früh beginnende ausgeprägte antisoziale Persönlichkeitsstörungen. Mehr als die Hälfte der inhaftierten Jugendlichen konsumierte Alkohol und/oder Drogen[24]. Eine Metaanalyse fand ein 21-fach höheres Risiko für aggressives Verhalten bei Kindern mit ADHS[25]. Kinder, die früh in der Entwicklung von ADHS eine aggressiv-dissoziale Symptomatik aufweisen, bedürfen als potentielle Hochrisikogruppe für langfristig delinquentes Verhalten einer besonderen Zuwendung[26,27]. Mit Hilfe psychotherapeutischer und medikamentöser Maßnahmen lässt sich ADHS in den meisten Fällen gut behandeln und damit die Prognose entscheidend verbessern.

Hirnentwicklungsstörungen – toxische Einflüsse

Neben frühkindlicher psychischer Traumatisierung und genetischen Einflüssen sind Hirnentwicklungsstörungen und vorgeburtliche toxische Einflüsse von Relevanz. Es gibt Studien, die darauf hinweisen, dass Kinder von Müttern, die während der Schwangerschaft rauchen, als Erwachsene dreimal häufiger Gewalttäter werden als Kinder ohne solche Risiken[28]. Diese Kinder haben auch eine Verminderung des Kopfumfanges und die Hirnrinde im Stirnbereich ist dünner. Das weist darauf hin, dass Rauchen während der Schwangerschaft bei den geschädigten Kindern eine eingeschränkte Hirnentwicklung verursacht[28]. Den betroffenen Hirnregionen, insbesondere dem Stirnhirn, kommt für die Hemmung gewalttätigen Verhaltens eine Schlüsselrolle zu.

Ein weiterer toxischer Faktor, der die Hirnentwicklung beeinträchtigt ist Alkohol. Ein fetales Alkoholsyndrom geht mit einem erhöhten Risiko späteren gewaltbereiten Verhaltens einher[29]. Auch Mangelernährung während der Schwangerschaft und im Kleinkindesalter beeinträchtigt das Hirnwachstum und verdoppelt das Risiko antisozialer Verhaltensweisen im Jugendalter. Eine der Folgen des Hungerwinters in Holland gegen Ende des zweiten Weltkrieges in den Jahren 1944/45 war, dass Kinder, die vorgeburtlich während der Schwangerschaft von der Lebensmittelknappheit betroffen waren, als Erwachsene eine 2–3-mal häufiger auftretende antisoziale Persönlichkeitsstörung aufwiesen[30].

Bemerkenswert sind auch Studien wonach ein niedriger Zinkspiegel im Blut mit einem erhöhten Risiko aggressiven Verhaltens einhergeht[31]. Zink ist ein wichtiges Spurenelement für die Produktion von neuronalen Überträgerstoffen. Die Nervenzellen limbischer für Emotionen relevanter Hirnbereiche, wie Mandelkern und Hippocampus, haben einen besonders hohen Gehalt an Zink.

Ähnlich wirkt sich ein Mangel an der essentiellen Aminosäure Tryptophan aus. Aus Tryptophan wird der neuronale Botenstoff Serotonin synthetisiert, der für psychische Ausgeglichenheit sorgt. Wenn man die Tryptophan-Konzentration bei Versuchspersonen senkt, reagieren diese aggressiver auf Provokation; nach Erhöhung des Tryptophan-Spiegels und Verbesserung der Serotoninwirkung an den Synapsen durch Antidepressiva ist das wieder rückläufig[32,33].

Von jetzt nur noch historischem Interesse sind Studien, die zeigten, dass hohe Bleikonzentrationen sich negativ auf die Hirnentwicklung auswirkten[34]. Bis in die 70er Jahre wurde Blei in Benzin und Farben verarbeitet und dann verboten. Es stellte sich heraus, dass Jungen mit hohen

Bleikonzentrationen im Blut von ihren Lehrern eine höhere Neigung zu delinquentem und aggressivem Verhalten attestiert wurde. Sowohl prä- wie auch postnatale Blutbleiwerte von Kindern lieferten bemerkenswerte Vorhersagen für die Delinquenz der Kinder im Alter von 20 Jahren und im Erwachsenalter. Auf jeweils 5 Mikrogramm Zunahme des pränatalen Blutbleiwertes kam ein 40-%iger Anstieg des Risikos einer Festnahme[34].

Neue Medien und Gewaltrisiko bei Jugendlichen

Da Gewalt in den Medien beliebig verfügbar ist und medialer Gewaltkonsum vor allem bei männlichen Jugendlichen zum alltäglichen Freizeitrepertoire gehört, insbesondere auch in Form von gewaltaffinen Computerspielen, wird häufig die Frage gestellt, ob der Konsum von Mediengewalt auch eigenes aggressives und gewalttätiges Verhalten der Konsumenten fördert oder sogar süchtig machen kann. Die Medienwirkungsforschung kommt diesbezüglich zu einem differenzierten Bild. Konsens besteht darin, dass Mediengewalt zwar einen Beitrag zum realen Gewaltverhalten leistet, dass sie allerdings nur ein Faktor in einem vielfältigen Ursachenbündel darstellt. Nur im Zusammentreffen mit Traumatisierung oder Vernachlässigung in der Kindheit, einem gewaltfördernden sozialen Umfeld oder einer anlaufenden psychischen Störung trägt derartiger Medienkonsum zur Entwicklung von Gewaltkriminalität bei[35].

Nach Einschätzung von Kriminologen und Psychologen stellen etwa 5–10 % der männlichen Jugendlichen eine spezifische Risikogruppe dar, die als besonders gefährdet eingestuft werden muss, da hier mediale Gewaltdarstellungen unmittelbar als Identifikations- und Handlungsmuster fungieren[36,37].

Eine besondere Risikogruppe sind vornherein zu aggressiven Verhaltensweisen neigende Jugendliche, bei denen vorbestehende Feindseligkeit gegenüber anderen zur Nutzung solcher Spiele auf PCs, Smartphones oder Tablets disponiert. Insbesondere Jungen im Alter von 11–17 Jahren mit niedrigem Bildungsniveau empfanden Gewaltspiele als besonders attraktiv und identifizierten sich mit den Spielfiguren[2,38]. Es gibt auch Berichte, nach denen die Nutzung gewalthaltiger Spiele durch Kinder ohne entsprechende vorbestehende Mentalität bei einem erhöhten Anteil zu dissozialen und feindseligeren Einstellungen führt und dass gewalthaltiger Medienkonsum spätere Aggression begünstigt[37,39,40]. Neben erhöhter körperlicher Aggressivität ist häufig auch eine verminderte Empathie die Folge solcher Spiele[37,41].

Diese Studien legen nahe, dass intensive Nutzung von gewalthaltigen Bildschirmspielen im Kindes- und Jugendalter langfristig ein Risikofaktor für körperliche Aggression darstellt, wobei insbesondere solche Jugendliche betroffen sind, die von vornherein zu dissozialen Verhaltensweisen neigen. Jugendliche ohne solche Risikofaktoren sind davon kaum betroffen.

Vorhersagbarkeit künftiger Gewalttätigkeit bei Kindern und Jugendlichen?

Bei einer kleinen Gruppe von Kindern kann Aggression mit Gewaltneigung als andauerndes Verhaltensmuster beobachtet werden[42]. Bei solchen Kindern kommen oft genetische Belastung, ein aggressionsförderndes familiäres Umfeld, mitunter zusätzliche subtile Hirnentwicklungsstörungen und vorgeburtliche toxische Einflüsse als Kombination mehrerer Ursachen zusammen.

Eine Vielzahl von Studien, die in den USA, Kanada und Europa durchgeführt wurden, bestätigten, dass die Kombination von Erbanlage, Geburtskomplikationen, neurobiologischen Risiken, kognitiven Entwicklungsdefiziten und desolatem Familienumfeld eine besonders ungünstige Prognose hinsichtlich späterer dissozialer und aggressiver Auffälligkeiten zur Folge hat.[43–47].

Auch frühe funktionelle Besonderheiten des autonomen Nervensystems scheinen prognostische Bedeutung zu besitzen. Ein ungünstiger prognostischer Faktor bei Kindern ist eine niedrige Herzfrequenz schon im Alter von drei Jahren. Das wurde damit erklärt, dass Kinder mit langsamerem Herzschlag weniger stark auf soziale Restriktionen reagieren, weniger Ängste haben und weniger negative Konsequenzen von regelwidrigem Verhalten befürchten. Einige Autoren stuften deshalb eine niedrige Herzfrequenz als Biomarker für ein Risiko künftiger aggressiver Verhaltensstörungen ein[48]. Eine weitere Untersuchung zeigte, das fehlende Furchtkonditionierung, gemessen mit der Hautleitreaktion, im Alter von drei Jahren ein starker Prädiktor für künftig kriminelles Verhalten ist. Dreijährige Jungen, die keine Furchtkonditionierung zeigten, waren im Alter von 23 Jahren signifikant häufiger durch kriminelles Verhalten auffällig[49].

Kinder, die eine herzlose und gefühlskalte Wesensart haben (engl.: callous and unemotional traits = CU traits), weisen einen besonders ungünstigen Entwicklungsverlauf auf[50]. Diese CU-traits ähneln sehr stak den Psychopathie-Merkmalen, die auch bei gewissenlosen erwachsenen Gewalttätern anzutreffen sind. Hierzu gehören übersteigertes Dominanzverhalten, pathologisches Lügen, manipulierendes Verhalten, fehlende Schuldgefühle, fehlende Empathie, ständige Suche nach Stimulation und frühe Delinquenz. Das aggressive Verhalten solcher Kinder und Jugendlichen ist schwerwiegender als das von Kindern mit einer Störung des Sozialverhaltens ohne derartige Psychopathie-Kriterien[50,51].

Neben sozialen, milieubedingten und familiären Teilursachen wurden folgende biologische Risikofaktoren für dissozial-aggressives Verhalten in Kindheit und Jugendzeit festgestellt:

- niedrige Herzfrequenz[48]
- fehlende Furchtkonditionierung[49]
- Hirnentwicklungsstörungen[28,30,47]
- vorgeburtliche Mangelernährung[30]
- vorgeburtlicher Nikotin- und Alkoholkonsum der Mutter[28,29]
- neuropsychologisch Defizite, geringe Intelligenz[44]
- ADHS[25]
- Erbanlage (Familienanmnese)[22,23]

Die bisher geltende Auffassung, wonach das langfristige Risiko jugendlicher Aggression und Gewalt umso höher ist, je früher, vielfältiger und schwerwiegender aggressiv-dissoziales Verhalten auftritt[52], muss durch neuere Studien relativiert werden[53]. In einer Langzeitanalyse mit Befragungen von Jugendlichen zu eigenen Gewaltdelikten zeigte sich, dass der Höhepunkt solchen Verhaltens im vierzehnten Lebensjahr erreicht ist. Für dieses Alter gaben 25 % der männlichen und 14 % der weiblichen Jugendlichen an, selbst im Verlauf eines Jahres Gewaltdelikte verübt zu haben (Jahresprävalenz). Danach kam es bis zum achtzehnten Lebensjahr zu einem kontinuierlichen Rückgang auf 8 % bei männlichen und 2 % bei weiblichen Jugendlichen und anschließend bis zum 28sten Lebensjahr (Ende des Untersuchungszeitraums) zu einem weiteren Rückgang auf 2 % bzw. 1 %. Auch die Zahl der bis dahin als Intensivtäter eingestuften Jugendlichen (ca. 6 %) nahm im jungen Erwachsenenalter noch deutlich ab[53]. Die Annahme, dass eine im frühen Kindesalter auffällige Delinquenz spätere Intensivtäterschaft vorhersage trifft deshalb nur bedingt zu, weil nicht nur die später delinquent bleibenden Intensivtäter sondern auch diejenigen, die im Erwachsenenalter nicht mehr straffällig werden, zu den früh auffälligen Kindern gehören. Eine im Einzelfall sichere Vorhersage langfristiger Gewaltneigung aufgrund des frühkindlichen Verhaltens ist somit nicht möglich, auch wenn eine geringe statistische Wahrscheinlichkeit höherer Straffälligkeit gegeben ist.

Extremistische Einstellungen bei Jugendlichen

In einer im Jahre 2015 durchgeführten Befragung wurden elf Prozent der Jugendlichen als rechtsextrem eingestuft (nur deutsche Jugendliche), ca. sieben Prozent als linksextrem und ca. elf Prozent als islamistisch extrem bzw. fundamentalistisch (nur Muslime). Gewalt-akzeptierende extremistische Einstellungen waren bei etwa fünf Prozent der Jugendlichen anzutreffen. Knapp ein Prozent der deutschen Jugendlichen gaben rechtsextremes Verhalten zu, knapp zwei Prozent linksextremes Verhalten. Mindestens eine Form von Gewaltausübung berichteten ca. sechs Prozent der Jugendlichen[12,54].

Die Ausübung extremistischen Verhaltens hängt davon ab, ob im sozialen Umfeld der Jugendlichen jene Gruppen vorhanden sind, die als Gegner eines politischen Extremismus gelten und entsprechend angegriffen werden können. Ein niedriger Sozialstatus steht in keiner relevanten Beziehung mit der Gewaltakzeptanz oder dem Extremismus, womit Annahmen darüber, dass eine soziale Benachteiligung mit Radikalisierung in Beziehung steht, nicht bestätigt werden konnten[54].

Gewalt, insbesondere Jugendgewalt, ist in Deutschland zwar rückläufig – im Hell- wie im Dunkelfeld. Die Daten des Verfassungsschutzes zum Extremismus deuten jedoch auf eine Zunahme in allen Extremismusbereichen hin. Für einen Teil der Gewalt, die extremistisch motivierte Gewalt, ergibt sich somit doch ein Hinweis auf eine Zunahme auch bei Jugendlichen, was eine intensivere Präventionsarbeit auf diesem Gebiet erforderlich macht.

Bildnachweis

Abb. 15.1 Eigene Darstellung. Datenquelle s. Ref. 13 u. 14

Literatur

1. Knickmeyer RC, Gouttard S, Kang C, u. a. A Structural MRI Study of Human Brain Development from Birth to 2 Years. *J Neurosci.* 2008;28(47):12176–12182. https://doi.org/10.1523/JNEUROSCI.3479-08.2008
2. Petermann F, Koglin U. *Aggression und Gewalt von Kindern und Jugendlichen – S. 33 ff.* Heidelberg: Springer Heidelberg; 2013.
3. Petermann F. Zur Epidemiologie psychischer Störungen im Kindes- und Jugendalter. *Kindheit und Entwicklung.* 2005;14(1):48–57. https://doi.org/10.1026/0942-5403.14.1.48

4. Helmsen J, Koglin U, Petermann F. Emotion Regulation and Aggressive Behavior in Preschoolers: The Mediating Role of Social Information Processing. *Child Psychiatry Hum Dev*. 2012;43(1):87–101. https://doi.org/10.1007/s10578-011-0252-3
5. Tremblay RE. Developmental origins of disruptive behaviour problems: the 'original sin' hypothesis, epigenetics and their consequences for prevention. *J Child Psychol Psychiatry*. 2010;51(4):341–367. https://doi.org/10.1111/j.1469-7610.2010.02211.x
6. Nielsen M, Bilke-Hentsch O. Delinquenz als vorübergehende adoleszentäre Phase. In: Bilke-Hentsch O, Sevecke K, Hrsg. *Aggressivität, Impulsivität und Delinquenz: Von gesunden Aggressionen bis zur forensischen Psychiatrie bei Kindern und Jugendlichen*. Georg Thieme Verlag KG, Stuttgart; 2017:58–62. https://doi.org/10.1055/b-004-132 246
7. Von Marées N, Petermann F. Bullying in German Primary Schools. *Sch Psychol Int*. 2010;31(2):178–198. https://doi.org/10.1177/0143034309352416
8. Campbell SB, Spieker S, Vandergrift N, Belsky J, Burchinal M. Predictors and sequelae of trajectories of physical aggression in school-age boys and girls. *Dev Psychopathol*. 2010;22(01):133. https://doi.org/10.1017/S0954579409990319
9. Canino G, Polanczyk G, Bauermeister JJ, Rohde LA, Frick PJ. Does the prevalence of CD and ODD vary across cultures? *Soc Psychiatry Psychiatr Epidemiol*. 2010;45(7):695–704. https://doi.org/10.1007/s00127-010-0242-y
10. Wahl K. *Aggression und Gewalt: Ein biologischer, psychologischer und sozialwissenschaftlicher Überblick*. Spektrum Akademischer Verlag Heidelberg; 2009.
11. Ostrov JM, Keating CF. Gender Differences in Preschool Aggression During Free Play and Structured Interactions: An Observational Study. *Soc Dev*. 2004;13(2):255–277. https://doi.org/10.1111/j.1467-9507.2004.000266.x
12. Pfeiffer C, Baier D, Kliem S. Zur Entwicklung der Gewalt in Deutschland. Schwerpunkte: Jugendliche und Flüchtlinge als Täter und Opfer. Gutachten im Auftrag des Bundesministeriums für Familie, Senioren, Frauen und Jugend. Institut für Delinquenz und Kriminalprävention. https://www.bmfsfj.de/bmfsfj/service/publikationen/zur-entwicklung-der-gewalt-in-deutschland-/121148. Published 2018. Zugegriffen September 22, 2020.
13. Bundesministerium des Inneren. Bericht zur polizeilichen Kriminalstatistik 2016. https://www.bka.de/SharedDocs/Downloads/DE/Publikationen/PolizeilicheKriminalstatistik/2016/pks2016ImkBericht.html. Published 2016. Zugegriffen September 23, 2020.
14. Polizeiliche Kriminalstatistik 2019. https://www.bmi.bund.de/SharedDocs/downloads/DE/publikationen/themen/sicherheit/pks-2019.pdf?__blob=publicationFile&v=10.
15. Krischer MK, Sevecke K. Early traumatization and psychopathy in female and male juvenile offenders. *Int J Law Psychiatry*. 2008;31(3):253–262. https://doi.org/10.1016/j.ijlp.2008.04.008

16. Willinger R. Kindersoldaten – terre des homes. https://www.tdh.de/was-wir-tun/themen-a-z/kindersoldaten/. https://www.tdh.de/was-wir-tun/themen-a-z/kindersoldaten/. Published 2018.
17. Unicef. *Unicef-Report „A Familiar Face. Violence in the lives of children and adolescents"*.; 2017. https://data.unicef.org/wp-content/uploads/2017/10/EVAC-Booklet-FINAL-10_31_17-high-res.pdf.
18. Odgers CL, Milne BJ, Caspi A, Crump R, Poulton R, Moffitt TE. Predicting Prognosis for the Conduct-Problem Boy: Can Family History Help? *J Am Acad Child Adolesc Psychiatry*. 2007;46(10):1240–1249. https://doi.org/10.1097/chi.0b013e31813c6c8d
19. Shalev I, Moffitt TE, Sugden K, u. a. Exposure to violence during childhood is associated with telomere erosion from 5 to 10 years of age: a longitudinal study. *Mol Psychiatry*. 2013;18(5):576–581. https://doi.org/10.1038/mp.2012.32
20. Odgers CL, Moffitt TE, Broadbent JM, u. a. Female and male antisocial trajectories: From childhood origins to adult outcomes. *Dev Psychopathol*. 2008;20(02):673–716. https://doi.org/10.1017/S0954579408000333
21. Burt SA. Are there meaningful etiological differences within antisocial behavior? Results of a meta-analysis. *Clin Psychol Rev*. 2009;29(2):163–178. https://doi.org/10.1016/j.cpr.2008.12.004
22. Rhee SH, Waldman ID. Genetic and environmental influences on antisocial behavior: a meta-analysis of twin and adoption studies. *Psychol Bull*. 2002;128(3):490–529. http://www.ncbi.nlm.nih.gov/pubmed/12002699.
23. Waldman ID, Tackett JL, Van Hulle CA, u. a. Child and adolescent conduct disorder substantially shares genetic influences with three socioemotional dispositions. *J Abnorm Psychol*. 2011;120(1):57–70. https://doi.org/10.1037/a0021351
24. Grimm P. Mediale Entwicklungen. In: Bilke-Hentsch O, Sevecke K, Hrsg. *Aggressivität, Impulsivität und Delinquenz: Von gesunden Aggressionen bis zur forensischen Psychiatrie bei Kindern und Jugendlichen*. Georg Thieme Verlag KG, Stuttgart; 2017:21–23. https://doi.org/10.1055/b-004-132 246
25. Witthöft J, Koglin U, Petermann F. Zur Komorbidität von aggressivem Verhalten und ADHS. *Kindheit und Entwicklung*. 2010;19(4):218–227. https://doi.org/10.1026/0942-5403/a000029
26. Sobanski E. Psychiatric comorbidity in adults with attention-deficit/hyperactivity disorder (ADHD). *Eur Arch Psychiatry Clin Neurosci*. 2006;256(S1):i26–i31. https://doi.org/10.1007/s00406-006-1004-4
27. van Lier PAC, Crijnen AAM. Trajectories of Peer-Nominated Aggression: Risk Status, Predictors and Outcomes. *J Abnorm Child Psychol*. 2005;33(1):99–112. https://doi.org/10.1007/s10802-005-0938-8
28. Toro R, Leonard G, Lerner J V, u. a. Prenatal Exposure to Maternal Cigarette Smoking and the Adolescent Cerebral Cortex. *Neuropsychopharmacology*. 2008;33(5):1019–1027. https://doi.org/10.1038/sj.npp.1301484

29. Fast DK, Conry J, Loock CA. Identifying fetal alcohol syndrome among youth in the criminal justice system. *J Dev Behav Pediatr.* 1999;20(5):370–372. http://www.ncbi.nlm.nih.gov/pubmed/10533996.
30. Neugebauer R, Hoek HW, Susser E. Prenatal exposure to wartime famine and development of antisocial personality disorder in early adulthood. *JAMA.* 1999;282(5):455–462. http://www.ncbi.nlm.nih.gov/pubmed/10442661.
31. Walsh WJ, Isaacson HR, Rehman F, Hall A. Elevated blood copper/zinc ratios in assaultive young males. *Physiol Behav.* 1997;62(2):327–329. https://doi.org/10.1016/s0031-9384(97)88988-3
32. Dougherty DM, Moeller FG, Bjork JM, Marsh DM. Plasma L-tryptophan depletion and aggression. *Adv Exp Med Biol.* 1999;467:57–65. https://doi.org/10.1007/978-1-4615-4709-9_7
33. Cherek DR, Lane SD, Pietras CJ, Steinberg JL. Effects of chronic paroxetine administration on measures of aggressive and impulsive responses of adult males with a history of conduct disorder. *Psychopharmacology (Berl).* 2002;159(3):266–274. https://doi.org/10.1007/s002130100915
34. Wright JP, Dietrich KN, Ris MD, u. a. Association of Prenatal and Childhood Blood Lead Concentrations with Criminal Arrests in Early Adulthood. Balmes J, Hrsg. *PLoS Med.* 2008;5(5):e101. https://doi.org/10.1371/journal.pmed.0050101
35. Barlett C, Branch O, Rodeheffer C, Harris R. *How long do the short-term violent video game effects last?* Bd 35.; 2009. https://doi.org/10.1002/ab.20301
36. Bushman BJ, Huesmann LR. Short-term and Long-term Effects of Violent Media on Aggression in Children and Adults. *Arch Pediatr Adolesc Med.* 2006;160(4):348. https://doi.org/10.1001/archpedi.160.4.348
37. Anderson CA, Bushman BJ, Bartholow BD, u. a. Screen Violence and Youth Behavior. *Pediatrics.* 2017;140(Supplement 2):S142–S147. https://doi.org/10.1542/peds.2016-1758T
38. Koglin U, Witthöft J, Petermann F. Gewalthaltige Computerspiele und aggressives Verhalten im Jugendalter. *Psychol Rundschau.* 2009;60(3):163–172. https://doi.org/10.1026/0033-3042.60.3.163
39. Gentile DA, Lynch PJ, Linder JR, Walsh DA. The effects of violent video game habits on adolescent hostility, aggressive behaviors, and school performance. *J Adolesc.* 2004;27(1):5–22. https://doi.org/10.1016/j.adolescence.2003.10.002
40. Bender PK, Plante C, Gentile DA. The effects of violent media content on aggression. *Curr Opin Psychol.* 2018;19:104–108. https://doi.org/10.1016/j.copsyc.2017.04.003
41. Möller I, Krahé B. Exposure to violent video games and aggression in German adolescents: a longitudinal analysis. *Aggress Behav.* 2009;35(1):75–89. https://doi.org/10.1002/ab.20290
42. Wakschlag LS, Tolan PH, Leventhal BL. Research Review: 'Ain't misbehavin': Towards a developmentally-specified nosology for preschool disruptive

behavior. *J Child Psychol Psychiatry*. 2010;51(1):3–22. https://doi.org/10.1111/j.1469-7610.2009.02184.x
43. Kim-Cohen J, Caspi A, Taylor A, u. a. MAOA, maltreatment and gene–environment interaction predicting children's mental health: new evidence and a meta-analysis. *Mol Psychiatry*. 2006;11(10):903–913. https://doi.org/10.1038/sj.mp.4001851
44. Raine A, Brennan P, Mednick S. Interaction between birth complications and early maternal rejection in predisposing individuals to adult violence: specificity to serious, early-onset violence. *Am J Psychiatry*. 1997;154(9):1265–1271. https://doi.org/10.1176/ajp.154.9.1265
45. Bezdjian S, Raine A, Baker LA, Lynam DR. Psychopathic personality in children: genetic and environmental contributions. *Psychol Med*. 2011;41(03):589–600. https://doi.org/10.1017/S0033291710000966
46. Raine A, Brennan P, Mednick B, Mednick SA. High rates of violence, crime, academic problems, and behavioral problems in males with both early neuromotor deficits and unstable family environments. *Arch Gen Psychiatry*. 1996;53(6):544–549. http://www.ncbi.nlm.nih.gov/pubmed/8639038.
47. Piquero A, Tibbetts S. *The impact of pre/perinatal disturbances and disadvantaged familial environments in predicting criminal offending*. Bd 8.; 1999.
48. Raine A. Low Resting Heart Rate as an Unequivocal Risk Factor for Both the Perpetration of and Exposure to Violence. *JAMA Psychiatry*. 2015;72(10):962. https://doi.org/10.1001/jamapsychiatry.2015.1364
49. Gao Y, Raine A, Venables PH, Dawson ME, Mednick SA. Association of Poor Childhood Fear Conditioning and Adult Crime. *Am J Psychiatry*. 2010;167(1):56–60. https://doi.org/10.1176/appi.ajp.2009.09040499
50. Pardini DA, Lochman JE, Frick PJ. Callous/Unemotional Traits and Social-Cognitive Processes in Adjudicated Youths. *J Am Acad Child Adolesc Psychiatry*. 2003;42(3):364–371. https://doi.org/10.1097/00004583-200303000-00018
51. Frick PJ, Stickle TR, Dandreaux DM, Farrell JM, Kimonis ER. Callous–Unemotional Traits in Predicting the Severity and Stability of Conduct Problems and Delinquency. *J Abnorm Child Psychol*. 2005;33(4):471–487. https://doi.org/10.1007/s10648-005-5728-9
52. Lahey B, Loeber R, Burke J, Rathouz P. Adolescent outcomes of childhood conduct disorder among clinic-referred boys: Predictors of improvement. *J Abnorm Child Psychol*. 2002;(30):333–348.
53. Boers K. Delinquenz im Altersverlauf. *Monatsschrift für Kriminologie und Strafrechtsreform*. 2019;102(1):3–42. https://doi.org/10.1515/mks-2019-0004
54. Baier D. Gutachten für den 23. Deutschen Präventionstag am 11. & 12. Juni 2018 in Dresden. In: Kerner H-J, Marks E, Hrsg. *Internetdokumentation des Deutschen Präventionstages*. Hannover; 2017.

16

Amok und School Shooting

Amok und Terror sind zwar seltene, dafür aber umso aufsehenerregendere Ereignisse, da sie mit hohen Opferzahlen einhergehen. Wie hoch ist die Wahrscheinlichkeit eines Amoklaufes? Wer sind die Täter? Lassen sich solche Taten verhindern?

Unterschied zwischen Amok und Terror

Amokläufe sind für Außenstehende völlig unverständliche, unvorhersehbare, fast immer von männlichen Tätern ausgeübte massive Gewalthandlungen, mit der Absicht, möglichst viele von ausgesuchten oder zufällig anwesenden Opfern zu töten. Im Unterschied zu Terrorakten liegen bei Amokläufen keine politischen oder ideologischen, sondern persönliche Motive vor. Die Amoktaten ereignen sich häufig im nahen sozialen Umfeld, wohingegen den Zielen von Terrorhandlungen Symbolcharakter für ein verhasstes System zukommt. Psychische Störungen liegen gehäuft sowohl bei Amokläufern als auch bei terroristischen Einzeltätern vor; die Motive sind bei beiden oft wahnhaft geprägt. Eine Unterscheidung zwischen Amok und Terror ist im Einzelfall mitunter schwierig.

Häufigkeit von Amokläufen in Deutschland

Amokläufe erregen wegen der Dramatik der Ereignisse und Vielzahl der Opfer stets eine intensive Aufmerksamkeit durch die Medien, wobei der Eindruck entstand, dass solche Taten in den letzten Jahren bei uns zunahmen. Das ist aber nicht der Fall. In zwei umfangreichen Untersuchungen zur Häufigkeit von Amokläufen in Deutschland für den Zeitraum 1980–2020 konnte keine Zunahme der Häufigkeit verzeichnet werden. Von 1980 bis 1989 ereigneten sich deutschlandweit 50 Amokläufe, in den darauffolgenden beiden Dekaden gab es 54 bzw. 63 Amokläufe[1-4]. In den letzten zehn Jahren (2010–2020) sank die Zahl solcher Ereignisse in Deutschland auf 22 mit insgesamt 61 Todesopfern und 280 Verletzten, viele davon schwer. Die folgenreichsten davon ereigneten sich

- am 19.10.2010 in Lörrach, als eine weibliche Täterin zunächst Ex-Mann und Sohn und einen Krankenpfleger tötete und 18 weitere Personen durch Schüsse verletzte;
- am 22.02.2014 in Düsseldorf und Erkrat, wo ein Täter in zwei Kanzleien und in einer Pizzeria aus Rachemotiven drei Personen tötete und mehrere durch Brandstiftung und Schüsse verletzte;
- am 22.07.2016 in München als ein 18-jähriger Täter neun Migranten vor einem Einkaufszentrum erschoss und weitere durch Schüsse verletzte;
- am 19.12.2016 in Berlin, als der islamistische Attentäter Anis Amri mit einem Lastwagen, dessen Fahrer er zuvor erschossen hatte, in den Weihnachtsmarkt am Breitscheidplatz raste, 12 Menschen tötetet und 55 weitere verletzte;
- am 07.04.2018 in Münster. Dort fuhr ein psychisch gestörter Täter mit einem Kleinbus in eine Menschengruppe innerhalb der Fußgängerzone, tötete vier Personen und verletzte 20 andere;
- am 19.02.2020 in Hanau. Diese Tat liegt im Grenzbereich zwischen Terror und Amok. Der psychisch gestörte Täter erschoss 10 Menschen mit Migrationshintergrund. Im Anschluss erschoss er seine Mutter und sich selbst;
- am 24.02.2020 in Volkmarsen. Der Täter fuhr mit einem PKW in die Zuschauermenge des Rosenmontags-Umzugs und verletzte 122 Menschen;
- am 01.12.2020 in Trier. Ein 51-jähriger psychisch gestörter Mann fuhr alkoholisiert mit einem Geländewagen in der Fußgängerzone der Innenstadt gezielt auf Personen los, tötete fünf Menschen und verletzte 18 weitere Personen zum Teil schwer.

Ein weiteres besonders schwerwiegendes und bisher beispielloses Ereignis, das als Amokhandlung – oder besser gesagt als Amokflug – eingestuft werden kann, war der am 24.03.2015 absichtlich durch den deutschen Copiloten herbeigeführte Absturz des Passagierflugzeugs German Wings 9525 in den französischen Alpen. Alle Passagiere und die Besatzung, insgesamt 150 Menschen, kamen ums Leben.

Häufigkeit von Amokläufen in den USA

In den USA sind solche Ereignisse auch im Verhältnis zur Einwohnerzahl um ein Vielfaches häufiger als bei uns. In den letzten Jahren gab es dort jährlich zwischen 270 (2014) und 400 (2019) Amokvorkommnisse mit zuletzt (2019) 452 Todesopfern, bei von Jahr zu Jahr steigender Tendenz[5]. Auch in Relation zur Einwohnerzahl gibt es in den USA 15-mal mehr Amoktaten und 25-mal mehr Todesopfer als in Deutschland.

Der Begriff *„Amok"* ist im englischen Sprachraum weitgehend unbekannt. Amok nach unserer Definition heißt dort *„rampage"*. Schwere Amokereignisse mit mehr als drei Toten werden in den USA als „mass shootings" bezeichnet[6]. In den USA kam es im Zehnjahreszeitraum 2009–2018 zu 194 *mass shootings* mit 1121 Toten, darunter mehr als 300 Kinder und Jugendliche und fast ebenso vielen Verwundeten[7]. Im gleichen Zeitraum gab es in Deutschland nach amerikanischer Definition vier *mass shootings* (2009 Winnenden, Juli 2016 München, Dezember 2016 Berlin, April 2018 Münster). Somit sind auch diese Zahlen in Relation zur viermal höheren Einwohnerzahl in den USA dort 20mal höher.

Einer von mehreren Gründen für die wesentlich höheren Opferzahlen in den USA ist der leichte Zugang zu Schusswaffen. In Deutschland zeigten die nach den schweren Amokläufen an Schulen (2002 Erfurt, 2009 Winnenden) entwickelten Präventionsprogramme zur Verhinderung hochexpressiver Gewalt zumindest in den letzten Jahren deutliche Effekte[8,9].

School-Shootings weltweit

Die wohl dramatischste Form von Amokläufen sind School Shootings in Form des Einsatzes von Schusswaffen durch Jugendliche an ihrer Schule. Laut der School-Shooter-Info-Datenbank[10] kam es weltweit in den letzten 50 Jahren (seit 1970) zu 147 solcher Ereignisse. Fast alle School-Shooter waren männlich (9 weiblich). Von Jahrzehnt zu Jahrzehnt war eine ständige

Zunahme solcher Horrorszenarien bis zum Jahr 2010 zu verzeichnen: in den 1970er Jahren waren es weltweit 9, diese Zahl stieg in den 1980ern auf 20 an, in den 1990ern waren es 35.

Ein besonders weltweit medienwirksames Schulmassaker war das Columbine High School-Shooting am 20.04.1999 in Littleton, USA. Die beiden Abschlussklässler, der 18-jährige Eric Harris und der 17-jährige Dylan Klebold erschossen zwölf Schüler im Alter von 14 bis 18 Jahren, einen Lehrer und schließlich sich selbst. Weitere 24 Menschen wurden zum Teil schwer verletzt. Die Täter hatten eine noch viel größere Bluttat geplant und einen Sprengsatz in der Schule deponiert, mit dem hunderte von Menschen getötet werden sollten. Da dieser aufgrund eines technischen Defektes aber nicht explodierte, änderten sie kurzfristig ihren Plan und schossen auf alle, die sie auffinden konnten. Die Ermittler gingen davon aus, dass die Motive der monatelang vorbereiteten Tat einerseits in Grandiositätsfantasien und dem Bedürfnis, berühmt zu werden lagen, andererseits in Rache für tatsächliches oder empfundenes Mobbing, mangelnde soziale Akzeptanz und Ausgrenzung. Die veröffentlichten Originalvideos vom Tatablauf, die bis heute im Internet zu sehen sind, sowie die Telefonmitschnitte der Notrufzentrale, ebenso wie die große Opferzahl machten diesen Vorfall zu einem besonders gravierenden Einschnitt, der einerseits eine Reihe von Nachahmern fand, andererseits eine intensivere Forschung zu den Ursachen solcher Taten anstieß[11].

Nach dem Columbine High School-Massaker im Jahr 1999 stieg durch Nachahmeffekte die Zahl der School-Shootings deutlich an: bis 2009 waren es weltweit 42, von 2010 bis 2020 ereigneten sich weitere 45 Fälle. Die meisten Täter waren jünger als 20 Jahre[10]. Bei mehreren Schulattentätern fand man eine intensive Auseinandersetzung mit vorherigen Attentätern und deren Selbstdarstellungen, die als Vorbilder zur Erhöhung des Selbstwertgefühls dienen sollten. Im Vordergrund standen persönliche Racheakte gegen Personen aus dem schulischen oder beruflichen Umfeld bis hin zum Spaß am Töten. Im Unterschied zu terroristischen Einzeltätern spielte die Beschäftigung mit Ideologien bei School-Shootern keine Rolle.

School Shootings in Deutschland

Während in Deutschland von 1990 bis zum Columbine-Ereignis nur ein Amoklauf an einer Schule bekannt wurde, ereigneten sich hier in den folgenden zehn Jahren sieben solcher Schulmassaker. Diese sind nachstehend mit Kurzcharakterisierung der jeweiligen Täter dargestellt.

- Der erste dramatische Fall in Deutschland fand in Erfurt am 26.04.2002 im Gutenberg-Gymnasium statt. Der 19-jährige Schüler Robert S. erschoss 16 Personen und danach sich selbst. Bei seinen Mitschülern war er bis dahin nicht unbeliebt. Er missachtete aber die Schulordnung indem er rauchte und trank, schwänzte die Schule unter Vorlage gefälschter ärztlicher Atteste um stattdessen beim örtlichen Schützenverein seine Schießfertigkeiten zu trainieren. Deshalb wurde er von der Schule verwiesen, informierte darüber seine Eltern aber nicht. Am Tattag erschien er mit zwei Pumpguns und 500 Schuss Munition im Gymnasium und erschoss 12 Lehrer, einen Angestellten, einen Polizisten und zwei Mitschüler. Eine Ladehemmung verhinderte ein noch viel größeres Blutbad[12]. Wahrscheinlich wollte er sich dafür rächen, ohne Abschluss der Schule verwiesen worden zu sein. Vorher soll er geäußert haben, durch seine Tat ähnlich berühmt werden zu wollen wie die School-Shooter der Columbine High School[10].
- Am 2. Juli 2003 schoss in Coburg der 16-jährige Schüler einer Realschule, Florian K., eine Lehrerin an und nahm sich anschließend mit der Tatwaffe selbst das Leben. Er wurde von seinen Mitschülern als still und introvertiert geschildert. Die Waffen hatte er aus der Sammlung seines Vaters entwendet. Die Motive der Tat blieben unklar. Er soll in die satanistische Szene verstrickt gewesen sein und mit seiner Freundin auf Friedhöfen in Coburg nachts schwarze Messen gefeiert haben[13].
- Am 20.11.2006 begann in der Geschwister-Scholl-Realschule in Emsdetten der 18-jährige Schüler Sebastian B. wahllos auf Schüler zu schießen und Rohrbomben zu werfen. Er schoss den Hausmeister an, der sich ihm in den Weg stellte und feuerte beliebig auf jeden, der ihm begegnete, traf aber nur wenige. Beim Eintreffen der Polizei beging er in seinem ehemaligen Klassenzimmer Selbstmord. Ein von ihm während der Tat getragener Sprengstoffgürtel musste von der Polizei entschärft werden. Dass er an diesem Tag das einzige Todesopfer war lag wohl daran, dass er kein guter Schütze war. Schon zwei Jahre vorher hatte er in ein Beratungsforum u. a. eingetragen *„...wenn...meine Feinde schreiend und mit Todesangst im Gesicht vor mir, einem „Versager" geflohen sind, dann wird mein Durst gelöscht sein, dann werde ich zufrieden schlafen, für immer!"* und *„...Ich hasse sie alle, die ganze gottverdammte Menschheit! ... Ich würde am liebsten auf sie losrennen und sie zu Boden stechen, langsam ausbluten lassen, ich sehe ihnen dann tief in die Augen und weiß, ich bin Gott!"*[14]

Das in YouTube zu sehende Abschiedsvideo von Sebastian B. hatte bisher fast 208.000 Aufrufe (Stand Ende März 2020); darunter fanden sich 373 Likes; das sind zwar nur 0,18 % der Aufrufe, aber dennoch eine besorgniserregend hohe Zahl, welche die Selbstdarstellung von Sebastian B. gut fand.

- Am 11.03.2009 erschoss der 17-jährige Tim K. in der Albertville-Realschule in Winnenden (Baden-Württemberg) 15 Menschen, 11 weitere wurden schwer verletzt. Er wurde von Mitschülern als still und verschlossen beschrieben und war wegen Depression in jugendpsychiatrischer Behandlung. Auf seinem Computer fanden sich über 200 Pornobilder, zudem Ego-Shooter-Spiele wie „Counter-Strike", bei denen möglichst viele Gegner unter Einsatz von Schusswaffen zu töten sind. Der Vater nahm seinen Sohn mit in den Schützenverein, wo sie gemeinsam das Schießen mit Feuerwaffen übten. Tim K. war geübter Schütze; sein Amoklauf wurde als eine Abfolge gezielter Exekutionen beschrieben. In der Schule schoss er zunächst auf mehrere Schüler, die mit dem Rücken zu ihm saßen. Drei wurden getötet, vier Schüler und zwei Schülerinnen sowie eine Lehrerin teilweise schwer verletzt. Danach erschoss er im nächsten Klassenraum fünf Schülerinnen und Schüler, anschließend vier Referendarinnen. Beim Eintreffen der Polizei flüchtete er aus der Schule. Auf seiner Flucht erschoss er einen Handwerker im nahegelegenen Psychiatriezentrum. Danach nahm er den Fahrer eines PKWs als Geisel und flüchtete mit diesem unter vorgehaltener Waffe. Im weiteren Verlauf erschoss er in einem am Wege liegenden Autohaus einen Kunden und einen Mitarbeiter des Hauses, die sich gerade in einem Verkaufsgespräch befanden. Nach einem Schusswechsel mit der Polizei erschoss er sich selbst. Der als Geisel genommene Autofahrer, mit dem Tim K. flüchtete, berichtete, dass Tim zu ihm sagte: *„Ich habe schon 15 Menschen umgebracht in meiner alten Schule und das war für heute noch nicht alles"*. Später soll er gefragt haben *„Meinst du, wir finden noch eine andere Schule?"*. Auf die Frage, warum er das alles mache, soll Tim K. geantwortet haben: *„Aus Spaß, weil es Spaß macht!"*[15].
- Am 11. Mai 2009 suchte in Sankt Augustin, Nordrhein-Westfalen, die mit einem Kurzschwert, Molotowcocktails und einer Gaspistole bewaffnete 16-jährige Schülerin Tanja O. das Albert-Einstein-Gymnasium auf. Bei der Vorbereitung der Tat auf der Schultoilette wurde sie von einer Mitschülerin überrascht; diese wurde mit dem Schwert schwer verletzt. Danach flüchtete die Täterin; später stellte sie sich der Polizei.
- Am 17. September 2009 betrat in Ansbach, Bayern der 18-jährige Abiturient Georg R. mit einem Beil, Messern und Molotow-Cocktails bewaffnet

das Schulgebäude. Er schleuderte einen Brandsatz in zwei Klassenräume und schlug anschließend mit dem Beil wahllos auf die aus dem Raum flüchtenden Schüler ein. Er verletzte neun Mitschüler und eine Lehrerin. Als Motiv nannte der Täter, der sich in psychotherapeutischer Behandlung befand, er sei in der Schule gemobbt worden und habe sich das Leben nehmen wollen, zugleich aber noch so viele Schüler und Lehrer wie möglich töten wollen. Zuvor hatte er ein Testament verfasst. Der Täter wurde auf Beschluss des zuständigen Landgerichtes in einer psychiatrischen Klinik untergebracht[16].

- Am 18. Februar 2010 in Ludwigshafen/Rhein erstach der 23-jährige Florian K. an seiner früheren Berufsschule einen Lehrer. Motiv soll Wut über schlechte Noten gewesen sein. Bei der Durchsuchung seiner Wohnung wurden 16 Schusswaffen sichergestellt und Chemikalien, die sich zum Bau von Sprengsätzen eignen[17].

Nach der letzten dargestellten Tat gab es seit 2010 in Deutschland bis zur Endfassung dieses Buches keine Amokereignisse an Schulen mehr – im Gegensatz zu den weiterhin hohen Zahlen solcher Vorkommnisse in den USA. Weltweit wurden in den letzten zehn Jahren noch 45 School Shootings bekannt[10].

Dass nun schon seit zehn Jahren in Deutschland keine Amokläufe an Schulen mehr vorkamen ist vor allem als Verdienst der nach den Massakern an den Schulen in Erfurt, Emsdetten, Winnenden und Ansbach entwickelten Präventionsprojekte (s. u.) zu werten. Diese zielen darauf ab, Risikoprofile möglicher Täter rechtzeitig zu erkennen um geeignete Interventionsmaßnahmen einzuleiten.

Wer wird Amoktäter?

Zur Klärung der Frage, warum es überhaupt zu solchen Taten kommt, wurden mehrere Studien zur psychosozialen Situation, zur Psychopathologie und motivationalen Ausgangslage der Täter durchgeführt[3,4,18–20].

Untersuchung von überlebenden Amokläufern

Etwa die Hälfte der Amoktäter erschießt sich am Ende des Tatablaufes oder wird erschossen. Verlässliche Informationen über deren psychische Situation vor der Tat zu erhalten ist bei den meisten derartigen Fällen schwierig, wenn nicht unmöglich. Eine umfangreiche Analyse der psychischen und sozialen Situation von überlebenden Amokläufern in Deutschland wurde für einen Zeitraum von 30 Jahren (1980–2010) durchgeführt. In dieser Zeit gab es 123 Amokläufe; von 44 überlebenden Amokläufern waren die Gerichtsakten zu erhalten[4]. Zu diesen Tätern gab es im Gegensatz zu denen, die sich am Ende der Tat suizidierten oder erschossen wurden, staatsanwaltschaftliche Ermittlungsverfahren. Zur Rekonstruktion der psychischen Ausgangslage vor der Tat konnten deshalb nicht nur Presseberichte, sondern auch umfangreiche Gerichtsakten einschließlich psychiatrischer Gutachten herangezogen werden.

Aus der Durchsicht der Akten ergab sich, dass bei etwa 80 % der Amokläufer eine psychiatrische Vorerkrankung bestand, wobei insbesondere schizophrene Psychosen, Alkohol- oder Drogenmissbrauch, narzisstische und paranoide Persönlichkeitsstörungen, aber auch depressive Erkrankungen oft verbunden mit Suizidalität bedeutsam waren.

Aus der Aktenanalyse der 44 Fälle kristallisierten sich drei Tätertypen heraus[4]:

- Erste Gruppe: 14 Jugendliche oder junge Erwachsene, die aufgrund der von ihnen so empfundenen Demütigungen und Ausgrenzungen, oftmals nach einem persönlichen Misserfolg (Nichtversetzen in eine höhere Klasse, Schulwechsel), aus Wut und Verzweiflung Rache an Lehrern und Klassenkameraden üben wollen. Bei fast allen wurde eine psychische Störung diagnostiziert in Form von Depression, Angsterkrankung oder ADHS sowie paranoide und narzisstische Persönlichkeitsanteile.
- Zweite Gruppe: 16 psychotische Personen (Altersdurchschnitt 30 Jahre), bei denen eine Schizophrenie, in mehreren Fällen kombiniert mit Alkoholismus vorlag. Diese Täter wollten aufgrund eines Beeinträchtigungs-, Bedrohungs- oder Verfolgungswahns sich gegen vermeintliche Angreifer zur Wehr setzen oder sich rächen. Einige standen bei der Tat unter Einfluss religiöser Wahnideen.
- Dritte Gruppe: 14 Männer mittleren Alters (Durchschnitt 47 Jahre) mit narzisstischen, paranoiden und dissozialen Persönlichkeitszügen, von denen die Hälfte während der Tat unter Alkoholeinfluss stand. Tatmotive waren Wut, Hass und Rache nach empfundenen Kränkungen infolge von länger andauernden Konflikten innerhalb der Familie oder am Arbeitsplatz.

Etwa ein Drittel der Täter (zweite Gruppe) dieser Analyse litt an einer diagnostizierten schizophrenen Psychose. Das entspricht dem Anteil an psychotischen Tätern, der auch von anderen Forschergruppen berichtet wurde[18,]

Weitere Forschungsprojekte zur Psyche von Amokläufern

In einem vom Bundesministerium für Bildung und Forschung geförderten Projekt zur Kriminologischen Analyse von Amoktaten (TARGET-Projekt) wurden für den Zeitraum März 2013 bis Ende Juni 2016 19 Fälle von jungen Amokläufern und 39 Fälle von erwachsenen Amoktätern untersucht[18]. Bei den jungen Amoktätern umfasste die Altersspanne 14 bis 23 Jahre. Acht von diesen Tätern töteten sich im Anschluss an die Tat selbst; vier versuchten sich zu töten. Bei 10 dieser 19 Taten, wobei die Täter Schusswaffen benutzten, kam es zu 44 Toten.

Bei der Kerngruppe junger Amokläufer fanden sich überwiegend stille und zurückgezogene Persönlichkeitstypen, die sich rasch gekränkt und missachtet fühlten. In Gegensatz zu anderen Gewalttätern ihrer Altersgruppe waren die späteren Amoktäter nicht impulsiv, aggressiv oder dissozial. Sie zeigten nicht die typische Anhäufung von Risikomerkmalen, wie sie sonst bei gewaltauffälligen, aggressiven Jungen vorhanden sind. Die meisten fielen in der Schule und unter Gleichgesinnten nicht durch Störungen des Sozialverhaltens, Gewalt oder Aggression auf. Der soziale Hintergrund war meist unauffällig, die Familien gehörten eher der Mittelschicht an und waren finanziell häufig gut gestellt, es gab keine „broken home"-Verhältnisse mit Gewalt und sozialer Verwahrlosung; die Eltern waren in der Regel um das Wohl ihrer Kinder besorgt. In der Pubertät zeigte sich vermehrt sozialer Rückzug; die meisten späteren Täter galten einerseits als scheu, still, ängstlich und kontaktarm, entwickelten andererseits ein übermäßiges Interesse an gewalthaltigen Filmen und Computerspielen sowie martialischer Musik, früheren Attentaten und Amokläufen. Daneben fanden sich Äußerungen von überschießenden Rachebedürfnissen und Hass, z. B. in Tagebüchern. Sie identifizierten sich mit früheren Tätern und inszenierten ihre Tat als Rache für subjektiv erlebte Kränkungen. Den Taten ging in der Regel eine langfristige Planung voraus. Im Verlauf von Monaten entwickelten sie ausgeprägte Gewalt- und Tötungsfantasien.

Oft gab es im Vorfeld warnende Anzeichen für eine problematische Persönlichkeitsentwicklung mit Andeutungen der geplanten Tat gegenüber Gleichgesinnten.

Zusammenfassend wird in dem Bericht festgestellt, dass Wut-, Hass- und generalisierte Rachegedanken nicht normalpsychologisch, sondern nur aus psychopathologischer Sicht erklärt werden können. Die typischen Tötungsmotive dissozialer krimineller Mörder, wie Habgier, Macht über das Opfer oder sadistische und sexuell abnorme Fantasien, sowie die Intention, sich im Anschluss an die Tat der Strafverfolgung zu entziehen, spielte bei jungen Amokläufern keine Rolle[18].

In diesem TARGET-Teilprojekt wurden auch 40 erwachsene Amoktäter untersucht, darunter 2 Frauen[18]. Von diesen 40 Tätern waren zur Tatzeit 14 paranoid-schizophren. Bei 15 Fällen lag eine Persönlichkeitsstörung vom paranoiden und narzisstischen Typus vor. Typische Merkmale einer paranoiden Persönlichkeitsstörung sind durch eine feindselige Einstellung geprägte Missdeutungen von Erlebtem und streitsüchtiges Verhalten. Narzisstische Persönlichkeitsstörungen sind gekennzeichnet durch ein grandioses Gefühl der eigenen Bedeutsamkeit, Verlangen nach übermäßiger Bewunderung, Mangel an Empathie und tiefgehende Kränkbarkeit (s. Kap. 10).

Gemeinsam war jungen und erwachsenen Amoktätern, dass fast alle Männer oder männliche Jugendliche waren, bei denen eine massive Kränkbarkeit, paranoide Einstellungen, Gewalt- und Tötungsfantasien sowie Waffenaffinität vorlag.

Maßnahmen zur Prävention von Amokläufen an Schulen

Regelmäßig wird nach solchen Amokläufen die Frage gestellt, ob bei potenziellen Tätern nicht irgendwelche Warnzeichen oder Symptomkonstellationen frühzeitig erkannt werden können, wodurch die Taten verhinderbar wären. Da psychotische Entwicklungen auch bei bis dahin weitgehend unauffälligen und psychisch gesunden Jugendlichen und Erwachsenen eintreten können, die Taten zudem von den Tätern im Stillen geplant werden, ist es sehr schwierig, potenzielle Amokläufer im Vorfeld der Tat zu erkennen. Erfolgsversprechend scheinen jedoch Bemühungen zur Erarbeitung von Risikoprofilen bei Schülern und Jugendlichen zu sein, mit dem Ziel, diese rechtzeitig einer Beratung, psychologischen Betreuung oder wenn nötig, auch fachärztlichen Therapien zuzuführen.

Eine andere TARGET-Arbeitsgruppe widmete sich der Frage, welche Kriterien zur Früherkennung schwerer zielgerichteter Gewalt an Schulen ausfindig zu machen sind[19,21]. Ausgehend von der Erkenntnis, dass schwere Gewalttaten an Schulen stets Endpunkte einer meist jahrelangen krisenhaften Entwicklung der Täter sind, die im Vorfeld zum Durchführen effektiver Präventionsmaßnahmen erkannt werden müssen, erschien es wichtig, dass das Umfeld des Täters (Eltern, Peers, Lehrer) Krisensymptome oder Wahnverhalten wahrnimmt und auf diese reagiert. Dabei war es auch wichtig, Entscheidungskriterien zu finden, mit denen sich substanzielle (potenziell ernsthafte) von flüchtigen Drohungen und Ankündigungen abgrenzen lassen. Die Autoren analysierten für den Zeitraum 1999–2013 elf Fälle schwerer zielgerichteter Gewalt an Schulen. In sechs der elf untersuchten Fälle wurde der Tatablauf durch Suizid beendet. Im gleichen Zeitraum konnten von 115 Schülern Amokdrohungen erhoben werden. Darunter waren 10 substanzielle Drohungen, bei denen konkrete Tatvorbereitungen mit erheblichem Risiko der Tatausführung vorlagen. In den 105 anderen Fällen lagen flüchtige Drohungen vor ohne nachweisbare Tatvorbereitungen und ohne ernsthafte Gefährdung. Die Täter schwerer schulischer Gewalttaten zeigten in einem ersten Vergleich zu Schülern, die nur flüchtig drohten und bisher keine Tat begangen hatten, signifikant häufiger Planungsverhalten, waren stärker auf eine Ungerechtigkeit fixiert, identifizierten sich eher mit früheren Gewalttätern und machten häufiger Ankündigungen im Vorfeld der Tat[19]. In den 11 untersuchten Hauptfällen schwerer zielgerichteter Schulgewalt erlebten die Täter ein frühes einschneidendes Krisenerlebnis, das ihre weitere Entwicklung stark beeinflusste. Die Zeitspanne zwischen dem Beginn der Krise und der Ausführung der Tat lag bei durchschnittlich fünf Jahren. Es fanden sich Hinweise, dass im Peer-Kontext geäußerte Drohungen und Tatankündigungen häufig nicht an Schulmitarbeiter weitergegeben wurden[21].

Die Autoren empfahlen die Einführung strukturierter Gesprächsleitfäden, mit dem sowohl Schwere, Inhalt und Dauer von Gewaltphantasien, als auch die Ernsthaftigkeit von Planungshandlungen erhoben und diagnostisch eingeordnet werden können, gegebenenfalls auch unter Zuhilfenahme kinder- und jugendpsychiatrischer Expertise. Nur die kontinuierliche Zusammenarbeit von Schulen, Beratungseinrichtungen, Jugendämtern, Fachkliniken und niedergelassenen Therapeuten könne dazu verhelfen, gewaltsame, krisenhafte Entwicklungen abzuwenden[21]. Um dem gerecht zu werden, wurden das Präventionsprojekt NETWASS zur Schulung von Lehrern und weiterem pädagogischen Personal mit Zentrum in Berlin[9] und das „Beratungsnetzwerk Amokprävention" an der Universität Gießen[8] ins Leben gerufen.

Frühe Warnsymptome – „Leaking"

School-Shooter schaffen es nicht mehr, durch sportliche oder schulische Leistungen oder Erfolge innerhalb der Peergroup zu Anerkennung zu gelangen, weshalb altersgerechte Strategien nicht für die Erlangung von Selbstwertgefühl genutzt werden können. Stattdessen sehen sie hierfür in Selbstinszenierung und spektakulärer Ausführung von Extremgewalt ein probates Mittel. Eine Vielzahl von in der Regel gleichzeitig auftretenden Risikofaktoren für schwere schulische Gewalt wurde bisher erarbeitet[22]. Diese umfassen: Mobbing/sozialer Ausschluss in der Schule; Dauerkonflikte mit den Lehrern, suizidale Tendenzen, sozialer Rückzug, schulischer Leistungsabfall, offen aggressives Verhalten, auffällige Verhaltensänderung, mitgeteilte Rache- und Gewaltphantasie, Interesse an Waffen, Faszination für School Shootings, exzessiver Konsum von Gewaltmedien und insbesondere auch „Leaking" (engl. Durchlässigkeit, Lückenbildung). Darunter ist zu verstehen, dass potentielle School-Shooter über ihre Gedankenwelt häufig Mitteilungen oder Andeutungen auf die geplante Tat gegenüber Mitschülern, Bekannten oder auch Erziehern machen. Diese durch Leaking entstehenden Hinweise sind der wichtigste Indikator zur Früherkennung auffälliger Schüler und Anlass für eine Frühintervention.

Androhungen, die in die Tat umgesetzt wurden, steht jedoch eine weitaus größere Anzahl von Ankündigungen gegenüber, die nicht mit einer konkreten Tatplanung verbunden sind. In einer Berliner Studie wurden in einem Zehnjahreszeitraum (1996–2007) 427 Androhungen tödlicher Gewalt an Schulen registriert[23]. Das entsprach einer Quote von 0,3 Androhungen pro 1000 Schüler im Schuljahr. 90 % waren männliche Schüler; 18 davon nahmen Bezug auf das School Shooting in Erfurt 2002. Alle Fälle wurden innerhalb der Schulgremien durch Lehrer, Sozialarbeiter, Psychologen oder unter Hinzuziehung externer Fachkräfte behandelt.

Es ist offensichtlich, dass die auf diesen Erkenntnissen beruhenden evidenzbasierten Beratungs- und Schulungsnetzwerke zur Prävention schwerer Gewalt in Schulen[9] mit dazu beitrugen, dass in den letzten zehn Jahren im Unterschied zu der vorangegangenen Dekade in Deutschland und zu den Verhältnissen in den USA keine schwerwiegenden Amokläufe an Schulen mehr vorkamen.

Warnsymptome bei erwachsenen Amokläufern

Eine Studie von 33 erwachsenen Amokläufern (94 % männlich) in Deutschland für den Zeitraum 2000 bis 2012 zeigte[9], dass knapp die Hälfte keine geregelte Arbeit, dafür aber finanzielle Probleme hatte und vorbestraft war. Die Mehrheit war aufgrund einer desolaten frühen Kindheit psychisch traumatisiert. Die Hälfte plante die Tat Wochen, Monate oder sogar Jahre vorher. Ein hoher Anteil stand während des Tatablaufs unter Alkohol- oder Drogeneinfluss. Ein Drittel litt an einer schizophrenen Psychose. Für alle Fälle konnten nachträglich für die Zeit vor der Tat ein oder mehrere Warnhinweise in Form von „Leaking" sowie Wesensänderung mit Zunahme aggressiven Verhaltens, Bedrohungen der späteren Opfer, Beschäftigung mit Gewaltszenarien und Interesse an Waffen ermittelt werden. Es kam deshalb zu den Taten, weil diese Vorzeichen von niemanden als Warnzeichen einer realen Gefahr eingeordnet wurden.

Eine US-amerikanische Studie aller *mass schootings* von 2009 bis 2019 ergab[7], dass fast die Hälfte der Täter in einem längeren Zeitraum vor der Tat suizidal war; 40 % suizidierten sich als Schlusspunkt des Tatablaufes, 10 % wurden von Sicherheitskräften erschossen. Mehr als die Hälfte der Täter machte ihrem nahen Umfeld gegenüber vor der Tat Andeutungen über ihr Vorhaben; es gab also auch dort Warnsignale, die nicht ausreichend beachtet wurden. Wären sie ernst genommen worden, hätte nach Einschätzung der Autoren die Hälfte der Opferzahlen verhindert werden können[7].

Welche Hirnfunktionen sind bei Amokläufern geschädigt?

Die dargestellten Risikokonstellationen für Amokläufe und School-Shooting wie tatsächliche oder empfundene Kränkungen, traumatisierende Lebensereignisse, Gefühl von Ausgrenzung, Konflikte in der Schule, in der Familie oder am Arbeitsplatz, suizidale Gedanken, sozialer Rückzug, Leistungsabfall, auffällige Verhaltensänderung, Rache- und Gewaltphantasien, exzessiver Konsum von Gewaltmedien und selbst psychotische Entwicklungen liegen bei vielen Menschen vor ohne dass diese extreme Gewalttaten begehen. Setzt man Amokereignisse in Relation zur Gesamtzahl der Männer der hierfür in Frage kommenden Altersgruppe, dann wird je nach Autor und untersuchtem Zeitraum eine Person unter 5 bis 10 Mio. zum Amoktäter[1,24], anders dargestellt sind das weniger als 0,000.001 % der relevanten männlichen Altersspanne. Es sind somit extreme Ausnahmefälle, weshalb die Frage aufkommt, was diese Menschen von denen, die ähnliche Risikomerkmale aufweisen aber keine Extremgewalttäter werden, unterscheidet.

Oft werden Erklärungsversuche bemüht, die im Bereich der psychologischen Nachvollziehbarkeit liegen wie die Anschuldigung narzisstischer und paranoider Wesenszüge, Rache für Kränkungen oder Gewaltphantasien[25,26]. Derartige Emotionen kommen aber bei Tausenden von Jugendlichen und Erwachsenen vor, ohne dass diese Amokläufer werden. Die extreme Seltenheit solcher Ereignisse legt nahe, dass überall vorkommende, normalpsychologisch verstehbare Ursachen zur Erklärung nicht ausreichen. Es muss eine seltene Konstellation psychopathologischer Phänomene vorliegen, die auf nur sehr vereinzelt auftretende krankhafte Veränderungen bestimmter Hirnfunktionen zurückzuführen ist.

Bisher wurden nur an zwei Gehirnen von Amokläufern neuropathologische Untersuchungen durchgeführt. Diese beiden Fälle gehören auch zu den historisch bedeutsamsten. Der erste ist der Hauptlehrer Ernst Wagner, der im Jahr 1913 in der Nähe von Stuttgart unter dem Einfluss von Wahngedanken seine Frau und vier Kinder tötete, anschließend 9 Menschen erschoss und 11 verletzte. Wagner verbrachte die Jahre nach der Tat bis zu seinem Tod als forensisch-psychiatrischer Patient in der Klinik in Winnenden, das ist genau der Ort, am dem ein Jahrhundert später der Amokläufer Tim K. 15 Menschen tötete und 11 verletzte. Der zweite Fall ist Charles Whitman, der 1966 in Texas 17 Menschen erschoss, weitere 32 verletzte und dann selbst von der Polizei erschossen wurde (s. Kap. 7, Abschn. ‚Prominente Beispiele'). Die hirnpathologischen Untersuchungen ergaben bei beiden Massenmördern eine Schädigung einer Stelle des mittleren Schläfenhirns, direkt neben dem Mandelkern (s. Abb. 7.3). Dieser Hirnregion kommt eine zentrale Bedeutung für die Steuerung der Aktivitäten des Mandelkerns und der Gewaltzentren im Zwischenhirn zu, die ungebremst aktiv werden können, wenn die Kontrolle durch die hierfür zuständigen Areale des Schläfen- und Stirnhirns nicht mehr funktioniert. Ähnliche Defekte der Hirnsubstanz wurden mit Hilfe kernspintomografischer und computertomografischer Untersuchungen bei Mördern und anderen schweren Gewalttätern nachgewiesen[27–33].

Es ist wahrscheinlich, dass Mandelkern und die im Hypothalamus gelegenen Aggressionszentren des Gehirns (s. Abb. 6.4 und 6.5) nicht nur bei normalpsychologisch nachvollziehbaren Provokationen aktiv werden, sondern auch durch eine primäre Erkrankung dieser Hirnareale selbst oder vorgeschalteter hemmender Hirnbezirke eine pathologische Überaktivität entfalten können.

In der Psychiatrie gibt es viele Beispiele für Psychosyndrome, die eine krankhafte Übersteigerung von Emotionen darstellen, welche in gesundem Zustand durchaus sinnvoll sind. Hierzu gehören Angst, Euphorie oder auch Verstimmung, Wut, Zorn, Misstrauen wie auch situationsgerechte Aggression. Von all diesen zur Lebensbewältigung essentiellen Gefühlen gibt es bis ins Äußerste übersteigerte, krankhafte Entgleisungen wie Panikanfälle und Phobie, Manie, Depression, paranoide Psychosen und eben auch Gewaltexzesse. Die hirnbiologischen Ursachen dieser Psychosyndrome, die auch für Extremgewalt in Form von Amok in Frage kommen, sind zum Teil noch unbekannt. Es mehren sich aber die Hinweise, dass entzündungsähnliche Prozesse, ähnlich wie sie bei Autoimmunerkrankungen (Angriffe des Immunsystems auf körpereigene Organe), wie z. B. bei Multipler Sklerose vorliegen, die für diese Emotionen relevanten Hirnareale schädigen können. Derartige das Hirngewebe angreifende neuroimmunologische Ursachen wurden schon bei depressiven, manischen und paranoid-psychotischen Patienten nachgewiesen[34–37] und sind auch bei pathologischen Aggressionsformen zu vermuten. Es ist demnach wahrscheinlich, dass in seltenen Fällen die aggressionsrelevanten Nervenzellgruppen im Zwischenhirn auch ohne äußere Veranlassung aufgrund von derartigen oder anderen Krankheitsprozessen spontan aktiv werden oder dass dadurch die Schwelle zur aggressiven Entladung soweit gesenkt wird, dass schon minimale Auslöser genügen, um eine exzessive Gewalthandlung hervorzurufen.

Bei einem Drittel erwachsener Amokläufer wurden schizophrene Psychosen diagnostiziert. Hierbei können die Betroffenen durch halluzinierte, befehlende Stimmen zur Tat aufgefordert werden oder sie rächen sich für wahnhaft empfundene Bedrohung, Verfolgung und Verspottung. Die erhöhte Gewaltneigung einiger Schizophrener ist einerseits durch diese Wahnphänomene erklärbar, andererseits dadurch, dass von der Erkrankung die Hirnregionen mitbetroffen sind, die auch bei Wagner, Whitman und anderen Mördern geschädigt waren und für die Regulation der Aktivität der Aggressionszentren von zentraler Bedeutung sind[30,39].

Amoktaten im Vorlaufstadium schizophrener Erkrankungen

Schizophrene Erkrankungen treten nicht plötzlich auf wie epileptische Anfälle, Herzinfarkte oder Schlaganfälle, sondern haben lange Vorlaufstadien (sog. Prodromalphasen), die über Monate und sogar Jahre gehen und oft schon in der Jugendzeit nach der Pubertät beginnen. Im Prodromalstadium treten die typischen Krankheitssymptome wie wahnhafte Realitätsverkennungen, Sinnestäuschungen, Beziehungs-, Bedrohungs-, Verfolgungs- und Beeinträchtigungswahn sowie desorganisiertes Denken noch nicht auf, sondern entwickeln sich sehr langsam bis zum typischen Erscheinungsbild im jungen Erwachsenenalter, seltener nach einem schleichenden Verlauf auch erst im mittleren Alter. Wegen des Fehlens typischer Symptome ist es selbst für Psychiater schwierig, solche Vorlaufphasen schizophrener Erkrankungen diagnostisch richtig einzuordnen; meistens werden sie als solche gar nicht erkannt. Die Betroffenen, bis dahin unauffällige Jugendliche, ziehen sich zurück, haben einen Knick in der Lebenslinie, neigen oft zur Depressivität, werden misstrauischer, empfindsamer, kränkbarer und reizbarer, haben das Gefühl von anderen ausgegrenzt zu werden ohne dass das den realen Gegebenheiten entspricht. Sie begeben sich in sonderbare Gedankenwelten bis hin zur Beschäftigung mit okkulten Dingen oder entwickeln in einigen Fällen Manie-ähnliche Größenphantasien, oft verbunden mit einem Leistungsabfall in der Schule. Diese Prodromalsymptome passen zu dem Verhaltensprofil, das im Vorfeld der Tat bei einigen School-Shootern beschrieben wurde und legen den Verdacht nahe, dass ein unerkanntes Prodromalstadium einer schizophrenen Psychose vorlag.

Es gibt vor allem in der älteren psychiatrischen Literatur zahlreiche Berichte über Morde einschließlich Amoktaten und Terrorakten (damals als „politische Morde" bezeichnet) im Prodromalstadium einer Schizophrenie[40]. Einige Täter verspürten einen zwanghaften Antrieb, andere zu ermorden, glaubten aufgrund höherer Eingebung handeln zu müssen und fühlten sich nach der Tat erleichtert. Auch neuere in den USA durchgeführte Studien zeigen, dass Tötungshandlungen im Vorfeld schizophrener Erkrankungen ähnlich häufig sind wie bei klinisch voll entwickelten Psychosen. Auch wenn bei jungen Tätern noch keine schizophrene Psychose diagnostiziert wurde, ist bei Vorliegen einer der beschriebenen Verhaltensweisen das Vorliegen eines Prodromalstadiums wahrscheinlich.

Hass und pathologische Aggressivität muss nicht in jedem Falle das Resultat einer psychotischen oder präpsychotischen Entwicklung oder gar einer Hirngewebsschädigung sein. Massive und andauernde psychische Traumatisierungen, insbesondere in der frühen Kindheit, können ebenfalls zu einer lebenslangen Fehlfunktion der Hirnareale führen, die gewalttätiges Verhalten hemmen. In einigen Fällen trifft beides zusammen, frühe Traumatisierung und Psychose. Kommen dann noch akute Belastungssituationen hinzu, ist das Risiko für die Ausübung extremer Gewalt besonders hoch.

Künftiges Risiko von Amoktaten

Geht man von der Häufigkeit von Amokläufen der letzten 40 Jahre zur prognostischen Einschätzung der statistischen Wahrscheinlichkeit künftiger Amokereignisse in Deutschland aus, dann ist pro Jahr mit zwei bis vier solcher Vorkommnisse zu rechnen. In anderen Regionen der Erde, insbesondere in den USA, dürften die Zahlen höher liegen. Bei konsequenter Sensibilisierung von Eltern, Lehrern und Erziehern für Frühwarnzeichen einer sich beim Jugendlichen anbahnenden Wesensänderung mit potentieller Gewaltneigung und bei rechtzeitiger Konsultation der vorhandenen geeigneten Beratungsnetzwerke[8,9] besteht Hoffnung, dass School-Shootings – wie das schon in den vergangenen zehn Jahren der Fall war – auch hier weiterhin ausbleiben.

Die psychosoziale und psychopathologische Situation und die daraus resultierenden Risikokonstellationen von erwachsenen Amokläufern ähnelt der von terroristischen Einzeltätern (s. Kap. 17). Zur rechtzeitigen Erkennung und Verhinderung der Tatausführung durch erwachsene Personen mit Neigung zur Extremgewalt wurden in den letzten Jahren international erprobte Skalen zur Risikoeinschätzung entwickelt[41,42,43]. Inwieweit diese zur Eindämmung des Phänomens Massenmord beitragen können bleibt abzuwarten. Es ist zu befürchten, dass auch künftig einige Täter ihr Vorhaben unbemerkt von der Außenwelt im Stillen planen und durch hohe Opferzahlen Umstehende, Hinterbliebene und Öffentlichkeit fassungslos machen.

Literatur

1. Adler L. Historie und Überblick. In: Hoffmann, Jens; Roshdi K, ed. *Amok Und Andere Formen Schwerer Gewalt, Risikoanalyse, Bedrohungsmanagement, Präventionskonzepte*. Stuttgart, Germany: Schattauer Verlag; 2015:51–68.
2. Adler L, Marx D, Apel H, Wolfersdorf M, Hajak G. Zur Stabilitat des "Amoklaufer"-Syndroms. *Fortschritte der Neurol · Psychiatr*. 2006;74:582–590.
3. Peter E, Bogerts B. Epidemiologie und Psychopathologie des Amoklaufes. *Nervenarzt*. 2012;83(1):57-63. https://doi.org/10.1007/s00115-011-3250-6
4. Peter E, Seidenbecher S, Bogerts B, Dobrowolny H, Schöne M. Mass murders in Germany – classification of surviving offenders based on the examination of court files. *J Forens Psychiatry Psychol*. 2019;30(3):381-400. https://doi.org/10.1080/14789949.2019.1593486

5. Brandt M. Schusswaffentote, Amokläufe in den USA. Statista.com. https://de.statista.com/infografik/18928/mass-shootings-in-den-usa/. Published 2019. Accessed March 23, 2020.
6. Peterson, Jillian; Densley J. The Violence Project – Mass Schooter Database. https://schoolshooters.info/search-database. Published 2019. Accessed March 13, 2020.
7. Everytownresearch.org. Ten Years of Mass Shootings in the United States, An Everytown for Gun Safety Support Fund Analysis. https://everytownresearch.org/massshootingsreports/mass-shootings-in-america-2009-2019/. Published 2019. Accessed March 23, 2020.
8. Bannenberg B. Beratungsnetzwerk Amokprävention –Ein wissenschaftsbasierte sBeratungsangebotzur Amokprävention1. https://www.uni-giessen.de/fbz/fb01/professuren-forschung/professuren/bannenberg/mediathek/dateien/beratungs-netzwerk-amok-2016.pdf. Published 2017. Accessed March 30, 2020.
9. Fiedler N, Sommer F, Göbel K, et al. NETWorks Against School Shootings (NETWASS) – Ein evidenzbasierter Ansatz zur Prävention psychosozialer Krisen und schwerer, zielgerichteter Gewalt in Schulen. In: *Evidenzorientierte Kriminalprävention in Deutschland*. Wiesbaden: Springer Fachmedien Wiesbaden; 2018:425–441. https://doi.org/10.1007/978-3-658-20506-5_23
10. Langman P. School-Shooter.Info-Datenbank. https://schoolshooters.info/search-database. Published 2020. Accessed March 13, 2020.
11. Wikipedia.de. Amoklauf an der Columbine High School. Wikipedia.de. https://de.wikipedia.org/wiki/Amoklauf_an_der_Columbine_High_School. Published 2020. Accessed March 30, 2020.
12. Gebauer M. Ladehemmung verhinderte noch größeres Blutbad, Erfurter Amoklauf. Spiegel.de. https://www.spiegel.de/panorama/erfurter-amoklauf-ladehemmung-verhinderte-noch-groesseres-blutbad-a-194501.html. Published 2002. Accessed March 30, 2020.
13. Spiegel-Panorama. "Florian hatte Angst vor dem Tod", Schulmord von Coburg. Spiegel.de. https://www.spiegel.de/panorama/schulmord-von-coburg-florian-hatte-angst-vor-dem-tod-a-256029.html. Published 2003. Accessed March 30, 2020.
14. Rhinow A. *School Shootings – Entwicklung Eines Mehrebenenmodells Unter Besonderer Berücksichtigung Der Feindbildproblematik*. Berlin: LIT Verlag; 2015.
15. Otto M. *Amok Und School Shooting – Ursachen, Auslöser Am Beispiel Winnenden 2009*. GRIN Verlag; 2009.
16. AFP/dpa. Mutmaßlicher Täter war mehrfach in psychiatrischer Behandlung. Frankfurter Allgemeine. https://www.faz.net/aktuell/gesellschaft/kriminalitaet/taeter-von-ansbach-anschlag-war-in-psychiatrischer-behandlung-14356143.html. Published 2016. Accessed January 8, 2020.
17. Süddeutsche-Zeitung. Amoklauf in Ludwigshafen:: Geschockte Schüler, ein toter Lehrer. sueddeutsche.de. https://www.sueddeutsche.de/panorama/amoklauf-in-ludwigshafen-geschockte-schueler-ein-toter-lehrer-1.67585. Published 2010. Accessed May 28, 2020.

18. Bannenberg B. Schlussbericht Projekt TARGET. Teilprojekt Gießen: Kriminologische Aspekte von Amoktaten – junge und erwachsene Täter von Amoktaten, Amokdrohungen. Bundesministerium für Bildung und Forschung. https://www.uni-giessen.de/fbz/fb01/professuren-forschung/professuren/bannenberg/mediathek/dateien/schlussbericht-target-giessen.pdf. Published 2017.
19. Sommer F, Fiedler N, Ahlig N, et al. Schwere zielgerichtete Gewalttaten an Schulen (Teil 1) Entwicklungspsychologische, mikrosoziologische und präventionswissenschaftliche Analysen – Erste Ergebnisse der Berliner Arbeitsgruppe. *Forum Kriminalprävention*. 2016;02:17-24.
20. Leuschner V, Böckler N, Zick A, Scheithauer H. Attentate durch Einzeltäter. Zu Gemeinsamkeiten in der Tatentwicklung und der Tatsituation bei terroristischen Anschlägen und School Shootings. In: Böckler N, Hoffmann J, eds. *Radikalisierung Und Terroristische Gewalt. Perspektiven Aus Dem Fall- Und Bedrohungsmanagement*. Frankfurt: Verlag für Polizeiwissenschaft; 2017:51–78.
21. Fiedler N, Sommer F, Ahlig N, et al. Schwere zielgerichtete Gewalttaten an Schulen (Teil 2) Erste Folgerungen für mögliche Präventionsansätze. *Forum Kriminalprävention*. 2016;02/2016:25-26.
22. Scheithauer, H.; Leuscher V. *Krisenprävention an Schulen: Das NETWASS-Programm Zur Frühen Prävention Schwerer Schulgewalt*. Stuttgart: Kohlhammer.; 2015.
23. Leuschner V, Bondü R, Allroggen M, Scheithauer H. Leaking: Häufigkeit und Korrelate von Ankündigungen und Androhungen tödlicher Gewalt nach Meldungen Berliner Schulen zwischen 1996 und 2007. *Z Kinder Jugendpsychiatr Psychother*. 2016;44(3):208-219. https://doi.org/10.1024/1422-4917/a000423
24. Allwinn M, Hoffmann J, Meloy JR. German mass murderers and their proximal warning behaviors. *J Threat Assess Manag*. 2019;6(1):1-22. https://doi.org/10.1037/tam0000122
25. Saimeh N. Dehumanisierung als Zündstoff – maligner Narzissmus als Motiv für Amok. In: Hoffmann, Jens; Roshdi K, ed. *Amok Und Andere Formen Schwerer Gewalt, Risikoanalyse, Bedrohungsmanagement, Präventionskonzepte*. Stuttgart, Germany: Schattauer Verlag; 2015:7–22.
26. Allroggen, Marc; Fegert JM. Narzisstische Störungen und Gewalt bei Jugendlichen und Heranwachsenden. In: Hoffmann, Jens; Roshdi K, ed. *Amok Und Andere Formen Schwerer Gewalt, Risikoanalyse, Bedrohungsmanagement, Präventionskonzepte*. Stuttgart, Germany: Schattauer Verlag; 2015:22–39.
27. Schiltz K, Witzel JG, Bausch-Hölterhoff J, Bogerts B. High prevalence of brain pathology in violent prisoners: a qualitative CT and MRI scan study. *Eur Arch Psychiatry Clin Neurosci*. 2013;263(7):607-616. https://doi.org/10.1007/s00406-013-0403-6

28. Witzel JG, Bogerts B, Schiltz K. Increased frequency of brain pathology in inmates of a high-security forensic institution: a qualitative CT and MRI scan study. *Eur Arch Psychiatry Clin Neurosci.* 2016;266(6):533-541. https://doi.org/10.1007/s00406-015-0620-2
29. Cope LM, Ermer E, Nyalakanti PK, Calhoun VD, Kiehl KA. Paralimbic Gray Matter Reductions in Incarcerated Adolescent Females with Psychopathic Traits. *J Abnorm Child Psychol.* 2014;42(4):659-668. https://doi.org/10.1007/s10802-013-9810-4
30. Anderson NE, Kiehl KA. Psychopathy and Aggression: When Paralimbic Dysfunction Leads to Violence. In: 2013:369–393. https://doi.org/10.1007/7854_2013_257
31. Raine A, Buchsbaum M, Lacasse L. Brain abnormalities in murderers indicated by positron emission tomography. *Biol Psychiatry.* 1997;42(6):495-508. https://doi.org/10.1016/S0006-3223(96)00362-9
32. Raine A. *Als Mörder Geboren – Die Biologischen Wurzeln von Gewalt Und Verbrechen Seite 33.* Klett-Cotta; 2015.
33. Yang Y, Glenn AL, Raine A. Brain abnormalities in antisocial individuals: implications for the law. *Behav Sci Law.* 2008;26(1):65-83. https://doi.org/10.1002/bsl.788
34. Goldsmith DR, Rapaport MH, Miller BJ. A meta-analysis of blood cytokine network alterations in psychiatric patients: comparisons between schizophrenia, bipolar disorder and depression. *Mol Psychiatry.* 2016;21(12):1696-1709. https://doi.org/10.1038/mp.2016.3
35. Al-Diwani AAJ, Pollak TA, Irani SR, Lennox BR. Psychosis: an autoimmune disease? *Immunology.* 2017;152(3):388-401. https://doi.org/10.1111/imm.12795
36. Bogerts B, Winopal D, Schwarz S, et al. Evidence of neuroinflammation in subgroups of schizophrenia and mood disorder patients: A semiquantitative postmortem study of CD3 and CD20 immunoreactive lymphocytes in several brain regions. *Neurol Psychiatry Brain Res.* 2017;23:2-9. https://doi.org/10.1016/j.npbr.2016.11.001
37. Miller BJ, Goldsmith DR. Towards an Immunophenotype of Schizophrenia: Progress, Potential Mechanisms, and Future Directions. *Neuropsychopharmacology.* 2017;42(1):299-317. https://doi.org/10.1038/npp.2016.211
38. Möller-Leimkühler AM, Bogerts B. Kollektive Gewalt. *Nervenarzt.* 2013;84(11):1345-1358. https://doi.org/10.1007/s00115-013-3856-y
39. Bogerts B, Peter E, Schiltz K. *Aggression, Gewalt, Amok, Stalking.* In: Psychi. Berlin: Möller HJ, Laux G & Kapfhammer HP (Hrsg.); 2011.
40. Wilmanns K. Über Morde im Prodromalstadium der Schizophrenie. *Z f d ges Neuro u Psych.* 1940;170:583-62.
41. Bundeskriminalamt. Presseinformation: Neues Instrument zur Risikobewertung von potentiellen Gewaltstraftätern. https://www.bka.de/DE/Presse/Listenseite_Pressemitteilungen/2017/Presse2017/170202_Radar.html. Published 2017. Accessed September 24, 2020.

42. Sadowski F, Rossegger A, Pressman E, Rinne T, Duits N, Endrass J. Das Violent Extremism Risk Assessment Version 2 Revised (VERA-2R): Eine Skala zur Beurteilung des Risikos extremistischer Gewalt. Deutsche Übersetzung. *Kriminalstatistik*. 2017;5:335-342.
43. Meloy JR, Gill P. The lone-actor terrorist and the TRAP-18. *J Threat Assess Manag*. 2016;3(1):37-52. https://doi.org/10.1037/tam0000061

17

Terror

Fast wöchentlich erreichen uns Nachrichten über Terroranschläge und jeder hat eine Vorstellung davon, was Terror ist. Dennoch gibt es weltweit keinen Konsens darüber, was als Terror bezeichnet werden kann. In Abhängigkeit vom politischen, weltanschaulichen, religiösen und sozialen System gehen die Meinungen hierüber auseinander. Entsprechend unscharf und variabel wird dieser Begriff in verschiedenen politischen Kontexten verwendet. Terroristen werden nicht selten von den Anhängern der Ideologie, in deren Namen sie Terrorakte verüben, als Freiheits- oder Widerstandskämpfer oder sogar als Helden gefeiert und ggf. als Märtyrer verehrt. Für die Geschädigten des Terrors dagegen sind sie brutale, rücksichtslose und verabscheuenswerte Gewalttäter, auf die mit Gegengewalt zu reagieren ist.

Was ist Terror?

Terroristisches Verhalten – aus welcher Richtung es auch immer kommen mag – stellt eine Extremform ideologiegetriebener Aggression dar, welche sich gegen Menschen, Institutionen oder Gebäude richtet, die repräsentativ für ein verhasstes System sind. Die ideologischen, politischen oder auch religiös-fundamentalistische Ziele sollen durch Einschüchterung, Bedrohung sowie durch Übermittlung einer Terrorbotschaft an das bekämpfte System erreicht werden[1]. Liegen Motive dieser Art nicht vor, wie beispielsweise

---

Dieses Kapitel ist eine erweiterte und aktualisierte Version einer Publikation, die 2020 in der Zeitschrift DER NERVENARZT erschien[3]. Korrespondierender Autor: B. Bogerts.

bei dem Massenmord mittels Schusswaffenangriff auf einem Festival in Las Vegas 2017, bei dem 58 Menschen getötet und weitere 851 verletzt wurden[2], ist die Handlung als Amoktat einzuordnen.

Neben Amokläufen (persönliche Motive, häufig psychische gestörte Täter) ist Terrorismus abzugrenzen von school shootings (Amokläufe an Schulen), Aktionen von Guerillas, Partisanen oder paramilitärischen Organisation sowie organisierter Kriminalität.

Terrorismus hat viele Gesichter:

- Ethnischer und nationalistisch-separatistischer Terrorismus, dieser beinhaltet den Kampf ethnischer oder nationaler Minderheiten um Autonomie;
- Anarchismus, dieser richtet sich gegen Repräsentanten von abgelehnten Staatsformen;
- Linksradikaler Terrorismus, der sich gegen ein verhasstes ökonomisches (kapitalistisches), politisches und soziales System richtet;
- Rechtsradikaler Terrorismus, geleitet von völkisch-nationalistischem Gedankengut und Fremdenhass;
- Religiös motivierter Terrorismus. In der Geschichte gibt es hierfür zahlreiche Beispiele für fast alle großen Konfessionen (s. Kap. 20). Derzeit bedeutendste religiöse Form ist der islamistisch/salafistische Terrorismus;
- Staatsterrorismus wird in Diktaturen durch Staatsorgane ausgeübt oder unterstützt. Extreme Beispiele hierfür sind Stalinismus (schwankende Angaben von bis zu 60 Mio. Opfern), Nationalsozialismus (bis zu 21 Mio. Opfer) und Maoismus (77 Mio. Opfer) (s. Kap. 18, Tab. 18.1).
- Terrorismus durch Einzeltäter, diese haben sich ihre Hassideologien meist selbst ersonnen oder im Internet angeeignet, ähnlich wie Amokläufer leiden sie oft an psychischen Störungen.

Historischer Hintergrund und aktuelle Entwicklungen

Terroristische Aktionen blieben bis heute ein in der Geschichte stets präsentes Phänomen extremer politisch oder ideologisch motivierter Gewalthandlungen. Bekannte historische Beispiele sind die jüdischen Widerstandskämpfer gegen die Römer im 7. Jahrhundert oder die Selbstmordanschläge islamistischer Assassinen gegen politische Widersacher oder „Ungläubige" im 11. Jahrhundert.

Verlauf und Erscheinungsformen des Terrorismus der letzten 150 Jahre wurden in mehrere aufeinanderfolgende Perioden unterteilt[4]:

Die erste Phase ist die *anarchistische Phase,* welche vom 19. Jahrhundert bis zum ersten Weltkrieg dauerte. Im Zentrum des Terrorismus dieser Zeit waren Attentate gegen Repräsentanten von Staat und Kirche, wie z. B. die Attentate auf den russischen Zaren Alexander II. im Jahr 1881, auf Präsident Sadi Carnot von Frankreich (1894), König Umberto I. von Italien (1900) und Präsident McKinley in den Vereinigten Staaten von Amerika (1901) oder das Attentat von Sarajewo, welches schließlich zum ersten Weltkrieg führte.

Nach dem ersten Weltkrieg entwickelte sich in den 20er Jahren für die Dauer von etwa 40 Jahren eine *antikoloniale Terrorwelle* zu Zeiten der Unabhängigkeits- und Widerstandsbewegungen, wie beispielsweise die Kämpfe der Mau-Mau in Afrika in den 1950er Jahren. Auch die Widerstandsbewegung der Irisch-Republikanischen Armee (IRA) um die Unabhängigkeit Nordirlands von Großbritannien fällt in diese Zeit.

Im Zeitraum der 1960er bis 1980er Jahre entstand die dritte, überwiegend *linksradikal geprägte Terrorwelle.* Die Rote Armee Fraktion (RAF) verfolgte zu dieser Zeit in Deutschland das Ziel, durch Terroranschläge auf Repräsentanten von Staat und Gesellschaft das von ihr zum Feindbild erklärte kapitalistische System zu Fall zu bringen. Weitere Beispiele dieser dritten Terrorwelle sind die Roten Brigaden in Italien und die Nihon Sekigun (Rote Armee, RAF-Analog in Japan). Hinzu kommen in den 70er und 80er Jahren in den Vereinigten Staaten die Black Liberation Army, die Jewish Defense League, die Weather Underground und die Symbionese Liberation Army.

Darauf folgt bis heute andauernd eine *vierte Terrorwelle, welche von islamistisch-dschihadistischen Motiven* getragen wird[4]. Zu den Inhalten des islamistischen Terrorismus gehören der Kampf gegen die Ungläubigen (*„käfir/kuffār"*) unter Berufung auf bestimmte Suren des Korans sowie Rache für die Herabsetzung muslimischer Wertvorstellungen durch westliche Medien. Der erste massive Terrorakt dieser dschihadistischen Welle war der Anschlag auf das World Trade Center am 11. September 2001. Aber auch die terroristischen Anschläge, die der Islamische Staat (IS) ausübte oder für sich reklamierte, gehören dazu: z. B. die Anschlagsserie in Paris im November 2015, der Anschlag auf den Berliner Weihnachtsmarkt im Dezember 2016 sowie der Angriff auf einen Nachtclub in Istanbul im Januar 2017.

Als weitere Terrorwelle gewann in den letzten zehn Jahren der *Rechtsterrorismus* wieder an Bedeutung, sowohl durch rechtsextreme Terrorgruppen als auch durch Einzeltäter[5]. Das aufsehenerregendste Beispiel für eine rechtsextreme Terrorgruppe ist der Nationalsozialistische Untergrund (NSU), der zwischen 2000 und 2007 zehn rassistisch motivierte Morde, 43 Mordversuche, drei Sprengstoffanschläge und 15 Raubüberfälle verübte. Die bislang folgenschwersten Anschläge durch Rechtsterroristen als Einzeltäter ereigneten sich 2011 in Norwegen (Oslo und Insel Utoa) mit 77 Toten, Neuseeland (Christchurch) mit 51 und Texas (El Paso) mit 22 Todesopfern.

Im Rahmen der Flüchtlingsbewegung nahmen rechtsextremistische Taten in Deutschland zu, wie z. B. die Anschläge auf Asylantenheime in Rostock-Lichtenhagen 1992 und in Freital 2015/2016. Ein neues Phänomen des Rechtsterrorismus sowie des islamistischen Terrors, ist der sog. *„Schwarmterrorismus"*, bei dem ein „Schwarm" von sympathisierenden Mitläufern sich spontan einem Kern von terroristischen Schlüsselfiguren anschließt um Terroraktionen durchzuführen[6]. Die rechtsextremen Brandanschläge (z. B. Rostock Lichtenhagen 1992) zwischen 1991 und 1994 sind hierfür beispielhaft. Von den 295 damals verurteilten Tätern waren ca. zwei Drittel bisher nicht straffällig. Bei der Mehrzahl der Täter konnte keine Langzeitvorbereitung nachgewiesen werden, nur jeder Fünfte war ein bekannter Rechtsradikaler. So hatte z. B. auch von den acht Mitgliedern der Freital-Gruppe nur der Gruppenanführer Kontakte zur organisierten rechtsextremen Szene, die restlichen Mitglieder waren Mitläufer[6].

Zunehmende Bedeutung des Internets

Die Strukturen sozialer Medien und des Internets bieten vor allem wegen der damit verbundenen Anonymität und der Möglichkeit des unmittelbaren Zugriffs auf subkulturelle Gemeinschaften und durch die Nutzung ideologiegeladener audiovisueller Medien einen idealen Nährboden für eine neue Ausprägungsform des Schwarmterrorismus. Dabei finden sowohl Selbst-Radikalisierungen bei digitaler Vernetzung mit ideologisch Gleichgesinnten, als auch strategisch ausgerichtete Radikalisierungen durch terroristische Schlüsselfiguren statt[5,7].

Nachdem im Juni 2017 die wichtigsten Social Media-Unternehmen in Deutschland gesetzlich verpflichtet wurden, illegale Inhalte von ihren Plattformen zu entfernen, wichen gewaltbereite und gewaltverherrlichende rechtsextreme Online-Subkulturen auf alternative Plattformen wie „4chan" aus um dort digitale Hass-Communities aufzubauen. Diese werden überwiegend von rechtsextremen Akteuren geprägt, deren Zahl im Jahr 2020 im deutschen Sprachraum auf 15.000 – 50.000 geschätzt wurde[8]. Beliebte Kommunikationsmittel sind sog. „memes", das sind Bilder oder Kurzfilme, mit denen die rechtsradikalen und rassistischen Inhalte unterhaltsam vermittelt werden sollen. Diesen ‚memes' wird oft ein belustigender, verunglimpfender Unterton beigemischt, um den Betrachter für rechtsextremistisches und gewalttätiges Gedankengut leichter gewinnen zu können[9]. Häufigste Online-Themen international vernetzter rechtsextremer Chatgruppen sind Ausländer-, Migranten- und Islamfeindlichkeit, Verschwörungstheorien, Überlegenheitsdenken der weißen Rasse, Schutzmaßnahmen gegen vermeintliche Überfremdung und Angriffe auf politisch Andersdenkende.

Es sind vor allem Einzeltäter, welche sich über derartige Medien radikalisieren[10]. Spätestens der Christchurch Anschlag im März 2019 mit 50 Toten und ebenso vielen Verletzten stellt in diesem Zusammenhang eine neue Kategorie eines hauptsächlich im Internet entstandenen internationalen rechten Terrors dar. In die gleiche Richtung sind die Anschläge von Poway (Kalifornien, April 2019), El-Paso (Texas, Juni 2019), Baerum (Norwegen, August 2019) und Halle an der Saale (Oktober 2019) einzuordnen. All diese Täter zitieren sich gegenseitig und berufen sich ebenso wie zuvor der norwegische Massenmörder Anders Breivik (Juli 2011) auf verschiedene Variationen von Verschwörungs- oder Verdrängungstheorien gegen die eigene Rasse[11].

Nimmt der Terrorismus zu?

Nach einem stetigen Ansteigen des weltweiten Terrorismus mit Höchstwerten im Jahr 2014 (33.555 Todesfälle), ist seit dem Untergang des sog. Islamischen Staates (IS) weltweit ein Rückgang von Terroranschlägen zu verzeichnen (Abb. 17.1). Laut Global Terrorism Index starben im Jahr 2019 bei Terroranschlägen weltweit 12.826 Menschen[12]. Damit sank die Zahl weltweiter Terroropfer zwischen 2014 und 2019 auf weniger als die Hälfte. Dennoch ist die Zahl der Opfer von Terroranschlägen heute noch dreimal so hoch wie eine Dekade zuvor. Zudem hat in Westeuropa, Nordamerika und Ozeanien im fünften Jahr in Folge der rechtsextreme Terrorismus zugenommen (Anstieg der Anschläge zwischen 2014 und 2019 um 250 %, Anstieg der Todesopfer um 700 %)[12].

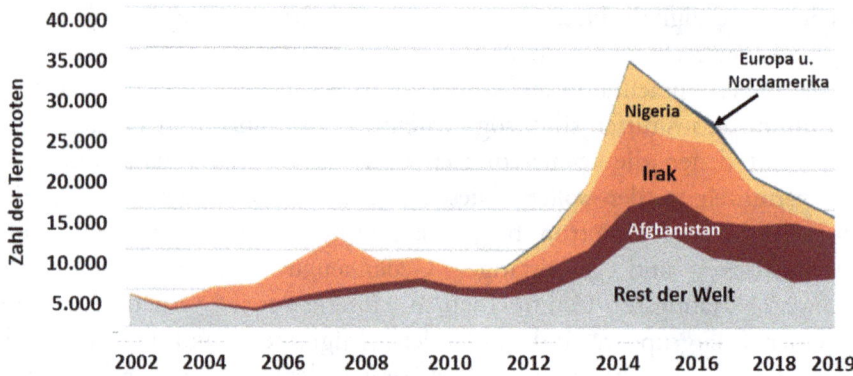

Abb. 17.1 Tote durch Terroranschläge weltweit im Zeitraum 2002–2019. Der Anstieg 2012 bis 2015 resultiert aus den damals zunehmenden Terroraktivitäten des sog. Islamischen Staates (IS). In den folgenden vier Jahren kam es zu einem Rückgang von Terrortoten um ca. 50 %. Die größte Zahl der Terrortoten gab es im Irak, gefolgt von Nigeria und Afghanistan. Die Zahlen in Europa und Nordamerika waren wesentlich geringer. (Quelle: Institute for Economics & Peace. Global Terrorism Index 2020, Measuring the Inpact of Terrorism[12])

Rechtsextreme Terroranschläge mit hohen Opferzahlen wurden überwiegend durch Einzeltäter verübt, linksterroristische Anschläge vorwiegend durch Terrorgruppen. Die Anschläge in Wien und Frankreich im Jahr 2020 zeigen, dass auch der islamistische Terrorismus in Europa weiterhin präsent ist. Als tödlichste Terrorgruppe weltweit wurden die Taliban in Afghanistan eingestuft.

Die Zahl der Verletzten und psychisch traumatisierten Opfer liegt um ein Vielfaches höher als die der Toten. Der wirtschaftliche Gesamtschaden 2019 wird auf 26,4 Mrd. US-Dollar beziffert. Am stärksten betroffen waren Afghanistan, der Irak, Nigeria und Syrien[12].

Wer wird Terrorist?

Die politischen, gesellschaftlichen und psychosozialen Konstellationen sind für viele Einwohner einer vom Terror betroffenen Region relevant, jedoch wird nur ein äußerst geringer Anteil von ihnen zu Terroristen. Welche Personen sind das?

Häufig wird die Auffassung vertreten, dass Terrorhandlungen nur von Personen durchgeführt werden könnten, die psychisch nicht normal sind, und dass irgendeine psychische Störung vorliegen müsse, die in eine Bereitschaft zur Radikalisierung und zu Gewalttaten resultiere. Gleichwohl stellen psychische Erkrankungen nur einen nachgeordneten Faktor im Bedingungsgefüge des Terrorismus dar[13,14]. Berichte über psychiatrische Erkrankungen bei einzelnen Attentätern oder Amokläufern erwecken rasch den Eindruck, dass psychisch kranke Menschen generell gefährlicher seien als psychisch gesunde. Hierzu muss betont werden, dass die weit überwiegende Mehrheit von Menschen mit psychischen Störungen keine kriminellen Handlungen begeht. Gewaltfrei leben 95 % von psychisch Erkrankten im Vergleich zu 98 % von Menschen ohne psychische Störungen[15].

Terrorismus ist der folgenschwerste Auswuchs von Radikalisierung und Extremismus. Das komplexe Bedingungsgefüge hiervon gleicht den in Abb. 12.5 dargestellten vielfältigen interagierenden Ursachen des allgemeinen Aggressionsmodells (s. Kap. 12). Vorbestehende Persönlichkeitsanlage, gewaltprägende und traumatisierende Erfahrungen des frühen sozialen Umfeldes während Kindheit und Jugendzeit formen Charaktere mit Identitäts- und Selbstwertproblemen bei erhöhter Gewaltbereitschaft, die anfällig sind für politische oder religiöse Ideologien[16]. Kommen politische oder soziale Krisensituationen hinzu und Gefühle von Ausgrenzung, Herabsetzung oder Bedrohung, dann ist der Weg in terroristische Handlungen geebnet.

Psychische Erkrankungen in Einzelfällen

Von einigen wenigen Attentätern in Deutschland ist jedoch eine psychiatrische Vorgeschichte bekannt. Die Attentate auf den damaligen saarländischen Ministerpräsidenten und SPD-Kanzlerkandidaten Oskar Lafontaine und den damaligen Bundesinnenminister Wolfgang Schäuble (beide im Jahr 1990) wurden von Personen durchgeführt, die an krankhaften Wahnvorstellungen aus dem schizophrenen Formenkreis litten. Über den Sprengstoffattentäter bei einem Festival in Ansbach im Juli 2016 wird berichtet, dass der 27-jährige zuvor wegen Depression und Suizidversuchen in psychiatrischer Behandlung war[17,18]. Der 31-jährige Attentäter, der im Juli 2016 in Nizza mit einem Lastwagen in eine Menschenmenge raste, 86 Menschen tötete und mehr als 400 verletzte, fiel schon vorher durch brutale Gewalttätigkeiten auf und hatte ein langes Vorstrafenregister, was zum Bild einer antisozialen Persönlichkeitsstörung passt. Zudem soll er Psychopharmaka verschrieben bekommen haben[19]. Der 18-jährige Attentäter, der im Juli 2016 vor dem Olympia-Einkaufszentrum in München 9 Menschen mit Migrationshintergrund erschoss, fünf weitere verletzte und sich danach suizidierte, hatte vorher eine langjährige ambulante und teils stationäre psychotherapeutische und psychiatrische Betreuung[20]. Europaweit ist der rechtsextremistische Anschlag von Anders Behring Breivik, der 2011 in Norwegen 77 Menschen tötete, der folgenreichste und bekannteste. Im Rahmen einer ersten Begutachtung kam der Sachverständige zu dem Fazit, dass Breivik an einer paranoiden Schizophrenie leide. In einem weiteren Gutachten wurde das Vorliegen einer narzisstischen Persönlichkeitsstörung und damit keine schuldmindernde Störung des Urteilsvermögens angenommen[21]. Diese Beispiele sind Einzelfälle und in keiner Weise repräsentativ für die große Mehrheit psychisch kranker Patienten, die friedlich und gewaltfrei leben.

Psychologie und Soziologie des Linksterrorismus

Ausführlichere Untersuchungen zu den psychologischen, sozialen und psychopathologischen Bedingungsfaktoren terroristischer Handlungen erfolgten in Deutschland erstmals vor etwa vier Jahrzehnten anlässlich des damals dominierenden linksextremistischen Terrorismus der Roten Armee Fraktion (RAF)[22,23]. Die Autoren berichteten, dass linksextremistische Personen, die überwiegend der RAF und der Bewegung 2. Juni angehörten, ein überdurchschnittliches gesellschaftliches Herkunftsniveau und zum großen Teil ein Hochschulstudium mit oder ohne Abschluss hatten[24]. Ein Drittel waren Frauen. Dagegen wurde Rechtsterrorismus damals ähnlich wie heute ausschließlich durch männerbündnerische Gruppen mit ausgeprägtem Uniform-, Waffen- und Kampfkult praktiziert bei wesentlich geringerem Durchschnittsalter (22 vs. 30 Jahre). Ein Drittel aller Terroristen fiel schon vor Anschluss an die Terrorszene durch Jugendstraftaten auf[24].

Der größte Anteil von Studenten mit späterer linksterroristischer Karriere bewegte sich in ideologisch homogenen Zirkeln mit starkem Konformitätsdruck und lebte in kollektiven Wohnformen wie Kommunen. Ein Drittel der Linksextremisten hatte einen schwerwiegenden irreparablen Bruch mit dem Elternhaus. Gruppenzugehörigkeit wurde zur psychischen Existenzfrage. Nicht die Zielsetzung sondern die terroristische Destruktion selbst habe die eigentliche Befriedigung verschafft[25]. Psychische Störungen wurden bei Terroristen nicht häufiger als in der Durchschnittsbevölkerung festgestellt. Oft aber seien extrem ausgeprägte Persönlichkeitszüge vorhanden wie „neurotische Feindseligkeit"[25]. Terroristen gemeinsam sei ein unerfüllter Geltungs- und Machtanspruch junger Menschen, die die Gesellschaft durch Gewaltmittel zwingen wollten, von ihrer Person und ihrem

Willen Kenntnis zu nehmen[25]. Für eine psychopathologische Interpretation terroristischen Handelns gebe es keine Anhaltspunkte[22]. Auch in mehreren forensisch-psychiatrischen Begutachtungen von angeklagten Linksterroristen konnten keine Hinweise auf gerichtsrelevante krankheitswertige psychische Störungen gefunden werden[23].

Psychologie und Soziologie des Rechtsterrorismus

Verschwörungstheorien und Fremdenfeindlichkeit bei völkisch-nationalem Überheblichkeitsdenken bilden den ideologischen Kern allen rechten Terrors. Die Täter der Anschläge von Christchurch, Poway, El-Paso, Baerum, Halle (Saale), sowie Utoya und München berufen sich auf verschiedene Variationen der Weltverschwörungstheorie des ‚Great-Replacement' oder ‚White-Genocide', welche weitgehende inhaltliche Überschneidungen aufweisen[11]. Kern dieser realitätsfremden Theorien ist, dass die weiße europäische Bevölkerung bewusst (oft bei Anschuldigung vermeintlich jüdischer Drahtzieher) zurückgedrängt und durch konkurrierende ethnische/religiöse Gruppen (z. B. Muslime) ersetzt werden soll, deren Kultur mit der westlichen unvereinbar sei. Diese Narrative vereint verschiedenste rechtextremistische, antifeministische, antisemitische, Antiestablishment- und Antimigrations-Ideologien[11]. In Deutschland auch als Großer Austausch oder Volkstod bezeichnet war ähnliches Gedankengut bereits in Hitlers ‚Mein Kampf' vorhanden[26].

Paranoia (andauernde psychiatrisch relevante Wahnsymptomatik) und Verschwörungsdenken weisen eine gewisse Verwandtschaft auf, sind aber keine identischen Phänomene. Bei paranoid-psychotischen Symptomen wird die vermeintliche Bedrohung oder Beeinflussung von den betroffenen Menschen immer nur auf sich selbst gerichtet empfunden. Bei Verschwörungstheorien liegt von vornherein eine feindselige Einstellung gegenüber anderen Menschengruppen vor. Die wahrgenommene Bedrohung, wenn auch realitätsfremd, wird von Verschwörungstheoretikern auf die gesamte Gesellschaft oder eigene Gruppe und nicht nur auf sich selbst bezogen. Die realitätsgestörte Einordnung vermeintlicher Feinde gegen die Eigengruppe ist der Kerngedanke des Verschwörungsglaubens und dient als Rechtfertigung für Terrorhandlungen[27].

Die Anziehungskraft einer Verschwörungstheorie ist umso größer, je mehr Erklärungskraft und somit vermeintliche Kontrolle über angeschuldigte

Missstände dadurch gewonnen wird. Die hohe Attraktivität von Weltverschwörungen, welche allumfassende Erklärungen und schuldige Gruppen identifizieren[26], wird dadurch verstehbar. Verschwörungstheorien liefern Narrative zur Abwertung der Fremdgruppe und Aufwertung der Eigengruppe, welche keine objektiven Wahrheiten benötigen und deshalb besonders ansprechend für Randgruppen sind[28].

Rechtsterrorismus als überwiegend männliches Phänomen

Von wenigen Ausnahmen abgesehen ist Rechtsterrorismus ein ganz vorwiegend männliches Phänomen. Rechtsterroristische Gruppen bilden eine kollektive Identität, die geprägt ist durch eine sogenannte ingroup-outgroup (Eigengruppe-Fremdgruppen)-Feindschaft. Gruppenprozesse sowie ein charismatischer Anführer, dem die Mitglieder gehorsam sind, werden hierbei als wichtige Faktoren angesehen. Das traditionelle Ideal von Maskulinität in Form von Dominanz, Erfolg, Macht, Schmerztoleranz, Ausdauer, Unabhängigkeit, Härte und Mut, das im archaischen Bild des Kämpfers, Helden und Siegers kumuliert, wird von vielen Rechtsextremisten für sich selbst beansprucht[29,30]. Darauf ausgerichtete Strategien werden von terroristischen Gruppen eingesetzt und funktionieren über Identifikationsprozesse und Gruppenzugehörigkeitsgefühle.

Als eine der Ursachen für Extremismus und Terrorismus wurde ein Überschuss an Männern diskutiert, der auch in Teilen von Ostdeutschland anzutreffen ist. So hat sich dort seit der Wiedervereinigung 1989 aufgrund der im Vergleich zu Westdeutschland geringeren wirtschaftlichen Entwicklung und der Abwanderung gut ausgebildeter junger Frauen in einigen ländlichen Regionen ein Überschuss an jungen Männern gebildet, deren Situation durch mangelnde Bildung, Arbeits- und Partnerlosigkeit, Perspektivlosigkeit und Frustration gekennzeichnet ist. Unter diesen Bedingungen ist die Zahl der Rechtsextremisten im Zeitraum 2014 bis 2018 von 21.000 auf 32.080 gestiegen[31,32], wobei fast die Hälfte davon als gewaltorientiert eingeschätzt werden muss[33]. Von 2014 bis 2016 stieg die Zahl der Gewalttaten deutlich[34], wobei es sich überwiegend um Angriffe auf Flüchtlingsunterkünfte handelte. Im Anschluss ging die Anzahl der Gewalttaten wieder leicht zurück: 2019 wurden deutschlandweit 925 rechtsradikale Gewalttaten verzeichnet.

Islamistischer Terrorismus

Nach der Besetzung des Iraks im Jahre 2003 durch die USA und Großbritannien aufgrund geostrategischer und wirtschaftlicher Interessen bei erfundenen Kriegsgründen kam es im Jahr 2004 zum Angriff der US-Amerikaner auf Falludscha, die berühmte Stadt der Moscheen. Die Stadt wurde völlig zerstört, Zehntausende von Zivilisten wurden getötet oder verletzt. Durch die von der US-Armee eingesetzte Uranmunition kam es zu einem dramatischen Anstieg späterer Folgeerkrankungen. In der gleichen Zeit ereigneten sich die Folterskandale an irakischen Gefangenen durch US-Wachpersonal im berüchtigten Abu-Ghuraib-Gefängnis.

Diese Situation und das folgende Chaos im Irak begünstigte den Zulauf zu Terrororganisationen. Die bedeutendste davon wurde der sog. Islamische Staat (IS), der seinerseits durch brutalste Gewaltexzesse von sich reden machte. Weltweit wurde eine Vielzahl von dschihadistischen Terroristen mit Anschlägen und Selbstmordattentaten aktiv, die ihre Motivation in Rache für empfundene Demütigung, Unterdrückung und in der Verteidigung des Islam sahen.

Die für die linksterroristische Szene der RAF-Zeit getroffene Feststellung, wonach bei Gruppenterroristen keine erhöhte Inzidenz von krankheitswertigen Psychosyndromen vorlag, wurde in ähnlicher Weise auch in neueren Untersuchungen für islamistischen Terrors getroffen. Mehrere Untersucher in den USA und Europa stellten fest, dass die Mehrheit islamistischer Terroristen eine College-Ausbildung oder einen anderen akademischen oder technischen Abschluss oder eine Berufsausbildung aufweisen konnten[35]. Das Gleiche galt für Selbstmordattentäter[36,37]. Gefühlte oder tatsächliche Diskriminierung und die Auffassung, dass der Islam von der westlichen Welt bedroht werde und deshalb verteidigt werden müsse, waren die häufigste Motivation für terroristische Handlungen. Das Gefühl einer Bedrohung durch andere Kulturen ist somit ein Phänomen, das islamistische und rechtsradikale Terrorgruppen gemeinsam haben. Die weit überwiegende Mehrzahl der islamistischen Terroristen hatte jedoch weder eine religiöse Erziehung noch profundere Kenntnisse des Korans. In einer Zusammenfassung von forensisch-psychiatrischen Gutachten über 29 islamistisch motivierte Straftäter wurden bei 19 nach Deutschland eingewanderten Tätern keine psychopathologischen Symptome gefunden, jedoch dissoziale Auffälligkeiten. Von den zehn in Deutschland aufgewachsenen Islamisten waren drei an einer schizophrenen Psychose erkrankt, zwei hatten eine primär dissoziale Problematik[38].

Mehrere internationale Studien kommen zum Schluss, dass Gruppenterroristen nicht wahrscheinlicher an einer psychischen Störung von Krankheitswert leiden als Menschen mit vergleichbarem sozialen Hintergrund, somit keine Evidenz dafür besteht, dass terroristisches Verhalten das Vorliegen einer psychiatrischen Erkrankung zur Voraussetzung habe[1,39].

Andere Terrorismusforscher berichten, dass weniger eine krankheitswertige Psychopathologie als bestimmte Persönlichkeitsprofile in Zusammenhang mit terroristischer Radikalisierung von Terrorgruppen zu sehen sind. Genannt werden narzisstische Charaktere (Selbstüberheblichkeit mit extremer Kränkbarkeit) und antisoziale Persönlichkeitsstrukturen sowie ein generell erhöhtes Aggressionspotential[14,40,41].

Hierfür sprechen auch kriminologische Analysen von Personengruppen, die sich terroristischen Vereinigungen anschlossen. Vom Bundesamt für Verfassungsschutz wurde 2016 eine Analyse der Radikalisierungshintergründe und -verläufe der Personen vorgelegt, die aus islamistischer Motivation aus Deutschland in Richtung Syrien oder Irak ausgereist waren. Zwei Drittel der Ausgereisten waren schon vor ihrer Ausreise polizeibekannt, insbesondere wegen Gewalt- oder Eigentumsdelikten, darüber hinaus durch Straftaten aus dem Bereich „politisch motivierte Kriminalität" sowie wegen Drogenhandels oder -besitz. Im Verlauf der Radikalisierung war eine Zunahme politisch motivierter Kriminalität zu verzeichnen, gefolgt von Gewaltdelikten und Eigentumsdelikten. Mehr als die Hälfte dieses Personenkreises trat mit drei oder mehr Straftaten in Erscheinung, es handelte sich somit ganz überwiegend um Mehrfachtäter. Vorbestehende dissoziale Persönlichkeitszüge waren vielfach anzutreffen. Faktoren, die zur Radikalisierung beitrugen, waren hauptsächlich Bekannte aus der Islamistenszene, Kontakte in einschlägigen Moscheen, Internet, Islamseminare und Koran-Verteilaktionen. In dieser Analyse des Verfassungsschutzes wird weiterhin dargestellt, dass ca. 80 % der ausgereisten Personen männlich waren, 20 % weiblich. Die zahlenmäßig größte Altersgruppe stellten die 22–25-Jährigen. Bei Frauen stach der Wunsch nach einem Leben in einer anderen/neuen islamischen Gesellschaftsordnung sowie das Heiratsmotiv hervor. Dahingegen war die islamistisch-dschihadistische Motivation bei Männern deutlich ausgeprägter als bei Frauen[42].

Es wurde bei der Beurteilung des gesamten Personenspektrums der Ausgereisten der Eindruck gewonnen, dass bei kurzfristig radikalisierten Personen der Radikalisierungsprozess weniger durch äußere Anregungen, sondern im Verborgenen stattfand und sich das Radikalisierungsgeschehen in dieser Gruppe offenbar stärker als ein „selbstreferenzieller", d. h. in der Person sich selbst vollziehender Prozess, darstellte. Kurzfristig radikalisierte Personen hatten augenscheinlich weniger Berührungspunkte zu islamistischen Ideologieinhalten, als langfristig radikalisierte Personen, bei denen es häufiger Hinweise auf den Besitz einschlägigen islamistischen Propagandamaterials gab. Zuletzt wurde geschlussfolgert, dass latente Gewaltbereitschaft im Zusammenhang mit salafistischer Ideologie relativ schnell nicht nur zur grundsätzlichen Bejahung dschihadistischer Gewalt führt, sondern auch zu dem Wunsch, diese selbst auszuüben. Für Rückkehrer wurde deshalb ein besonderes Sicherheitsrisiko angenommen[42].

Vergleichbare Daten über Personen, die sich dem IS anschlossen, liegen auch aus Frankreich, England, Italien, Belgien, den Niederlanden und Griechenland vor[43,44]. 50–70 % hatten bereits eine kriminelle Karriere vor Eintritt in die Terrorszene. Eine Erklärung für den hohen Anteil vorbestrafter Personen wurde darin gesehen, dass deren Neigung zu aggressiv-gewalttätigem Verhalten im terroristischen Umfeld besser ausgelebt werden kann und risikofreier ist.

Besonderheiten des salafistischen Terrorismus

Salafismus ist per se nicht mit Terrorismus gleichzusetzen. Salafisten beanspruchen aber den wahren Islam, der sich auf die Gründergeneration bezieht, nur für sich und sehen Angehörige anderer Religionen oder Atheisten als „Ungläubige" an. Bei gewaltorientierten Gruppen kann dies Tötungsaufrufe nach sich ziehen, insbesondere, da extremistische Salafisten den Islam als bedroht ansehen. Deshalb werde der Dschihad, der Heilige Krieg, notwendig. Dschihadisten nehmen den eigenen Tod in Kauf, um – wie sie glauben – den Islam zu verteidigen. Dafür wird der direkte Einzug in das Paradies verheißen.

Überlebende Attentäter berichteten, dass die Sehnsucht nach einem Heldentod und Unsterblichkeit eine starke Motivation war. Andere sprachen von der Ekstase des Kampfes, die an religiöse Begeisterung heranreiche[35]. Bei einem der Täter des Terroranschlages auf das World Trade Center am 11. September 2001 wurde ein Dokument mit Gebeten und Reflexionen gefunden, das den Attentätern helfen sollte, durchzuhalten.

Zweifellos treffen auch auf viele salafistisch inspirierte Terroristen die oben dargestellten Persönlichkeitsmerkmale und Psychosyndrome zu. Andererseits ist es wahrscheinlich, dass bei hinreichend langer und intensiver Indoktrination mit radikal islamistischem oder anderem ideologisch geprägten Gedankengut seit Kindheit und Jugendzeit oder nach massiver psychischer Traumatisierung durch Krieg, Vertreibung, Zerstörung oder

Unterdrückung (siehe Beispiel Falludscha) auch ohne das Vorliegen einer von vornherein vorliegenden psychischen Beeinträchtigung sich eine zu Terrorhandlungen disponierte Person entwickeln kann.

Gemeinsame Charakteristika von Terrorgruppen

Die Wege, die zur gewalttätigen Radikalisierung führten, wurden als äußerst unterschiedlich beschrieben. Persönliche und kollektive Krisen nach empfundener oder tatsächlicher Erniedrigung und Ausgrenzung verbunden mit neuem Bedeutsamkeits-, Zugehörigkeits- und Verpflichtungsgefühl in der Terrorgruppe waren die wichtigsten Motive, wenn auch bei einzelnen Individuen unterschiedlich ausgeprägt. In einer Studie hierzu erwies sich das Bedingungsgefüge zu gewalttätiger Radikalisierung als äußerst komplex, einen einheitlichen Prototypen gab es nicht[45].

Als wichtigste Differenz zwischen Radikalisierten, die nicht gewalttätig wurden und solchen die gewalttätig wurden, wurde bei Letzteren eine emotionale Disposition zu gewalttätigem Verhalten, Stimulierung und „Kick" durch Gewaltakte, ein terroristischer Ehrencodex bei ausgeprägter „Wir gegen Sie"-Narrative sowie Gruppendruck angesehen[40].

Eher als das Vorliegen einer manifesten Psychopathologie wahnhafter, schizophrener, depressiver oder neurotischer Art, scheint bei Mitgliedern von Terrorgruppen eine Persönlichkeitsakzentuierung bis hin zur Persönlichkeitsstörung vorzuliegen. Beschrieben werden narzisstische, antisoziale und paranoid-aggressive Persönlichkeitszüge, emotionale Kälte, Egozentrismus, ein Gefühl von Leere und kalte Rationalität[37,46]. Eine Einteilung in Muster oder das Zuschreiben von bestimmten Eigenschaften werden jedoch nicht dem Aspekt genüge, dass bei Terroristen ein breites Spektrum von Persönlichkeitsprofilen mit heterogenen psychologischen Charakteristika sowie ein komplexes Gefüge unterschiedlicher psychosozialer Erfahrungen vorliegt[41].

Aus *sozialwissenschaftlicher Sicht* wurden folgende Tätertypen extremistischer Gruppengewalt unterschieden[47]:

1. Täter, die beweisen wollen, dass sie meinungsführend sind. Dieser in Gruppen äußerst dominante Typus sieht Gewalttaten als effektive Option, sich im extremistischen Kontext Anerkennung zu verschaffen. Solche Täter können dem histrionischen (extrem geltungsbedürftigen) Persönlichkeitsspektrum zugeordnet werden.
2. Das zentrale Motiv eines anderen Tätertypus ist die Zugehörigkeit zur Gruppe bzw. deren Ideologie. Dieser abhängige Typus sucht in

sozialen Zusammenhängen nach Personen, die ihm Orientierungs- und Verhaltenssicherheit geben und ist deshalb leicht beeinflussbar. Als Resultat erlebter Erfahrungen mit den radikalen Verbündeten und Indoktrinationen entwickelt sich ein Gefühl zunehmender Verpflichtung gegenüber der eigenen radikalisierten Gruppe. Solche Täter entsprechen am ehesten dem Typ einer dependenten (abhängigen) Persönlichkeit.

3. Bei dem dritten Typus läuft ein individueller Radikalisierungsprozess mit Hinwendung zu einer Ideologie ab, die Gewalt als gerechtfertigt erscheinen lässt, ohne dass initial Kontakte zu einer terroristischen Gruppenorganisation bestehen. Dieser Typus ornet sich später aber in ein gewaltbereites Kollektiv ein.

Für die Entwicklung islamistisch-terroristischen Verhaltens wurden drei hiervon abweichende wesentliche psychosoziale Voraussetzungen formuliert[48]: erstens eine individuelle Motivation, die aus einer Erniedrigung, Demütigung, Diskriminierung oder Unterdrückung resultieren kann, zweitens eine ideologische Narrative, mit der Gewaltanwendung gerechtfertigt wird und drittens ein soziales Netzwerk, das zur Durchführung radikaler Taten anspornt.

Charakteristisch für alle Terrorgruppen ist ein Feindbild und der Zwang zum Zusammenhalt bei hohem sozialen Druck innerhalb der Gruppe. Aussteiger laufen Gefahr von negativen Sanktionen bis hin zu Hinrichtungen[49].

Merkmale terroristischer Einzeltäter

Im Unterschied zu Terroristen, die in Gruppen agieren, liegen psychische Erkrankungen vermehrt bei Personen vor, die als Einzeltäter (auch Lone-Wolves genannt) Terroranschläge verüben[50,51]. Diese Täter können durchaus einer bestimmten Ideologie folgen, die sie sich vorwiegend über das Internet angeeignet haben, bzw. durch eine bestehende Terrororganisation inspiriert worden sein. Sie unterliegen jedoch nicht den hierarchischen Strukturen einer Terrororganisation[52,53]. Diese Lone-Wolves sind nicht immer komplett isoliert, sondern stehen oft durch Hassforen im Internet mit Gleichgesinnten in Kontakt. Vor allem in Bezug auf Einzeltäter lässt sich eine klare Dominanz des männlichen Geschlechts erkennen[54]. Außerdem sind Einzeltäter im Schnitt ca. zehn Jahre älter als Mitglieder terroristischer Organisationen[55].

Der ideologische Hintergrund terroristischer Einzelattacken ist nicht an eine bestimmte Ideologie gebunden. Es findet sich bei solchen Tätern das gesamte Spektrum von rechtsradikalem, linksradikalem und salafistisch-dschihadistischem Gedankengut. Oft entwickeln solche Täter auch Hassideologien, die ihrem eigenen Gedankengut entsprungen sind und nicht einer anderen politischen oder religiösen extremen Ideologie zugehören.

Terroristische Einzeltäter leiden mit einer höheren Wahrscheinlichkeit an einer Depression oder paranoiden Symptomatik als Terroristen, die keine Einzeltäter sind[56]. Sie leben häufiger getrennt bzw. isoliert mit nur wenigen oder keinen sozialen Kontakten[50,51,55,57]. Bei Einzeltätern wurde eine 13- bis 14-mal höhere Wahrscheinlichkeit für das Vorliegen einer mentalen Erkrankung als bei Gruppentätern gefunden[51,58]. Es handelt sich dabei primär um schwere psychische Erkrankungen, insbesondere schizophrene und wahnhafte Störungen sowie Autismus-Spektrum-Störungen[58]. Posttraumatische Belastungsstörungen, Angst, Depression sowie Alkoholabhängigkeit wurden ebenfalls bei Einzeltätern gehäuft angetroffen[59].

Schwere psychische Erkrankungen sind nicht typischerweise mit Terrorismus assoziiert, allerdings scheinen sie die Vulnerabilität für eine Radikalisierung bei Einzeltätern zu beeinflussen bzw. einen Risikofaktor darzustellen[14,60]. Bei solchen Terroristen handelt es sich offensichtlich nicht um sozial benachteiligte Personen. Ihr Bildungsstand entspricht im Mittel dem der Allgemeinbevölkerung, sie gehören auch nicht generell niedrigeren Einkommensschichten an[61]. Andererseits sind sie wesentlich häufiger Einzelgänger mit nur geringen sozialen Kontakten.

Das Vorliegen einer psychischen Störung bedeutet nicht, dass solche Täter weniger in der Lage wären Taten geplant, geordnet und effektiv durchzuführen. Oft haben diese Täter zwar soziale Kommunikationsdefizite und ziehen sich in den Jahren vor Tatdurchführung zurück. Derartige soziale Probleme sind aber kein Hindernis, Terrorattacken mit gründlicher Planung und hohen Opferzahlen durchzuführen. Oft gibt es im Vorfeld solcher Taten Lebensumbrüche oder Erfahrungen, die die Betroffenen als entehrend und herabsetzend empfinden. Die Art der Ideologie, die sie sich von anderen angeeignet haben oder selbst entwickelt haben, spielt dabei weniger eine Rolle, als deren Radikalität.

Wenn solche Taten durchgeführt werden, dann zielen sie darauf ab und werden entsprechend vorbereitet, dass möglichst hohe Opferzahlen erreicht werden, dementsprechend werden Sprengsätze, automatische Waffen oder selbst Lastwagen eingesetzt, mit denen in eine Menschenmenge gerast wird, wie dies bei den Anschlägen in Nizza im Sommer 2015 und in Berlin auf dem Weihnachtsmarkt 2016 der Fall war.

„Lone Wolfes" im Vorfeld ihrer Taten zu erkennen ist äußerst schwierig. Die Entwicklung eines sozial zurückgezogenen, misstrauischen bis feindseligen Verhaltens zusammen mit einer Überwachung von Internetaktivitäten und Botschaften, die von solchen Tätern ins Internet gestellt werden, sowie eine elaborierte Analyse digitaler Spuren in sozialen Netzwerken und im Darknet könnten Hinweise auf derartige Risiken geben. Das könnte vielleicht in einigen Fällen eine intensivere Überwachung möglicher Täter oder sogar deren persönlichen Ansprache durch Psychiater oder Psychologen ermöglichen.

Eine besondere Bedrohung kann von rückkehrenden Kämpfern des Islamischen Staates ausgehen, da sie auf den Einsatz von Feuerwaffen und Sprengstoff trainiert sind und mental sich noch terroristischen Netzwerken verbunden fühlen. Die Zahl der Todesopfer durch zurückkehrende Terrorkämpfer ist um ein Vielfaches höher, als die Opferzahlen von Tätern ohne Kampferfahrung[61].

Folgende Kriterien sprechen für ein erhöhtes Risiko terroristischer Einzelattacken: Versuche oder Interesse in Regionen zu reisen, wo islamistische Kämpfe stattfinden, um dort zum Kämpfer trainiert zu werden, die zeitliche Dauer, die in solchen Konfliktherden als Kämpfer von den Betroffenen verbracht werden, andere Versuche sich einer Terrororganisation anzuschließen, häufiger Besuch von Websites oder Chatforen mit extremistischen Inhalten[61,62].

Hirnstruktur und Hirnfunktion von Terroristen

Neuropathologische Untersuchungen an Hirnen von Terroristen gibt es bislang nicht, mit Ausnahme der neuropathologischen Untersuchung des Gehirns von Ulrike Meinhof, intellektueller Kopf der Roten Armee Fraktion (RAF), der sie sich 1970 anschloss, nachdem sie sich Jahre zuvor einer Hirnoperation wegen eines Gefäßtumors an der Hirnbasis unterzog. Bis dahin setzte sie sich als gefragte Journalistin mit friedlichen Mitteln für die von ihr vertretenen politischen Ziele ein. Nach ihrem Suizid 1976 im Hochsicherheitsgefängnis Stammheim wurde eine hirnpathologische Untersuchung durchgeführt. Diese ergab eine durch die frühere Hirnoperation verursachte Schädigung des unteren-mittleren Schläfenhirns[63] (s. Kap. 7, Abb. 7.3). Diese Region ist eine zentrale Stelle des limbischen Systems, die für die Kontrolle von Nervenzellgruppen zuständig ist, durch deren Aktivierung aggressives Verhalten zustande kommt. Es ist deshalb wahrscheinlich, dass die in den Jahren nach der Hirnoperation sichtbar werdende aggressive

Persönlichkeitsveränderung durch den operativ bedingten Hirnschaden mitverursacht wurde. Erklärbar dadurch wird nur das emotionale Ausmaß der Aggressivität, nicht die terroristischen Denkinhalte. Diese sind vor dem Hintergrund der damaligen politischen Gesamtumstände zu sehen.

Über ähnliche hirnpathologische Befunde wurde bei inhaftierten Gewalttätern berichtet, auch bei solchen, die wegen geplanter, gezielt vorbereiteter, d. h. proaktiver, Gewalttaten verurteilt wurden und bei denen Persönlichkeitsmerkmale und Tatcharakteristika vorlagen, wie sie bei Terroristen beschrieben wurden[64] (s. Kap. 7).

Durch Hirnuntersuchungen mit struktur- und funktionsbildgebenden Verfahren bei Gewalttätern, die gezielt und geplant vorgingen (proaktive Gewalt), fanden sich als statistische Differenzen Strukturdefizite und Funktionsstörungen in Form gestörter Verbindungen und verminderter Hirnsubstanz im vorderen und unteren Stirnhirn, in limbischen Regionen des mittleren, vorderen Schläfenlappens (Hippocampus, Mandelkern) und der damit verbundenen zingulären Hirnwindung Gyrus cinguli sowie der Inselregion[63] (s. Kap. 7, Abb. 7.1). Diese Regionen spielen eine Rolle in der neuronalen Modulation von Emotionen – darunter auch Aggression – und entsprechen weitgehend den Hirnarealen, die bei Empathie und Mitgefühl aktiviert werden[65].

Bei der Mehrheit der Gewalttäter war jedoch kein hirnpathologisches oder neuroradiologisches Korrelat ausfindig zu machen, was wegen des multifaktoriellen Bedingungsgefüges von Aggression und Gewalt auch nicht zu erwarten war.

Auch der männlichen Dominanz bei terroristischer Gewalt lassen sich hirnbiologische Gegebenheiten zuordnen. So ist bei Männern der Mandelkern, der bei Aggressivität aktiv wird, größer als bei Frauen. Das Volumen der unteren Stirnhirnrinde und des zingulären Kortex, welche für die Kontrolle der Mandelkernaktivität zuständig sind, ist bei männlichen Personen kleiner[66], weshalb Männer weniger fähig sind, negative Emotionen wie Aggressivität in Schach zu halten (s. Kap. 9).

Zusammentreffen von Persönlichkeitsanlage und Umfeld bei Terroristen

Das Vulnerabilitäts-Stress-Konzept, wonach die Vulnerabilität (psychische Verletzbarkeit) durch die vorbestehende (biografisch, genetisch, neurobiologisch geprägte) Persönlichkeitskonfiguration gegeben ist, die „Stress"-Komponente durch die aktuelle psychosoziale, gruppendynamische und politische Situation, hat auch für das Phänomen Terror einen hohen Erklärungswert. Danach können auch bei sehr geringer Vulnerabilität und selbst psychisch normal ausgestatteten Menschen stärkste Stressoren massive Gewaltakte auslösen und umgekehrt bei ausgeprägter Persönlichkeitsdisposition zu Gewalthandlungen geringe Anlässe hierfür ausreichen.

Die politischen, religiösen, rassistischen oder sonstigen Ideologien, in deren Namen Terror verübt wird, sind kaum je selbst der Grund für terroristische Gewalttaten, sondern werden von vielen gewaltbereiten Individuen aktiv aufgesucht, um ihre Neigung auszuleben und um dadurch ein Gefühl der Überlegenheit und Bedeutsamkeit oder einfach nur eine Befriedigung durch Vergeltung oder Rache für tatsächliches oder vermeintliches Unrecht zu erlangen.

Eine besondere vorbestehende Disposition ist auch deshalb zu fordern, weil unter gleichen psychosozialen, politischen und ideologischen Bedingungen nur ein äußerst geringer Teil der Betroffenen zu Terroristen wird.

Gruppenterrorismus gab es schon immer – wenn auch in verschiedenen Ausprägungsformen und unterschiedlichen zeitlichen Zyklen. Die derzeitige Weltsituation, insbesondere die im Nahen und Mittleren Osten sowie der wieder an Boden gewinnende Rechtsextremismus, lässt nicht erwarten, dass sich in absehbarer Zukunft daran etwas ändern wird. Auch gibt es keinen Grund anzunehmen, dass sich die Zahl von Einzeltätern, die unter paranoiden Vorstellungen oder Verschwörungstheorien Terrorakte, Attentate oder Amokläufe durchführen, verringern wird.

Der nächste Anschlag kommt bestimmt.

Bildnachweis
Abb. 17.1 modifiziert aus Global Terrorism Index 2020, S. Ref. 12

Literatur

1. Post JM. *The Mind of the Terrorist: The Psychology of Terrorism from the IRA to Al-Qaeda*. First edit. New York, NY: St. Martin's Griffin; 2008.
2. ZEIT ONLINE. Amokschütze verletzte deutlich mehr Menschen als bisher bekannt. Zeit Online. https://www.zeit.de/gesellschaft/zeitgeschehen/2018-01/las-vegas-attentat-stephen-paddock-taeter-abschlussbericht-amoklauf-usa-waffen. Published 2018. Accessed January 8, 2020.

3. Seidenbecher S, Steinmetz C, Möller-Leimkühler A-M, Bogerts B. Terrorismus aus psychiatrischer Sicht. *Nervenarzt.* 2020;91(5):422–432. doi: https://doi.org/10.1007/s00115-020-00894-0
4. Rapoport DC. *The Four Waves of Rebel Terror and September 11.* Vol 8.; 2002.
5. Schwarz K. *Hasskrieger – Der Neue Globale Rechtsextremismus.* Herder, Freiburg; 2020.
6. Koehler D. Recent Trends in German Right-Wing Violence and Terrorism: What are the Contextual Factors behind 'Hive Terrorism'? *Perspect Terror.* 2018;12(6):72–88. https://www.universiteitleiden.nl/binaries/content/assets/customsites/perspectives-on-terrorism/2018/issue-6/a5-koehler.pdf.
7. Baaken T, Schlegel L. Fishermen or Swarm Dynamics? Should we Understand Jihadist Online-Radicalization as a Top-Down or Bottom-Up Process? 1. *J Deradicalization.* 2017;13:178–212. http://journals.sfu.ca/jd/index.php/jd/article/view/127.
8. Guhl J, Ebner J, Rau J. Das Online-Ökosystem rechtsextremer Akteure. ISD – Institute for Strategic Dialogue. https://www.bosch-stiftung.de/sites/default/files/documents/2020-02/ISD_Studie_Online-Ökosystem_Rechtsextremer_Akteure_Executive_Summary_Deutsch.pdf. Published 2020. Accessed September 10, 2020.
9. Bogerts L, Fielitz M. The visual culture of Far-Right Terrorism. PLOG Series Pandora. https://blog.prif.org/2020/03/31/the-visual-culture-of-far-right-terrorism/. Published 2020. Accessed October 8, 2020.
10. Jense, Michael; James, Patrick; Lafree, Gary; Safer-Lichtenstein, Aaron; Yates E. The Use of Social Media by United States Extremists. National Consortium for the study of Terrorism and Responses to Terrorism. https://www.start.umd.edu/pubs/START_PIRUS_UseOfSocialMediaByUSExtremists_ResearchBrief_July2018.pdf. Published 2016. Accessed January 10, 2020.
11. Davey, Jacob; Ebner J. The Great Replacement, The Violent Consequences of Mainstreamed Extremism. Institut for Strategic Dialogue. https://www.isdglobal.org/isd-publications/the-great-replacement-the-violent-consequences-of-mainstreamed-extremism/. Published 2019. Accessed January 10, 2020.
12. Institute for Economics & Peace. Global Terrorism Index 2020, Measuring the Inpact of Terrorism. https://www.economicsandpeace.org/reports/. Published 2020. Accessed November 25, 2020.
13. Bhui K, Everitt B, Jones E. Might Depression, Psychosocial Adversity, and Limited Social Assets Explain Vulnerability to and Resistance against Violent Radicalisation? Correa-Velez I, ed. *PLoS One.* 2014;9(9):e105918. doi: https://doi.org/10.1371/journal.pone.0105918
14. Gill P, Corner E. There and back again: The study of mental disorder and terrorist involvement. *Am Psychol.* 2017;72(3):231–241. doi: https://doi.org/10.1037/amp0000090

15. Maier W, Hauth I, Berger M, Saß H. Zwischenmenschliche Gewalt im Kontext affektiver und psychotischer Störungen. *Nervenarzt*. 2016;87(1):53–68. doi: https://doi.org/10.1007/s00115-015-0040-6
16. Beelmann A. A Social-Developmental Model of Radicalization: A Systematic Integration of Existing Theories and Empirical Research. *Int J Conf Violence*. 2020;14(1):1–14. doi: https://doi.org/10.4119/ijcv-3778
17. Hemmes A, Scheule C, Schlosser R, Tillack A, Weiß L. Der Attentäter und der Therapeut. br.de. https://www.br.de/nachricht/exilio-ansbach-therapeuten-kritik-100.html. Published 2016. Accessed January 8, 2020.
18. AFP/dpa. Mutmaßlicher Täter war mehrfach in psychiatrischer Behandlung. Frankfurter Allgemeine. https://www.faz.net/aktuell/gesellschaft/kriminalitaet/taeter-von-ansbach-anschlag-war-in-psychiatrischer-behandlung-14356143.html. Published 2016. Accessed January 8, 2020.
19. Ehrhardt C. Attentäter von Nizza: Dschihad statt Antidepressiva. Frankfurter Allgemeine. https://www.faz.net/aktuell/politik/ausland/die-familie-des-attentaeters-von-nizza-ist-ratlos-14349642.html. Published 2016. Accessed January 8, 2020.
20. Kopke C. Gutachterliche Stellungnahme: Amoktat, Attentat, Hasskriminalität? Überlegungen zur Bewertung des mehrfachen Mordes des David S. Hochschule für Wirtschaft und Recht Berlin. https://www.muenchen.de/rathaus/dam/jcr:95fb8762-ff86-4ece-ad53-b4cc9e114837/2017-10-06 Gutachten Hintergründe und Folgen des OEZ-Attentats Kopke.pdf. Published 2017. Accessed January 8, 2020.
21. Schumacher B. Fall Breivik: Darum kommt es zu gegensätzlichen Gutachten. AerzteZeitung.de. https://www.aerztezeitung.de/Medizin/Fall-Breivik-Darum-kommt-es-zu-gegensaetzlichen-Gutachten-263774.html. Published 2012. Accessed January 8, 2020.
22. Jäger H, Böllinger L. Thesen zur weiteren Diskussion des Terrorismus. In: Jäger H, Schmidtchen G, Süllwold L, eds. *Lebenslaufanalysen*. VS Verlag für Sozialwissenschaften; 1981:231–236.
23. Rasch W. Psychological dimensions of political terrorism in the Federal Republic of Germany. *Int J Law Psychiatry*. 1979;2(1):79–85. doi: https://doi.org/10.1016/0160-2527(79)90031-1
24. Schmidtchen G. Terroristische Karrieren: Soziologische Analyse anhand von Fahndungsunterlagen und Prozeßakten. In: Jäger H, Schmidtchen G, Süllwold L, eds. *Lebenslaufanalysen*. Wiesbaden: VS Verlag für Sozialwissenschaften; 1981:13–77. doi: https://doi.org/10.1007/978-3-663-14369-7_1
25. Süllwold L. Stationen in der Entwicklung von Terroristen: Psychologische Aspekte biografischer Daten. In: Jäger H, Schmidtchen G, Süllwold L, eds. *Lebenslaufanalysen*. Wiesbaden: VS Verlag für Sozialwissenschaften; 1981:79–116. doi: https://doi.org/10.1007/978-3-663-14369-7_2

26. Amadeu Antonio Stiftung. Wissen was wirklich gespielt wird, Widerlegung für gängige Verschwörungstheorien. Amadeu-Antonia-Stiftung.de. https://www.amadeu-antonio-stiftung.de/publikationen/wissen-was-wirklich-gespielt-wird/. Published 2019. Accessed January 8, 2020.
27. Prooijen J Van, Douglas KM, Inocencio C De. Connecting the dots : Illusory pattern perception predicts belief in conspiracies and the supernatural. *Eur J Soc Psychol.* 2018;48(3):320–335. doi: https://doi.org/10.1002/ejsp.2331
28. Douglas KM, Douglas KM, Sutton RM. The Psychology of Conspiracy Theories. *Curr Dir Psychol Sci.* 2017;26(6):538–542. doi: https://doi.org/10.1177/0963721417718261
29. Möller-Leimkühler AM. Why is terrorism a man's business? *CNS Spectr.* 2018;23(02):119–128. doi: https://doi.org/10.1017/S1092852917000438
30. Möller-Leimkühler AM, Bogerts B. Kollektive Gewalt. *Nervenarzt.* 2013;84(11):1345–1358. doi: https://doi.org/10.1007/s00115-013-3856-y
31. Bundesministerium des Innern für Bau und Heimat. *Verfassungsschutzbericht 2014.* Berlin; 2015. doi: ISSN:0177-0357
32. Bundesministerium des Innern für Bau und Heimat. Verfassungsschutzbericht 2018. doi: ISSN:0177-0357
33. Koehler D. Right-Wing Extremism and Terrorism in Europe. Current Developments and Issues for the Future. *Prism.* 2016;6(2):84–105. doi: https://doi.org/10.2190/CS.16.1.d
34. Bundesministerium des Innern für Bau und Heimat. Verfassungsschutzbericht 2016. doi: SSN:0177-0357
35. Sageman M. *Understanding Terror Networks.* Philadelphia, PA: University of Pennsylvania Press; 2004.
36. Post J, Ali F, Henderson S. The psychology of suicide terrorism. *Psychiatry.* 2009;72:13–31.
37. Marazziti D, Veltri A, Piccinni A. The mind of suicide terrorists. *CNS Spectr.* 2018;23(02):145–150. doi: https://doi.org/10.1017/S1092852917000566
38. Leygraf N. Zur Phänomenologie islamistisch-terroristischer Straftäter. *Forensische Psychiatr Psychol Kriminologie.* 2014;8(4):237–245. doi: https://doi.org/10.1007/s11757-014-0291-2
39. Horgan J. *The Psychology of Terrorism.* 2 edition. New York, NY: Routledge; 2014.
40. Bartlett J, Miller C. The Edge of Violence: Towards Telling the Difference Between Violent and Non-Violent Radicalization. *Terror Polit Violence.* 2012;24(1):1–21. doi: https://doi.org/10.1080/09546553.2011.594923
41. Piccinni A, Marazziti D, Veltri A. Psychopathology of terrorists. *CNS Spectr.* 2018;23(02):141–144. doi: https://doi.org/10.1017/S1092852917000645
42. Bundeskriminalamt. *Analyse Der Radikalisierungshintergründe Und -Verläufe Der Personen, Die Aus Islamistischer Motivation Aus Deutschland in Richtung*

Syrien Oder Irak Ausgereist Sind. https://www.bka.de/SharedDocs/Downloads/DE/Publikationen/Publikationsreihen/Forschungsergebnisse/2016AnalyseRadikalisierungsgruendeSyrienIrakAusreisende.html.

43. Institute for Economics & Peace. Global Terrorism Index 2019. Measuring the Impact of Terrorism. Visionofhumanity.org. https://www.visionofhumanity.org/wp-content/uploads/2020/11/GTI-2019-web.pdf. Published 2019. Accessed January 10, 2020.
44. Campelo N, Oppetit A, Neau F, Cohen D, Bronsard G. Who are the European youths willing to engage in radicalisation? A multidisciplinary review of their psychological and social profiles. *Eur Psychiatry.* 2018;52:1–14. doi: https://doi.org/10.1016/j.eurpsy.2018.03.001
45. Jensen MA, Atwell Seate A, James PA. Radicalization to Violence: A Pathway Approach to Studying Extremism. *Terror Polit Violence.* April 2018:1–24. doi: https://doi.org/10.1080/09546553.2018.1442330
46. Marazziti D. Psychiatry and terrorism: exploring the unacceptable. *CNS Spectr.* 2016;21(02):128–130. doi: https://doi.org/10.1017/S1092852916000031
47. Zick A, Böckler N, Roth V, Stetten L. Ultimative Identitäten und expressive Gewalt. 2016:27–30.
48. Webber D, Kruglanski AW. The social psychological makings of a terrorist. *Curr Opin Psychol.* 2018;19:131–134. doi: https://doi.org/10.1016/j.copsyc.2017.03.024
49. Zick A. Dynamiken, Strukturen und Prozesse in extremistischen Gruppen. In: Slama, Brahim Ben; Kemmesies U, ed. *Handbuch Extremismusprävention, Gesamtgesellschaftlich Phänomenübergreifend.* 1. Wiesbaden: Bundeskriminalamt; 2020:269–313.
50. Gruenewald J, Chermak S, Freilich JD. Distinguishing "Loner" Attacks from Other Domestic Extremist Violence. *Criminol Public Policy.* 2013;12(1):65–91. doi: https://doi.org/10.1111/1745-9133.12008
51. Corner E, Gill P. A false dichotomy? Mental illness and lone-actor terrorism. *Law Hum Behav.* 2015;39(1):23–34. doi: https://doi.org/10.1037/lhb0000102
52. Alakoc BP. Competing to kill: Terrorist organizations versus lone wolf terrorists. *Terror Polit Violence.* 2015;0:1–24. doi: https://doi.org/10.1080/09546553.2015.1050489
53. Bakker E, de Graaf B. Lone Wolves: How to Prevent This Phenomenon? *Terror Counter-Terrorism Stud.* 2010;(November):1–8. doi: https://doi.org/10.19165/2010.2.01
54. Lauritsen JL, Heimer K, Lynch JP. Trends in the gender gap in violent offending: New evidence from the national crime victimization survey. *Criminology.* 2009;47(2):361–399. doi: https://doi.org/10.1111/j.1745-9125.2009.00149.x
55. Gill P, Horgan J, Deckert P. Bombing Alone: Tracing the Motivations and Antecedent Behaviors of Lone-Actor Terrorists,,. *J Forensic Sci.* 2014;59(2):425–435. doi: https://doi.org/10.1111/1556-4029.12312

56. Hewitt C. *Understanding Terrorism in America*. New York, NY: Routledge; 2003.
57. Spaaij R. *Understanding Lone Wolf Terrorism: Global Patterns, Motivations, and Prevention*. New York: Springer; 2012.
58. Corner E, Gill P, Mason O. Mental Health Disorders and the Terrorist: A Research Note Probing Selection Effects and Disorder Prevalence. *Stud Confl Terror*. 2016;39(6):560–568. doi: https://doi.org/10.1080/1057610X.2015.1120099
59. Alderdice TL. The individual, the group and the psychology of terrorism. *Int Rev Psychiatry*. 2007;19(3):201–209. doi: https://doi.org/10.1080/09540260701346825
60. Borum R. Psychological Vulnerabilities and Propensities for Involvement in Violent Extremism. *Behav Sci Law*. 2014;32(3):286–305. doi: https://doi.org/10.1002/bsl.2110
61. Pantucci R, Ellis C, Chaplais L. *Lone-Actor Terrorism. Literature Review*. London: Royal United Services Institute for Defence and Security Studies; 2015.
62. Lindekilde L, O'Connor F, Schuurman B. Radicalization patterns and modes of attack planning and preparation among lone-actor terrorists: an exploratory analysis. *Behav Sci Terror Polit Aggress*. 2019;11(2):113–133. doi: https://doi.org/10.1080/19434472.2017.1407814
63. Bogerts B, Schöne M, Breitschuh S. Brain alterations potentially associated with aggression and terrorism. *CNS Spectr*. 2018;23(2):129–140. doi: https://doi.org/10.1017/S1092852917000463
64. Schiltz K, Witzel JG, Bausch-Hölterhoff J, Bogerts B. High prevalence of brain pathology in violent prisoners: a qualitative CT and MRI scan study. *Eur Arch Psychiatry Clin Neurosci*. 2013;263(7):607–616. doi: https://doi.org/10.1007/s00406-013-0403-6
65. Singer T, Klimecki OM. Empathy and compassion. *Curr Biol*. 2014;24(18):R875–R878. doi: https://doi.org/10.1016/j.cub.2014.06.054
66. Bogerts B, Möller-Leimkühler AM. Neurobiologische Ursachen und psychosoziale Bedingungen individueller Gewalt. *Nervenarzt*. 2013;84(11):1329–1344. doi: https://doi.org/10.1007/s00115-012-3610-x

18

Kollektive Gewalt, Fremdenfeindlichkeit, Pogrome, Völkermord

Die größten Katastrophen der Menschheit wurden verursacht durch kollektive Gewalt in Form von Kriegen und Völkermord. Dieses Kapitel bietet neben einer Kurzdarstellung der historischen Dimensionen Erklärungsmöglichkeiten für das Zustandekommen solcher Ereignisse aus phylogenetischer, sozialwissenschaftlicher, psychologischer und neurowissenschaftlicher Sicht an.

Kollektive Gewalt als Hinterlassenschaft der Evolution

Kollektive Gewalt durch Gruppen, Sippen, religiöse oder ethnische Gemeinschaften, Banden, Stämme, Völker oder Staaten gegen Andere, nicht der eigenen Gruppe Zugehörige, ist so alt wie die Menschheit selbst. Sie ist nicht das Resultat von erst in neuerer Zeit entstandenen sozialen oder politischen Konflikten, obwohl diesen oft eine entscheidende Rolle als auslösende Mechanismen zukommen kann. Sie ist vielmehr eine in hunderttausenden Jahren Menschheitsentwicklung entstandene Anlage für ein Verhaltensspektrum, das sich in der Phylogenese deshalb durchsetzte, weil erfolgreich gewaltbereite Gruppen einen Überlebensvorteil hatten und ihre Mentalität eher weitervererben konnten als die Unterlegenen (s. Kap. 4). Die Anlage zur kollektiven Gewalt ist wie die zur individuellen Gewalt als archaisches Überbleibsel in der gesamten Menschheit als eine ererbte negative Gemeinschaftshypothek vorhanden, auch wenn das den meisten so nicht bewusst ist. Es ist ein Phänomen, das dem Bereich des kollektiven Unbewussten zuzuordnen ist und bei bestimmten gruppendynamischen oder gesellschaftlichen Konstellationen regelhaft wieder zu Tage tritt[1].

Ähnlichkeiten zwischen Mensch und Tier

Gruppenaggression gegen eigene Artgenossen hat sich im Verlauf der Evolution nicht nur bei Homo sapiens herausgebildet, sondern ist auch im Tierreich weit verbreitet. In Gruppen lebende Raubtiere wie Wölfe, Hyänen und Löwen führen territoriale Kämpfe gegen andere Rudel; dasselbe gilt für einige Affenarten, Mungos, benachbarte Rattenstämme und selbst für Ameisen[2,3]. Besonders gut beschrieben sind solche Verhaltensweisen bei unseren nächsten biologischen Verwandten, den Schimpansen. Trifft eine Horde von männlichen Schimpansen auf eine andere, dann kommt es zu oft tödlich endenden Attacken durch die Gruppe, die in Überzahl ist, offensichtlich nach Einschätzung der Erfolgschancen des Angriffs[4-6].

Auf phylogenetische Gemeinsamkeiten in der Entwicklung von Gruppenaggression bei Mensch und Affe weisen auch erstaunliche Ähnlichkeiten im Verhalten von Jugendgangs und Schimpansengruppen hin. Die Gruppen beider Spezies bestehen ganz überwiegend aus männlichen Mitgliedern, haben eine feste Rangordnung, der Status innerhalb der Gruppe wird durch die Fähigkeit zu kämpfen bestimmt sowie durch Geschick in der Bildung von Bündnissen; innerhalb der Gruppe eskaliert bei ungeklärter Rangordnung Gewalt. Es kommt regelmäßig zu Angriffen auf Nachbarterritorien oder -gruppen, insbesondere wenn die Rivalen als schwächer eingeschätzt werden[7].

Menschen und Menschenaffen trennten sich von gemeinsamen Vorstufen vor etwa 7 Mio. Jahren. Die bis heute bestehenden Ähnlichkeiten urtümlicher gruppenaggressiver Instinkte lässt vermuten, dass diese schon seit Jahrmillionen die Interaktion auch der Vormenschen und Vorläufer vom Homo sapiens prägten und den Verlauf der Menschheitsgeschichte schon in prähistorischen Zeiten maßgeblich mitbestimmten. Das ist auch eine Erklärung dafür, dass die Vorstufen des heutigen Menschen, wie Homo erectus, Homo habilis und Neandertaler im Verlauf der Menschheitsevolution verschwanden; sie wurden von intelligenteren, beweglicheren, stärkeren und besser organisierten Menschenrassen und somit in kollektiver Gewalt erfolgreicheren verdrängt.

18 Kollektive Gewalt, Fremdenfeindlichkeit, Pogrome, Völkermord 221

Dass Kriegshandlungen zum Repertoire vorgeschichtlicher Jäger und Sammler gehörten, wird durch zahlreiche Ausgrabungen belegt. Am Ufer des Turkana-Sees in Kenia fanden sich zahlreiche zusammenliegende etwa 10.000 Jahre alte Skelette, die Einwirkungen stumpfer Schlagwaffen aufwiesen. An einer Fundstelle im Sudan wurden Überreste von 59 Menschen aus dem Zeitraum 14.000 bis 12.000 v. Chr. gefunden, in deren Skelette Feuersteinspitzen steckten[8]. Auch in Europa gab es eine Reihe von Funden von Massakern aus der Jungsteinzeit, die beweisen, dass es bereits vor 7000 Jahren auch hier kollektive Gewalt in großem Stile gab (s. Abb. 4.1, 4.2, 4.3 und 18.1).

Seit Beginn historischer Aufzeichnungen mehrere Tausend Jahre vor unserer Zeitrechnung durch die alten Ägypter, Babylonier, Assyrer, Perser wie auch im Alten Testament, in der griechischen und römischen Geschichtsschreibung sind kriegerische Unterwerfungen oder Auslöschungen anderer Völker und Ausbau der Machtansprüche der jeweiligen Herrscher als den Verlauf der Weltgeschichte bestimmend dargestellt. In vorgeschichtlicher Zeit war das nicht anders. Auch in Mittel- und Südeuropa war kollektive Gewalt damals präsent, wenn auch nicht von Geschichtsschreibern berichtet (Abb. 18.1). Im Tollensetal in Mecklenburg-Vorpommern wurde ein Schlachtfeld aus dem Jahr 1300 v. Chr. mit bis

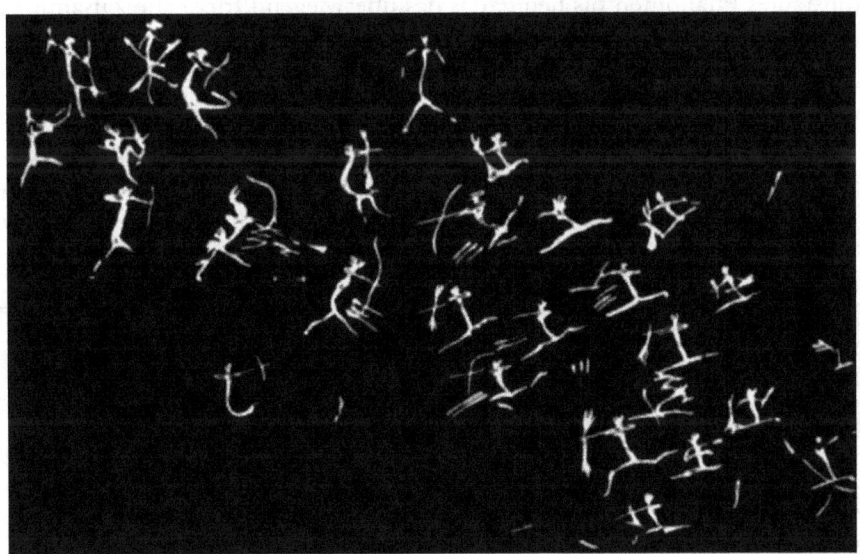

Abb. 18.1 Kampfszene, Jungsteinzeit, ca. 5000 v. Chr., les Dogues, Spanien. (Aus Meller u. Schefzik[9]; mit Genehmigung des Landesamtes für Denkmalpflege und Archäologie Sachsen-Anhalt)

zu über 1000 Toten ausgegraben. Genetische Untersuchungen der Skelettreste ergaben, dass es sich um Überreste von zwei verschiedenen Menschengruppen handelte[10].

Historische Dimensionen kollektiver Gewalt

Unsere aus der Stammesgeschichte durch phylogenetische Gesetzmäßigkeiten herleitbare, auch schon für prähistorischen Zeiten nachweisbare, Anlage zu kollektiven Gewalthandlungen entfaltete sich auch in historischen Zeiten vollumfänglich. Die Geschichtsschreibung wird weniger dominiert von Berichten über positive Errungenschaften und kooperatives Verhalten der Menschheit, als durch Schlachten, Unterwerfungen, Aufstände, Siege, Vertreibungen und Vernichtung der Besiegten. Es ging und geht stets um die Frage, wer beansprucht die Zukunft für sich. Aufstieg und Untergang aller großen und kleinen Reiche der Weltgeschichte belegen dies.

Die in Stein gemeißelten Selbstdarstellungen antiker Herrscher und die antike Geschichtsschreibung, angefangen bei Homer (8. Jahrhundert v. Chr.) und Thukydides (460–395 v. Chr.) wie der spätere Verlauf der Geschichte Europas, Asiens, Afrikas und Amerikas ist geprägt von Kriegen und Genoziden. Diese blieben als phylogenetische Erblast ein weltweites konstantes Phänomen bis heute, das das überwiegend friedliche Zusammenleben der Menschheit, immer wieder durchbrach (Tab. 18.1).

Eine beeindruckende Übersicht über die Folgen von Gewalt, Terror, Völkermord und Krieg nur im zwanzigsten Jahrhundert wurde von dem

Tab. 18.1 Folgen von Staatsterror und Genoziden im 20 Jahrhundert. Aufgeführt sind nur Ereignisse mit mehr als einer Million Todesopfern (Daten aus R. J. Rummel „Death by Government" (1994)[11] und „Statistics of Democide" (1997)[12]

Land	Zeitraum	Todesopfer
China (Mao)	1949–1978	77.277.000
UdSSR	1917–1987	61.911.000
Kolonialismus	1900-Unabhängigk	50.000.000
Deutschland	1933–1945	20.946.000
Kongo (belg.)	1885–1908	10.000.000
Japan	1936–1945	6.000.000
Kambodscha	1975–1979	2.035.000
Türkei	1909–1918	1.883.000
Vietnam	1945–1987	1.670.000
Polen	1945–1948	1.585.000
Nordkorea	1948–1987	1.563.000
Bangladesch	1958–1987	1.500.000
Jugoslawien (Tito)	1944–1987	1.072.000

amerikanischen Historiker R.J. Rummel erstellt[11,12]. Danach kamen allein durch staatlichen Terror gegenüber der eigenen Bevölkerung oder Kriege gegen Nachbarstaaten im vergangenen Jahrhundert weltweit mehr als 200 Mio. Menschen zu Tode. Hierzu zählten Opfer der Regime in Kambodscha (1975–1979), China (1949–1978), des Kolonialismus, Nazi-Deutschland (1933–1945), Japan während des 2. Weltkrieges, Pakistan (1958–1987), Polen in den Jahren nach dem 2. Weltkrieg (1945–1948), Nordkorea (1948–1987), Türkei (1909–1918), Vietnam (1945–1987) und Russland/UdSSR während des 1. und 2. Weltkrieges und zur Zeit des Stalinismus, wobei von Rummel allein für Russland und China zusammen für diesen Zeitraum fast 140 Mio. Todesopfer angegeben werden.

Auch wenn diese Zahlen nur grobe Schätzungen sein können und von einigen Historikern hinterfragt werden[13], so geben sie doch einen Eindruck von den ungeheuren Dimensionen von bis in die Neuzeit fortbestehendem staatlichen Terror und Völkermord.

Wenn man sich die immensen Opferzahlen von Kriegen und Völkermord des 20. Jahrhunderts anschaut, gewinnt man den Eindruck, dass es in der Weltgeschichte zu einer ständigen Zunahme individueller, insbesondere aber auch kollektiver Gewalt, kam. Diese Auffassung wurde aber von dem amerikanischen Psychologen Steven Pinker in seinem 2011 publizierten Buch mit dem englischen Originaltitel „The Better Angels of our Nature – Why violence has declined" in Frage gestellt[14]. Pinker kommt zum Schluss, dass Gewalt im Verlauf der Menschheitsgeschichte bis heute rückläufig ist und wir heute – zumindest in der westlichen Welt – in der friedlichsten Zeitperiode überhaupt seit Beginn der Menschheit leben. Pinker teilt den Verlauf der Weltgeschichte, der zu einer ständigen Reduktion von Gewalt führte, in mehrere aufeinanderfolgende Phasen ein[15]. Die erste Phase war der Übergang von der durch Anarchie geprägten Gesellschaft von Jägern und Sammlern vor etwa 10.000–5000 Jahren in landwirtschaftlich geprägte Hochkulturen mit Städten und Regierungen. Die zweite Phase fand im Spätmittelalter statt, verbunden mit einem Rückgang des ritterlichen Fehdewesens und zunehmendem staatlichen Gewaltmonopol. Die dritte Phase entfaltete sich im 17. und 18. Jahrhundert, somit im Zeitalter der europäischen Aufklärung, als Folter und sadistische Bestrafungen zunehmend sozial geächtet wurden, verbunden mit dem aufkommenden Humanismus. Die letzte Phase der Gewaltreduktion fand nach Ende des 2. Weltkrieges statt. Seitdem fanden in Europa und zwischen den westlichen Industriegesellschaften, mit Ausnahme der kriegerischen Auseinandersetzungen in den Nachfolgestaaten des ehemaligen Jugoslawien sowie den in der Ostukraine, keine Kriege mehr statt. Seit der Erklärung der Menschenrechte im Jahr 1948 ist – so Pinker – eine zunehmende Ablehnung von Gewalt gegen ethnische Minderheiten oder andere politische Gruppen zu verzeichnen.

In Weltregionen, in denen sich der Zivilisationsprozess weniger oder gar nicht vollzog, liegen Mordraten und Gruppengewalt unverändert hoch. Derzeit entsprechen die Mordraten in mehreren Staaten Zentralamerikas ungefähr denen des europäischen Mittelalters. Auch bei indigenen Völkern in unwirtlichen Regionen der Erde ist alltägliche Gewalt um ein Vielfaches häufiger als bei uns.

Die Lehren aus Nazizeit und Stalinismus wurden nicht in allen Regionen der Erde in gleicher Weise gezogen. Staatsterror und Völkermorde immensen Ausmaßes setzten sich nach dem Zweiten Weltkrieg nicht nur in mehreren asiatischen Ländern fort (z. B. China, Vietnam, Kambodscha, Nord-Korea, Philippinen, Ost-Pakistan), sondern auch in Afrika. Bei Auseinandersetzungen innerhalb und zwischen afrikanischen Staaten und Volksgruppen (Sudan, Ruanda, Burundi, Kongo, Uganda, Angola, Äthiopien, Somalia) kamen zwischen 1955 und 2001 insgesamt mehr als fünf Millionen Menschen zu Tode[16]. Nach Ende des Zweiten Weltkrieges sollen allein in den totalitär regierten kommunistischen Regimen 60 Mio. Menschen Genoziden und 'Säuberungsaktionen' zum Opfer gefallen sein[17]. Hinzu kamen weitere geschätzte 10 Mio. Tote durch Versuche der Kolonialmächte, die Kontrolle über besetzte Kolonien aufrecht zu erhalten sowie durch die Vertreibung und Eliminierung von Deutschen aus zuvor von der Wehrmacht besetzten osteuropäischen Ländern.

Die Verhältnisse vergangener Jahrhunderte waren keinesfalls besser. Nach Pinker[18] hatte im 8. Jahrhundert der An-Lushan-Aufstand gegen die Tang-Dynastie in China mit 36 Millionen Toten im Verhältnis zur damaligen Weltbevölkerung mehr Opfer als alle späteren kriegerischen Katastrophen. Ähnliches gilt für die mongolischen Eroberungszüge unter Dschingis Khan im 13. Jahrhundert; alle Städte und Völker in Asien und Europa, die sich ihm nicht ergaben, wurden vernichtet; geschätzte Todeszahlen: 40 Millionen Vergleichsweise verheerend waren die Folgen des 30-jährigen Krieges im 17. Jahrhundert; nicht vergessen werden sollten auch die mehrere hunderttausend Opfer einschließlich Hungertoten des Indischen Aufstandes gegen die britische Kolonialherrschaft im 19. Jahrhundert[19]. Überall da, wo in den vergangenen Jahrhunderten Europäer auf militärisch unterlegene Zivilisationen in anderen Kontinenten stießen, wurden diese totaler kolonialer Willkür unterworfen. Die Ureinwohner Nord-, Mittel- und Südamerikas wurden fast ausgerottet.

Risikofaktoren für Kriege und Genozide

Es gibt Ansätze, Risikofaktoren für Völkermorde ausfindig zu machen. Dabei wurde herausgestellt, dass sich solche Ereignisse fast immer im Gefolge des Zusammenbruches eines Staates ereigneten, nach einem Bürgerkrieg, einer Revolution oder einem Putsch[16], somit in Zuständen von Anomie[20], während derer Machtansprüche noch nicht gefestigt waren, bislang geltende Regeln und Gesetze nicht mehr galten und neue demokratisch legitimierte staatliche Gewaltmonopole nicht handlungsfähig waren. Funktionierende Demokratien scheinen ein entscheidender Faktor für die Verhütung von Krieg und Völkermord zu sein. Demokratische Staaten führten seltener gegeneinander Krieg und sind seltener Schauplatz von Bürgerkriegen und Genoziden[11]. Auch gibt es Hinweise darauf, dass Staaten, die intensiver im internationalen Handel vernetzt sind, eine geringere Häufigkeit von Kriegen und Völkermord aufweisen[12,17].

Als weitere für die Gegenwart besonders relevante Risikofaktoren für Genozid wurden genannt[16,21]:

- staatlich tolerierte Diskriminierung von ethnischen oder religiösen Minderheiten,
- andere Volksgruppen ausschließende Ideologien einer herrschenden Schicht,
- Ausübung des Machtmonopols durch eine ethnische Minderheit,
- Diktaturen und Autokratien,
- Verfolgung von Minderheiten und Genozide in der Vergangenheit,
- Politische Instabilität; Bürgerkriege,
- geringe Einbindung in den Welthandel.

Oft wird die Auffassung vertreten, dass Ideologien wie Nationalsozialismus, Faschismus, Kommunismus und Islamismus die eigentlichen Ursachen für Genozide seien. Ideologien entstehen aber nicht aus sich selbst heraus, sondern werden in den Köpfen von konkreten Menschen ersonnen und von Personen übernommen, die sich der ein oder anderen Ideologie bedienen, um Machtansprüche, Expansionsgelüste, Größenwahn oder sadistische Charakterzüge ohne Skrupel auszuleben. Beispiele aus neuerer Zeit hierfür sind diktatorische Regime und Alleinherrscher, die Anlass für Massenmorde unvorstellbaren Ausmaßes waren: Hitler, Stalin, Mao Tse-tung, Pol Pot, Idi Amin.

Sozialwissenschaftliche Untersuchungen zur Entstehung von Gruppenhass und -gewalt

Fremdenfeindlichkeit, Gruppenhass und daraus resultierende kollektive Aggression und Gewalt entstehen aufgrund unserer aus der Phylogenese herleitbaren Anlage hierzu immer wieder spontan neu, wenn nicht vorbeugend durch Bildung, Erziehung und kulturelle Maßnahmen aufkommende fremdenfeindliche Einstellungen verhindert und stattdessen prosoziale Verhaltensweisen gefördert werden. In einer Reihe von sozialwissenschaftlichen und sozialpsychologischen Experimenten konnte die regelhafte spontane Entwicklung von Überheblichkeit der Eigengruppe, einhergehend mit Abwertung von Fremdgruppen und daraus resultierender kollektiver Aggression aufgezeigt werden.

a) Soziale Identität

Das bei einer Menschengruppe spontan entstehende Verhalten gegenüber einer anderen wurde aus sozialwissenschaftlicher Sicht erstmals von Henry Tajfel (1919–1982, Abb. 18.2) untersucht. Tajfel, der selbst jüdische Angehörige durch den Naziterror verloren hatte, fragte sich, wie sich das überhebliche Verhalten einer Gruppe von Menschen gegenüber einer anderen erklären lässt und ob hierzu eine spontane Anlage

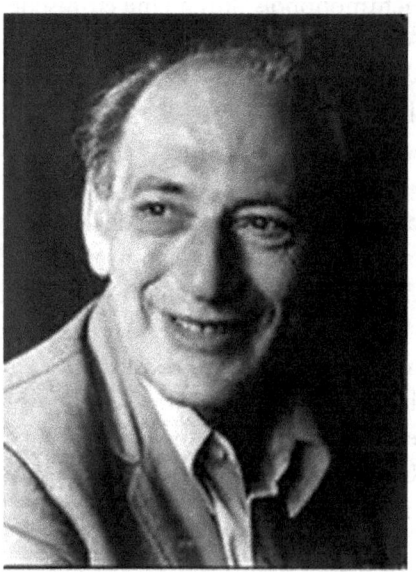

Abb. 18.2 Henry Tajfel (1919–1982)

in der Wesensart des Menschen besteht. Er rekrutierte zwei Gruppen von jungen Männern, die sich lediglich darin unterschieden, dass die Mitglieder der einen Gruppe Gemälde des Künstlers Paul Klee, die der anderen Gemälde des Künstlers Wassily Kandinsky besser fanden[22–25]. Der Vorteil dieser vermeintlich trivialen Gruppenunterscheidung war, dass die Gruppen nicht durch bestehende Vorurteile, vorangegangene Konflikte, Hierarchien oder Wettbewerb beeinflusst waren. Dann wurde untersucht, wie sich das Verhalten der Gruppenmitglieder innerhalb einer Gruppe zueinander und die Einstellung gegenüber der anderen Gruppe über die Zeit hinweg entwickelte. Es zeigte sich, dass sobald sich Menschen einer Gruppe zugehörig fühlen, sie bei der eigenen Gruppe vermehrt positive Eigenschaften wahrnehmen und bei der fremden Gruppe vermehrt negative[26]. Einzelne Gruppenmitglieder werden dabei im positiven und negativen Sinne zu Trägern kollektiver Eigenschaften[24,27]. Man legt Wert darauf, Teil der besseren Gruppe sein, da sich dies positiv auf das eigene Selbstwertgefühl niederschlägt. Daher wird die Fremdgruppe schnell das Ziel von Diskriminierung, da dies vermeintlich die eigene Gruppe, die eigene soziale Identität und damit letztlich das eigene Selbstwertgefühl hebt. In welchem Merkmal sich die Gruppen unterscheiden spielt dabei keine Rolle. Dementsprechend konnte Tajfel mit seiner „Theorie der Sozialen Identität" aufzeigen, dass Konflikt einzig und allein aufgrund der Zugehörigkeit zu einer Gruppe entstehen kann.

Die Bewertung von Fremdgruppen muss nicht immer negativ sein. Interesse und Neugier an dem, was diese tun und vielleicht besser machen, bis hin zur Einstellung, dass deren Lebensweise vorteilhafter und akzeptabler ist und zumindest Teilbereiche davon übernommen werden könnten, ist nicht seltener als Gruppenüberheblichkeit[28]. Voraussetzung für eine solche Einstellung ist jedoch, dass ein gewisser Bildungsstand in der Eigengruppe vorhanden ist.

b) Etablierte und Außenseiter

Eine weitere Studie zur gegenseitigen Abgrenzung von Gruppen mit dem Titel ‚Etablierte und Außenseiter' (1965) erfolgte in einer englischen Vorstadt mit ca. 5000 Einwohnern[29]. Es wurden zwei Gruppen untersucht, deren einziges Unterscheidungsmerkmal darin bestand, dass die Gruppe der Etablierten bereits länger in dem Viertel wohnte und die Gruppe der Außenseiter erst neu hinzugezogen war. Viele arbeiteten sogar innerhalb der gleichen Fabriken. Trotz dieser Gleichheit stigmatisierten die Etablierten die Gruppe der Außenseiter, indem diese als verkommen und minderwertig bezeichnet wurden. Ebenso wurden die Mitglieder der Außenseitergruppe davon abgehalten relevante Positionen, z. B.

innerhalb des Stadtbezirksrates, in Kirchen oder Clubs einzunehmen[29]. Als wichtigen Bestandteil dieser Stigmatisierung wurde eine „pars-pro-toto"-Verzerrung identifiziert, d. h. eine Pauschalisierung von Gruppeneigenschaften, welche die gleichen Mechanismen beschreibt, die auch Tajfel herausgestellt hat. Die schlechtesten Merkmale eines Mitglieds der Außenseitergruppe werden als charakteristisch für diese Gruppe dargestellt und die besten Eigenschaften weniger Mitglieder der Etablierten werden typisch für die gesamte Etabliertengruppe gesehen. Damit sollte die Dominanz der Etablierten gesichert werden.

c) Realistische Gruppenkonflikte

Zur Frage, inwieweit Konflikte zwischen Gruppen gewaltauslösend sind, wurde schon 1954 in Oklahoma/USA ein erstes Experiment durchgeführt, in dem gleichaltrige Jungen in zwei gleich große Ferienlagergruppen aufgeteilt wurden[30]. Die Gruppen waren hinsichtlich ihres familiären, sozioökonomischen und psychologischen Hintergrunds weitgehend identisch. In der ersten Phase des Experiments lernten sich die Jugendlichen innerhalb der Eigengruppe kennen, knüpften Freundschaften, bastelten Fahnen für ihre Gruppe und identifizierten sich so nach und nach immer mehr mit ihrer jeweiligen eigenen Ferienlagergruppe. Innerhalb der zweiten Phase des Experiments ließ man die beiden Gruppen, welche zuvor keinen Kontakt zueinander hatten, in spielerischem Wettbewerben zur Gewinnung von Preisen gegeneinander antreten. Nach kurzer Zeit entwickelte sich zwischen den Gruppen eine Feindschaft, welche mit Beleidigungen und Vorurteilen begann und darin gipfelte, dass die Flagge des Gegnerteams verbrannt wurde und private Gegenstände entwendet wurden, weshalb das Experiment abgebrochen werden musste. Die Feindschaft zwischen den Gruppen blieb jedoch bestehen. Erst innerhalb der dritten Phase, in welcher beide Gruppen zusammen gemeinsame Ziele erreichen mussten, nahm die Feindschaft wieder ab[25]. Auch in einer weiteren vergleichbaren Studie erfolgte ein Abbruch aufgrund eskalierender Kämpfe zwischen den rivalisierenden Jugendlichen[30,31]. Diese Experimente zeigen, dass Zielkonflikte, insbesondere Wettbewerb um Ressourcen zwischen Gruppen ein hohes Risiko gegenseitiger Aggression beinhalten.

d) *Gefühlte Bedrohung*

Tatsächliche oder gefühlte Bedrohung oder Herabsetzung von Werten der Eigengruppe kann ein starker Auslöser von kollektiver Gewalt sein[32]. In einer Studie hierzu wurde in mehreren Ländern in Europa, den USA und Asien untersucht, ob gefühlte Bedrohung die Gewaltbereitschaft von Menschen, die einer bestimmten Religionsgruppe zugehörten, beeinflusst[33]. Unabhängig vom Land zeigte sich, dass mit steigender Identifikation mit den Werten der eigenen Gruppe das Bedrohungsgefühl zunahm und auch mehr gewalttätige Absichten gegenüber der Fremdgruppe geäußert wurden. Dieser Effekt konnte in Folgeexperimenten wiederholt werden. Es wurden Videos gezeigt, in welchen Mitglieder einer anderen gesellschaftlichen Gruppe abwertend über die untersuchte Gruppe sprachen und deren Lebensstil der als unvereinbar mit dem eigenen darstellten (symbolische Bedrohung). Im Vergleich zu Gruppen der gleichen Religion, die diese Videos nicht sahen, gab die Studiengruppe signifikant häufiger an, Gewalt gegenüber der beleidigenden Video-Gruppe zu unterstützen und sogar an einer gewaltsamen politischen Verfolgung von dieser teilnehmen zu wollen[34]. Für die Interpretation dieser Experimente ist es wichtig, dass diese Gruppenbedrohungen in Form einer Videodarstellung lediglich virtuellen Charakter hatte. Ob sie überhaupt real vorhanden oder faktisch nachweisbar waren, spielte für die hervorgerufene Gewaltbereitschaft keine Rolle.

e) *Gruppenbezogene Menschenfeindlichkeit – Rechtsextremismus*
Überbewertung der Eigengruppe, Abwertung und Ausgrenzung von Fremden, Asylsuchenden, Migranten und Kriegsflüchtlingen, Muslimfeindlichkeit, Antisemitismus, Rassismus, Antiziganismus sowie Abwertung arbeitsloser oder behinderter Menschen sind kennzeichnend für rechtsextreme Einstellungen. Zur Verbreitung solcher gruppenbezogener Menschenfeindlichkeit wurden in Deutschland umfangreiche Untersuchungen durchgeführt[35,36]. Bei mehr als der Hälfte der in den Jahren 2018/2019 Befragten lag eine Abwertung asylsuchender und langzeitarbeitsloser Menschen vor; bei ungefähr 20 % der Befragten Fremdenfeindlichkeit, Muslimfeindlichkeit, israel-bezogener Antisemitismus, Abwertung von Sinti und Roma. Fremdenfeindlichkeit war bei beiden Geschlechtern etwa gleichhäufig anzutreffen, bei älteren Bürgern und solchen mit niedrigeren Bildungsniveaus war sie ausgeprägter[35].
In der 2019 veröffentlichten repräsentativen Umfragestudie ‚Verlorene Mitte – Feindselige Zustände' konnten 5,5 % bis 6,5 % der deutschen Bevölkerung als offen gewaltbilligend identifiziert werden. Dabei bestand ein enger Zusammenhang zwischen gruppenbezogener Menschenfeindlichkeit, rechtsextremen Einstellungen und Gewaltbefürwortung. So zeigten zwei Drittel der gewaltbereiten Befragten eine Abwertung asylsuchender Menschen[35]. Die Ergebnisse der Studie sind deshalb bemerkenswert, weil die Befragten in Friedenszeiten in einem Land mit funktionierendem Rechtssystem, hohem Wohlstand und aufgrund seiner

Historie sensibilisierten Verhältnisses gegenüber Rassismus und der Abwertung gesellschaftlicher Gruppen befragt wurden.

Rechtsradikal-fremdenfeindlich motivierte Kriminalität stellte in Deutschland im Jahr 2019 mit 22.342 Fällen bei weitem den höchsten Anteil des Straftataufkommens an politisch motivierter Kriminalität, darunter waren etwa 1000 Gewaltdelikte[37].

Gruppengewalt als männliche Domäne

Kollektive wie auch individuelle physische Gewalt wird weitgehend von männlichen Individuen praktiziert. Dies trifft nicht nur für Homo sapiens zu, sondern scheint ein allgemeines biologisches Prinzip zu sein, das letztlich auf das Y-Chromosom und dessen Auswirkung auf Hormonhaushalt, Körperbau und Hirnfunktion zurückzuführen ist. Männlichkeit ist aber nicht nur eine biologisch-anthropologische Tatsache, sondern auch als historisch-gesellschaftliche Konstruktion gewachsen. Diese kann zwar kulturell unterschiedlich sein, begründete aber in den meisten Gesellschaften eine patriarchale Ordnung. Hegemoniale, d. h. auf Dominanz ausgerichtete Männlichkeit ist auf Macht und Status fokussiert, dem sich alles andere unterzuordnen hat. Sie muss trotz des heutigen Geschlechterrollenwandels weiterhin als handlungsleitendes Ideal für große Teile der männlichen Bevölkerung angesehen werden, die in der Rocker-, Hooligan- und Gangszene sowie im rechtsextremen Milieu eine besondere Präsenz zeigt, – aber nicht nur dort[38]. Gewalt fungiert in diesem Kontext als Gruppennorm, als Mittel zur Demonstration von Männlichkeit und Überlegenheit, zur Statussicherung und Hebung des Selbstwertgefühls durch Angriff auf andere, in der Regel schwächere Gruppen. Ein Vergleich mit den oben beschriebenen männlichen Schimpansenhorden ist naheliegend (Abb. 18.3).

Gewaltpräferenz als Verhaltensmöglichkeit ist bei Hooligans und anderen „sinnstiftenden" männlichen Kampfgemeinschaften stets auch ein Symptom defizitärer Sozialisation und versagender regulärer zwischenmenschlicher Kommunikationsmöglichkeiten. Sie wird damit zu einer Art „universeller Ersatzsprache", die als Jedermannsressource[39] eine Auffanglebenswelt denjenigen bietet, denen andere Kommunikationswege zur Hebung des Selbstwertgefühls nicht zur Verfügung stehen[40].

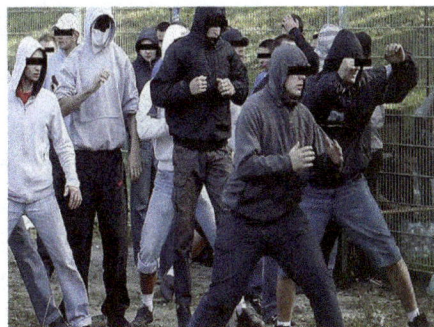 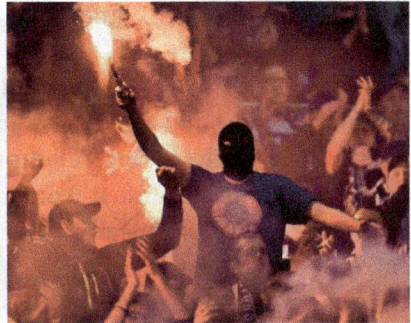

Abb. 18.3 Evolutionsbiologisch determinierter Herdeninstinkt zu aggressivem Verhalten verbunden mit euphorisierenden Überlegenheitsgefühlen

Aufhebung von Hemmmechanismen – Verhalten im Krieg

Die Bedingungen, unter denen brutale Gewaltausübung durch den Durchschnittsmenschen zustande kommen kann, wurden eindrucksvoll in dem Buch des amerikanischen Historikers C. R. Browning mit dem Titel „Ganz normale Männer" analysiert[41]. Browning schildert, wie im Jahre 1942 das aus 500 Männern bestehende Hamburger Polizei-Bataillon 101 zu einem „Sonderauftrag" nach Polen geschickt wurde. Die Männer dieses Polizei-Bataillons waren allesamt bis dahin bürgerlich gut integriert, hatten Familien, waren insbesondere durch keinerlei Straffälligkeiten aufgefallen. In Polen angekommen wurde ihnen eröffnet, dass sie die Vernichtung des polnischen Judentums durchzuführen hätten, wobei nationalsozialistische Ideologien und Parolen zur Motivationshilfe herangezogen wurden. Der Kommandeur des Bataillons teilte der Truppe vor Erteilung des Einsatzbefehles mit, dass diejenigen, die sich dieser Aufgabe nicht gewachsen fühlen, hervortreten können, um für eine andere Aufgabe im Bataillon eingeteilt zu werden. Von den 500 Polizisten des Bataillons traten lediglich 12 hervor. Alle anderen beteiligten sich am Zusammentreiben und der anschließenden Exekution der Opfer. Dass diese „ganz normalen Männer" in der Lage waren Tausende zu töten, wurde damit erklärt, dass einerseits eine gewaltverherrlichende und ermöglichende Ideologie, andererseits der Zwang zu gruppenkonformen Verhalten, zudem die Abgabe persönlicher Verantwortung an andere (Befehl von oben) die ethisch/moralischen Normen und damit verbundenen gewalthemmenden psychologischen Mechanismen außer Kraft setzten[42]. Die überwiegende Mehrzahl der Täter verhielt sich nach dem Ende der Nazizeit wieder unauffällig und ganz normal.

Einmalige Aufschlüsse über die Einstellungen von Soldaten zum Kämpfen, Töten und Sterben während des Zweiten Weltkrieges geben umfangreiche Analysen von Abhörprotokollen der Alliierten von deutschen Gefangenen[43]. Die Autoren kommen zum Schluss, dass Menschen sich in ihrem Handeln weniger nach abstrakten Ideologien richten als nach dem, was von ihrer Gruppe, in der sie sich befinden, erwartet wird. Da es in Kriegssituationen schwierig ist, sich zu orientieren, wird die Kameradschaftsgruppe und deren Handlungen zum Bezugspunkt der Orientierung. Das militärische Wertesystem und die soziale Nahwelt des Soldaten seien für seine Handlungen ausschlaggebend. Die nationalsozialistischen Vernichtungsaktionen im Krieg und Holocaust zeigten aber auch, dass sich die Mehrheit der SS-Männer, Soldaten und Polizisten gewaltbereit verhielt, wenn es so gefordert oder als angemessen dargestellt wurde. Innerhalb der gesamten Geschehenszusammenhänge des Dritten Reiches und der damit einhergehenden alles übertönenden nationalsozialistischen Intensivpropaganda erfolgte eine Verschiebung des „Referenzrahmens"[43] vom zivilen Zustand in jenen des Krieges, der die Vernichtung Ausgegrenzter und als minderwertig deklarierter Menschengruppen rechtfertigte. Rassismus und Antikommunismus waren politisches Programm, gegen das auch die große Mehrheit der intellektuellen Elite an Universitäten und Fakultäten nicht protestierte. Die Einordnung des einfachen Volksgenossen in die ‚Herrenmenschenrasse' hob dessen Selbstwertgefühl und veranlasste ihn, sich dem Verhalten der ‚Herrenmenschenrasse' anzupassen. Viele der abgehörten Soldaten berichteten, dass sie als Kampfflieger, bei der Marine oder Kommandos an Land Spaß daran hatten, auf Menschen zu schießen und zu töten um des Tötens willen. Viele Soldaten benötigten nach Beginn des Einsatzes keine Gewöhnung an Gewaltausübung, da dies zu ihrem Referenzrahmen gehörte, in dem Töten zur Pflicht wurde[43]. Als Resultat eines solchen kriegerischen versetzten Referenzrahmens sind auch die Verbrechen an der Zivilbevölkerung, einschließlich an Frauen und Kindern, anzusehen, die weltweit bei fast allen kriegerischen Auseinandersetzungen eher die Regel als die Ausnahme sind.

Enthemmung als Phänomen der Massenpsychologie

Eine weitere Erklärung für das Ausüben kollektiver Gewalt durch sonst normale Menschen ist in der Psychologie von Massen zu suchen. Jeder kennt das Phänomen der Stimmungsübertragung, das nicht nur bei in Rudeln lebenden Tieren, sondern auch beim Menschen anzutreffen ist. Die Übertragbarkeit von Stimmungen fördert gleichgerichtetes Gruppenverhalten; dies trug im Verlauf der Evolution wegen der damit einhergehenden Bündelung von Kräften zur Bewältigung gemeinsamer Aufgaben eher zum Überleben einer Gruppe bei als individuelle Aktionen vieler einzelner.

Stimmungsübertragung im positiven Sinne findet zum Beispiel statt bei Volksfesten, Sport- und Musikveranstaltungen, Treffen in Partylaune und im Karneval; negative Varianten sind z. B. Massenpanik, Rauditum, Krawalle und Pogrome. Dass Stimmungen und Emotionen „ansteckend" sein können, trifft auch für kollektive Aggression und Gewalt zu. Das gilt nicht nur für hedonistische geprägte Gruppengewalt durch Hooligans und Gangs, sondern erklärt auch die Feierstimmung, die in vielen europäischen Ländern zu Beginn des Ersten Weltkriegs anzutreffen war.

In der Anonymität größerer Menschenmengen verhalten sich viele Menschen anders, als sie es als Einzelperson tun würden. Sie lassen sich von Stimmungsübertragung mitreißen und legen persönliche Verantwortung und Hemmungen ab, weil es ja auch die anderen so tun. In der Masse kann der Einzelne das Gefühl von Bedeutsamkeit erlangen und Emotionen ausleben, die er als Einzelner zügeln müsste[44,45]. Bestes Beispiel hierfür ist das Verhalten der Fans in Fußballstadien und von Teilnehmern in Massenprotesten. Kollektive Gewalt kann eine hedonistische Komponente haben und wird von hierzu disponierten Personen nur deshalb aufgesucht. Hierfür sprechen die hohen Besucherzahlen bei Kampfsportveranstaltungen, das Verhalten von Hooligan- und Ultragruppen, die sich außerhalb der Fußballstadien auf dem „Acker" treffen, um aufeinander einzuschlagen[46], ebenso die Aktivitäten von Krawalltouristen, die von Ort zu Ort reisen, um sich mit der Polizei anzulegen, wie auch einzelne Aktionen von Truppenteilen und Paramilitärs in Konfliktregionen weltweit (s. Kap. 13, Abschn. ‚kollektive Gewalt als Rauschzustand'). Bislang geltende ethische und moralische Normen werden dann außer Kraft gesetzt, wenn die Bezugsgruppe oder Gemeinschaft, die solche Normen kreierte und vermittelte, diese selbst nicht mehr für relevant hält und durch neue gewaltbilligende Ideologien ersetzt. Der Entgrenzung von Gewalt ist dann der Boden bereitet.

Hirnbiologische Korrelate von Gruppenaggression und Rassismus

Die Aktivität einzelner Hirnregionen ist mithilfe der Funktionskernspintomografie messbar. Dabei werden auf Schichtbildern des Gehirns mit millimetergenauer Auflösung die Hirnareale angezeigt, die bei Lösung einer Aufgabe oder Auftreten von Emotionen beansprucht werden.

Zeigte man Versuchspersonen bekannte Gesichter aus dem eigenen Team, dann wurden Hirnareale aktiviert, die mit positiven Emotionen in Verbindung gebracht werden, waren es fremde Gesichter wurden diese Hirnareale nicht aktiv[47].

Die sozialer Identität und Gruppenaggression zugrundeliegenden Hirnfunktionen wurden ebenfalls mit Funktionskernspintomografie bei Anhängern rivalisierender Sportteams untersucht[48]. Verlor das eigene Team oder gewann das gegnerische Team, dann wurden Hirnregionen für negative Emotionen aktiviert; gewann die eigene oder verlor die gegnerische Mannschaft, dann leuchtete das Belohnungszentrum des Gehirns (Nucleus accumbens) im Kernspintomogramm auf. Je stärker die Identifikation mit der Eigengruppe, desto ausgeprägter waren diese Effekte in den tomografischen Bildern des Gehirns. Je stärker das mit dem Sieg des eigenen Teams einhergehende Glücksgefühl, desto wahrscheinlicher wurde auch aggressives Vorgehen gegen die Fans des gegnerischen Teams.

Das limbische System unseres Gehirns, dass für die emotionale Einordnung des Wahrgenommenen zuständig ist, reagiert in Bruchteilen von Sekunden quasi reflexartig noch bevor uns das bewusst wird, auf Gesichter von Menschen anderer Hautfarbe. In mehreren funktionskernspintomografischen Untersuchungen an schwarzen und weißen Amerikanern konnte nachgewiesen werden, dass schon unterhalb der zeitlichen Schwelle für bewusste Wahrnehmung bei nur Millisekunden andauernder Präsentation von Gesichtern der jeweils anderen Hautfarbe, der Mandelkern aktiv wird[49–51]. Dieser ist ein Teil des phylogenetisch alten limbischen Systems und spielt eine zentrale Rolle bei der Steuerung ängstlicher und aggressiver Gefühle. Je ausgeprägter rassistische Vorurteile, desto intensiver feuerte der Mandelkern. Gesichter der anderen Hautfarbe wurden auch als bedrohlicher eingestuft als die der eigenen. Zeigte man ein Gesicht der anderen Hautfarbe über längere Zeit, so dass es im Neokortex bewusst verarbeitet werden konnte, wurde die Aktivität des Mandelkerns bei den meisten Personen durch diese übergeordneten phylogenetisch neuen Hirnrindenteile wieder gehemmt[50,51].

Diese Untersuchungen legen eindrucksvoll dar, dass rassistische Primitivreflexe in stammesgeschichtlich alten Hirnstrukturen in vielen, wenn nicht allen Gehirnen schon seit jeher fest verankert sind, dass sie aber durch höhere kognitive Bewertungen übergeordneter neokortikaler Hirnrindenbereiche zurückgedrängt werden können, vorausgesetzt diese höheren Hirnregionen sind intakt und wurden im Verlauf der Erziehung mit prosozialen Inhalten gefüllt.

Umgekehrt kann man daraus folgern: je primitiver das Gehirn, desto ausgeprägter ist Rassismus.

Wie stark eine angeborene emotionale Einteilung in Eigen- oder Fremdgruppe ist, zeigt sich bereits bei Kindern. Schon im Vorschulalter ordnen sie Menschen nach Rassenzugehörigkeit ein, haben mehr negative Ansichten über solche, die nicht der eigenen Gruppe zugehören und finden Gesichter einer anderen Rasse zorniger und furchterregender als solche der eigenen[52,53].

Kennenlernen gegen Vorurteile

Je besser sich Menschen verschiedener Herkunft und Ethnien kennenlernen und je mehr sie sich gemeinsamen Zielen widmen desto mehr verschwinden Vorurteile, Fremdenfeindlichkeit und Rassismus. Diese Erkenntnis wurde durch eine umfangreiche Meta-Analyse bestätigt, in der die Ergebnisse von weltweit 517 Publikationen zu diesem Thema zusammengefasst wurden[54]. Je mehr Kontakte zwischen den Gruppen bestanden, desto kooperativer wurden sie, wobei die Effekte nachhaltig waren, unabhängig von Rasse, Religion, Hautfarbe, nationaler und kultureller Zugehörigkeit oder sexueller Orientierung.

Bildnachweise
Abb. 18.1 Mit Genehmigung des Landesamtes für Denkmalpflege und Archäologie Sachsen-Anhalt; s. Ref. 9
Abb. 18.2 Portrait d'Henri Tajfel; European Association of Social Psychologie, erstellt am 25.02.2012; Online verfügbar Unter: https://de.wikipedia.org/wiki/Henri_Tajfel#/media/Datei:Henri_Tajfel.jpg; (abgerufen Oktober2020)
Abb. 18.3: Teilbild links aus DPA-Picture-Alliance Nr.: 31568260; Teilbild rechts; Depositphoto Nr. 152380326

Literatur

1. Möller-Leimkühler AM, Bogerts B. Kollektive Gewalt. *Nervenarzt.* 2013;84(11):1345–1358. doi: https://doi.org/10.1007/s00115-013-3856-y
2. Lorenz K. *Das sogenannte Böse: Zur Naturgeschichte der Aggression.* Wien: Dr. G. Borotha-Schoeler Verlag; 1963.
3. Thompson FJ, Marshall HH, Vitikainen EIK, Cant MA. Causes and consequences of intergroup conflict in cooperative banded mongooses. *Anim Behav.* 2017;126:31–40. doi: https://doi.org/10.1016/j.anbehav.2017.01.017
4. Goodall J. *In the shadow of man.* London: William Collins Sons & Co.; 1971.
5. Wrangham RW, Glowacki L. Intergroup Aggression in Chimpanzees and War in Nomadic Hunter-Gatherers. *Hum Nat.* 2012;23(1):5–29. doi: https://doi.org/10.1007/s12110-012-9132-1
6. Wrangham R, Peterson D. *Demonic Males: Apes and the Origins of Human Violence.* New York: Houghton Mifflin Company; 1996.
7. Wrangham RW, Wilson ML. Collective Violence: Comparisons between Youths and Chimpanzees. *Ann N Y Acad Sci.* 2006;1036(1):233–256. doi: https://doi.org/10.1196/annals.1330.015
8. Online S. Gemetzel am See – vor 10.000 Jahren. https://www.spiegel.de/wissenschaft/mensch/kenia-knochenfund-laesst-auf-gemetzel-vor-10-000-jahren-schliessen-a-1073030.html. Zugegriffen Juni 29, 2020.
9. Meller H, Schefzik M. *Krieg – eine archäologische Spurensuche. Begleitband zur Sonderausstellung im Landesmuseum für Vorgeschichte Halle (Saale).*; 2015.
10. Online S. Schlachtfeld in Tollensetal. https://de.wikipedia.org/wiki/Schlachtfeld_im_Tollensetal. Zugegriffen Juni 29, 2020.
11. Rummel R. *Death by Government.* New Brunswick/NJ: Transaction Publishers; 1994.
12. Rummel R. *Statistics of democide: genocide and mass murder since 1900.* New Brunswick/NJ: Transaction Publishers, Rutgers University; 1997.
13. Gerlach C. *Extrem gewalttätige Gesellschaften: Massengewalt im 20. Jahrhundert.* Deutsche Verlags-Anstalt; 2010.
14. Pinker S. *The Better Angels of Our Nature: Why Violence Has Declined.* Viking Books Adult; 2011.
15. Pinker S. *Gewalt: Eine neue Geschichte der Menschheit – S.15 ff.* Fischer-Verlag, Frankfurt a. M.; 2013.
16. Harff B. No Lessons Learned from the Holocaust? Assessing Risks of Genocide and Political Mass Murder since 1955. *Am Polit Sci Rev.* 2003;97(01):57–73. doi: https://doi.org/10.1017/S0003055403000522
17. Rummel R. Democide since World War II. https://www.hawaii.edu/powerkills/POSTWWII.HTM. Zugegriffen Juni 28, 2020.
18. Pinker S. *Gewalt: Eine neue Geschichte der Menschheit – S. 296 ff.* Fischer-Verlag, Frankfurt a. M.; 2913.

19. Indische Rebellion von 1857. https://de.qwe.wiki/wiki/Indian_Rebellion_of_1857. Zugegriffen August 25, 2020.
20. Wickert C. Anomietheorie (Merton). Soztheo.de. https://soztheo.de/kriminalitaetstheorien/anomie-druck-theorien/anomietheorie-merton/. Published 2018. Zugegriffen Mai 8, 2020.
21. Verdeja E. Predicting Genocide and Mass Killing. *J Genocide Res.* 2016;9(3):13–32. doi: https://doi.org/10.1080/14623528.2020.1818478
22. Tajfel H, Turner J. The Social Identity Theory of Intergroup Behavior. *Psychol Intergr Relations.* 1986;5:7–24.
23. Tajfel H. Social Psychology of Intergroup Relations. *Annu Rev Psychol.* 1982;33(1):1–39. doi: https://doi.org/10.1146/annurev.ps.33.020182.000245
24. Tajfel H, Turner J. An integrative theory of intergroup conflict. In: Hogg MA, Abrams D, Hrsg. *Intergroup relations.* New York, NY: Psychology Press; 2001:94–109.
25. Böhm, Robert; Rusch, Hannes; Baron J. The Psychology of Intergroup Conflict: A Review of Theories and Measures. Researchgate.net. https://www.researchgate.net/publication/322666126_The_Psychology_of_Intergroup_Conflict_A_Review_of_Theories_and_Measures. Published 2018. Zugegriffen Juni 25, 2020.
26. Brown R. Social identity theory: Past achievements, current problems and future challenges. *Eur J Soc Psychol.* 2000;30(6):745–778. doi: https://doi.org/10.1002/1099-0992(200011/12)30:6<745::AID-EJSP24>3.0.CO;2-O
27. Densley J, Peterson J. Group Aggression. *Curr Opin Psychol.* 2018;19:43–48. doi: https://doi.org/10.1016/j.copsyc.2017.03.031
28. Eckert R. Radikalisierung in konflikttheoretischer Perspektive. In: Slama, Brahim Ben; Kemmesies U, Hrsg. *Handbuch Extremismusprävention, Gesamtgesellschaftlich Phänomenübergreifend.* 1. Wiesbaden: Bundeskriminalamt; 2020:213–269.
29. Elias, Norbert; Scotson JL. *Etablierte und Außenseiter.* 1. (Schröter M, Hrsg.). Berlin: Suhrkamp Verlag; 1993.
30. McKenzie, Jessica; Twose G. Applications and Extentions of Realistic Conflict Theory: Moral Development and Conflict Prevention. In: Valsiner J, Hrsg. *Norms, Groups, Conflict, and Social Change; Rediscovering Muzafer Sherif's Psychology.* 1. New Brunswick/NJ: Dost-Gözkan, Ayfer; Sonmez Keith, Doga; 2015:307–325.
31. Wikipedia.org. Realistic Conflict Theory. Wikipedia.org. https://en.wikipedia.org/wiki/Realistic_conflict_theory. Published 2020. Zugegriffen Juni 25, 2020.
32. Stephan, Walter G.; Ybarra, Oscar; Rios Morrison. Intergroup Threat Theory. In: Nelson TD, Hrsg. *Handbook of Prejudice, Stereotyping, and Discrimination.* 1. New York: Psychology Press, Taylor & Francis Group; 2009:43–61.
33. Obaidi, Milan; Kunst, Jonas R.; Kteily, Nour; Thomsen, Lotte; Sidanius J. Living under threat: Mutual threat perception drives anti-Muslim and anti-Western hostility in the age of terrorism. *Eur J Soc Psychol.* 2018;(48):567–584.

34. Obaidi, Milan; Thomsen, Lotte; Bergh R. "They Think We Are a Threat to Their Culture": Meta-Cultural Threat Fuels Willingness and Endorsement of Extremist Violence against the Cultural Outgroup. *Int J Conf Violence*. 2018;12:1–13. doi: https://doi.org/10.4119/UNIBI/ijcv.647
35. Zick, Andreas; Berghan, Wilhelm: Mokros N. Gruppenbezogene Menschenfeindlichkeit in Deutschland 2002–2018/19. In: Schröter F, Hrsg. *Verlorene Mitte Feindselige Zustände, Rechtsextreme Einstellungen in Deutschland 2018/2019*. 1. Bonn: Friedrich-Ebert-Stiftung; 2019:53–114.
36. Rees JH, Rees YPM, Hellmann JH, Zick A. Climate of Hate: Similar Correlates of Far Right Electoral Support and Right-Wing Hate Crimes in Germany. *Front Psychol*. 2019;10(2328):1–14. doi: https://doi.org/10.3389/fpsyg.2019.02328
37. Bundeskriminalamt (BKA). Politisch motivierte Kriminalität im Jahr 2019 – Bundesweite Fallzahlen. bmi.bund.de. https://www.bmi.bund.de/SharedDocs/downloads/DE/veroeffentlichungen/2020/pmk-2019.pdf?__blob=publicationFile&v=6. Published 2020. Zugegriffen September 23, 2020.
38. Möller-Leimkühler AM, Bogerts B. Kollektive Gewalt – Neurobiologische, psychosoziale und gesellschaftliche Bedingungen. *Nervenarzt*. 2013;84(11):1345–1354, 1356–1358. doi: https://doi.org/10.1007/s00115-013-3856-y
39. Popitz H. *Phänomene der Macht*. 2. Tübingen: Mohr Siebeck Tübingen; 1992.
40. Schäfer-Vogel G. *Gewalttätige Jugendkulturen, Symptom der Erosion kommunikativer Strukturen, S.551*. Band K 134. (Albrecht, Hans-Jörg; Kaiser G, Hrsg.). Berlin: Max-Plank-Institut für ausländisches und internationales Strafrecht; 2007.
41. Browning CR. *Ganz normale Männer. Das Reserve-Polizeibataillon 101 und die „Endlösung" in Polen*. Hamburg: Rowohlt Taschenbuch Verlag; 2013.
42. Hoebel, Thomas; Knöbl W. *Gewalt erklären! Plädoyer für eine entdeckende Prozesssoziologie*. Hamburg: Hamburger Edition HIS Verlagsgesellschaft. mbH; 2019.
43. Neitzel S, Wetzler H. *Soldaten – Protokolle vom Kämfen, Töten und Sterben*. Fischer-Verlag, Frankfurt a. M.; 2017.
44. Wikipedia. Massenpsychologie. https://de.wikipedia.org/wiki/Massenpsychologie. Published 2020.
45. Wikipedia. Psychologie der Massen. https://de.wikipedia.org/wiki/Psychologie_der_Massen. Published 2020. Zugegriffen Juli 3, 2020.
46. Claus R. *Hooligans. Eine Welt zwischen Fußball, Gewalt und Politik*. Verlag Die Werkstatt GmbH; 2018.
47. Bavel JJ Van, Packer DJ, Cunningham WA. The Neural Substrates of In-Group Bias. *Psychol Sci*. 2008;19(11):1131–1139.
48. Cikara M, Botvinick MM, Fiske ST. Us versus them: Social identity shapes neural responses to intergroup competition and harm. *Psychol Sci*. 2011;22(3):306–313. doi: https://doi.org/10.1177/0956797610397667

49. Kubota JT, Banaji MR, Phelps EA. The neuroscience of race. *Nat Neurosci.* 2012;15(7):940–948. doi: https://doi.org/10.1038/nn.3136
50. Richeson JA, Baird AA, Gordon HL, u. a. An fMRI investigation of the impact of interracial contact on executive function. *Nat Neurosci.* 2003;6(12):1323–1328. doi: https://doi.org/10.1038/nn1156
51. Knutson KM, Mah L, Manly CF, Grafman J. Neural correlates of automatic beliefs about gender and race. *Hum Brain Mapp.* 2007;28(10):915–930. doi: https://doi.org/10.1002/hbm.20320
52. Baron AS, Banaji MR. The Development of Implicit Attitudes. Evidence of Race Evaluations From Ages 6 and 10 and Adulthood. *Psychol Sci.* 2006;17(1):53–58. doi: https://doi.org/10.1111/j.1467-9280.2005.01664.x
53. Bigler RS, Jones LC, Lobliner DB. Social Categorization and the Formation of Intergroup Attitudes in Children. *Child Dev.* 1997;68(3):530. doi: https://doi.org/10.2307/1131676
54. Pettigrew TF, Tropp LR. A meta-analytic test of intergroup contact theory. *J Pers Soc Psychol.* 2006;90(5):751–783. doi: https://doi.org/10.1037/0022-3514.90.5.751

19

Sexuelle Gewalt

Sexuelle Gewalt wird in 98 % der Fälle von Männern ausgeübt. Was sind die Motive? Wer sind die Täter?

Definition

Der Begriff „sexuelle Gewalt" ist in den letzten Jahren zunehmend durch „sexualisierte Gewalt" ersetzt worden, da argumentiert wurde, es gehe bei vielen Sexualstraftaten gar nicht in erster Linie um Sexualität, sondern um sexualisierte Gewalt. Motive seien Macht, Dominanz und das Erleben der eigenen Durchsetzungsstärke und weniger der sexuelle Lustgewinn, um Kränkungen und Selbstwertdefizite zu kompensieren. Eine kleinere Tätergruppe wurde als regelrecht erfüllt von Wut und Hass auf Frauen in der Gesellschaft beschrieben. Bei vielen solchen Tätern herrschten Hass und Wut, Dominanz- und Machtbedürfnis oder auch eine antisoziale Grundhaltung vor[1].

Diese Auffassung wurde kritisiert, weil das Erlangen von Sex das stärkste Motiv für männliche sexuelle Gewalt sei. Es wurde darauf hingewiesen, dass kein Täter so stabile Rückfallraten bis ins höhere Lebensalter habe wie ein Sexualstraftäter. Es sei unplausibel, dass es dem Täter vorrangig um Dominanz oder Macht gehe. Männliche Sexualität diene nicht primär der Unterwerfung der Frau, sondern sexuellem Lustgewinn. Macht erkämpfe Mann gegen männliche Rivalen und Feinde, nicht gegen Frauen[2].

Diese Kontroverse kann wohl mit dem Hinweis auf die hirnbiologischen Korrelate von Aggression und Sexualität ausgeräumt werden: Die neuronalen Zentren für Aggression und sexuelles Verhalten liegen im Hirnstamm (Hypothalamus) auf engstem Raum nebeneinander und beeinflussen sich situationsabhängig gegenseitig hemmend oder bahnend (s. Kap. 6, Abb. 6.5 und Kap. 13, Abb. 13.2). Die nachbarschaftliche Lage beider Zentren und deren synergistisches oder antagonistisches Zusammenspiel in den tiefen Schichten unseres Reptilgehirns erklärt, warum sowohl Gewaltanwendung als auch Sexualität nicht nur mit archaischen Urinstinken verbunden ist, sondern auch mit stärksten emotionalen vegetativen Regungen einhergeht. Wenn bei Tätern, die ohnehin schon eine Anlage zu hedonistischer Gewalt haben, eine sexuelle Motivation hinzukommt, ist das Risiko sexueller Gewaltanwendung besonders hoch.

Häufigkeit

Die Ermittlung der Häufigkeit sexueller Gewalttaten ist mit dem Problem hoher Dunkelziffern behaftet. Viele der Opfer bringen solche Taten, die sich überwiegend im sozialen Nahraum ereignen, nicht zur Anzeige. Bei in Europa im Jahr 2014 und in den USA im Jahr 2015 durchgeführten repräsentativen Befragungen gaben 1–2 % der Frauen an, in den letzten 12 Monaten vor der Befragung Opfer einer Vergewaltigung geworden zu sein. In der europäischen Umfrage berichteten 5 % der Frauen, in der US-amerikanischen viermal so viele (20 %) der Frauen, wenigstens einmal im Leben eine Vergewaltigung erfahren zu haben[3,4]. Laut einer US-Untersuchung wurden nicht mehr als 16 % der Fälle der Polizei berichtet[5]. In der US-amerikanischen Studie gab auch einer von vierzehn Männern an (=7 %), im Verlauf des Lebens Opfer einer sexuellen Gewalttat geworden zu sein[4].

Aus der deutschen polizeilichen Kriminalstatistik, die nur angezeigte Fälle auflisten kann, ist zu entnehmen, dass im Jahr 2019 in Deutschland 9426 Fälle von Vergewaltigung, sexueller Nötigung und sexuellen Übergriffen in besonders schwerem Fall erfasst wurden. Das entspricht einer Größenordnung von etwa 5 % der in diesem Jahr erfassten Fälle der gesamten Gewaltkriminalität (insgesamt 181.054 angezeigte Taten). Der Anstieg polizeilich erfasster Fälle im Jahr 2017 hängt mit der in diesem Jahr geänderten Rechtsprechung zusammen. Bis dahin lag die Zahl solcher Sexualstraftaten, die gemeldet wurden, bei ungefähr 8000 pro Jahr (Abb. 19.1).

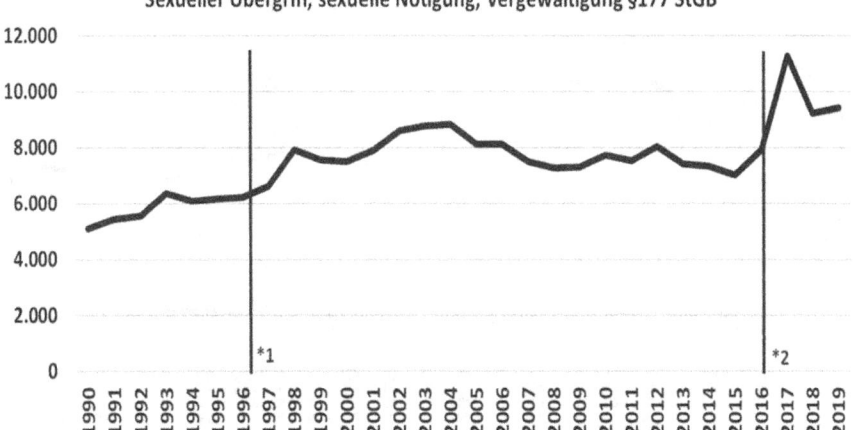

Abb. 19.1 Polizeiliche Kriminalstatistik zur Häufigkeit erfasster sexueller Gewalthandlungen an Erwachsenen in den letzten 30 Jahren. 1997 (vertikale Linie *1) und 2016 (vertikale Linie *2) wurden die Straftatbestände des § 177 StGB (sexueller Übergriff, sexuelle Nötigung, Vergewaltigung) weiter gefasst[6,7], was jeweils einen Anstieg der registrierten Fälle zur Folge hatte. Von 1997 bis 2016 blieb die Zahl der erfassten Fälle bei einer Größenordnung von etwa 8000 pro Jahr[8]

Ein Großteil der sexuellen Gewalt richtet sich gegen Kinder und Jugendliche. Die Zahl erfasster Fälle von sexuellem Mißbrauch von Kindern schwankte deutschlandweit in den letzten 10 Jahren zwischen 5000 und 6000 jährlich (Abb. 19.2). Auch hierbei gibt es eine hohe Dunkelziffer; Opfer und Täter kennen in den meisten Fällen einander.

Tätertypen

98 % der Täter sexueller Gewalt sind Männer. Die sozialen und individuellen Risikofaktoren für männliche sexuelle Aggression sind vielfältig und gehen von Toleranz durch die jeweilige Gesellschaft, Persönlichkeitsstörungen, Sexualdevianz bis hin zu Alkohol- und Drogenkonsum[9,10].

Seitens der forensischen Psychiatrie wurden Versuche unternommen, Charakteristika für Täter sexueller Gewalt herauszuarbeiten. Eine Vielfalt von Tätertypen wurde beschrieben[11]:

- sexuell-deviante Täter (Sado-Masochisten),
- frauenverachtende Machos,
- affektiv-hochgeladene Konflikte einer auslaufenden Partnerschaft,

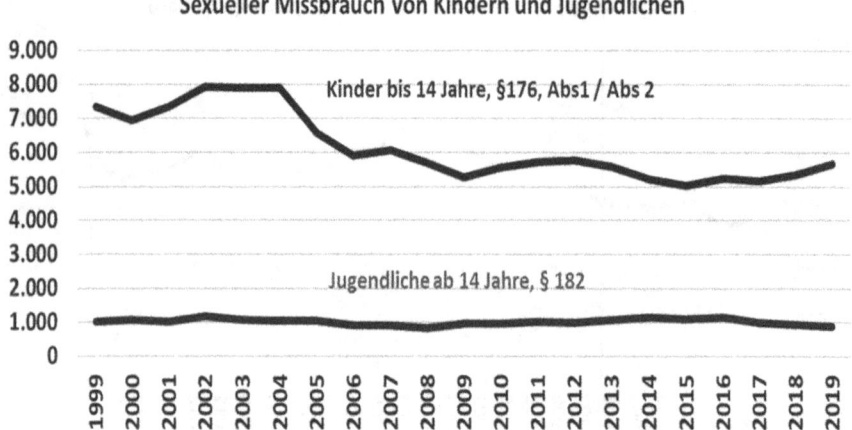

Abb. 19.2 Polizeiliche Kriminalstatistik zur Häufigkeit erfasster Fälle sexuellen Mißbrauchs von Kindern und Jugendlichen in den letzten 20 Jahren[8]

- dissoziale Täter,
- jugendliche sexuell unerfahrene Täter,
- spätpuberale Jungtäter,
- schwachsinnige Täter,
- durchsetzungsschwache irritierbare Täter,
- sozial desintegrierte chauvinistische Täter,
- negativ sozialisierte unkontrollierte Täter,
- psychopathologisch hoch auffällige Täter,
- überangepasste Täter,
- nicht typologisierbare Täter.

Die sehr vielgestaltige Typologisierung der sexuellen Gewalttäter spricht gegen ein einheitliches Bild. Die Gruppe der dissozialen, psychopathologisch auffälligen und intelligenzgeminderten Täter ist jedoch bei allen Einteilungen besonders häufig vertreten. Die Heterogenität der Formen sexueller Gewalt und der Täter lässt eine eindimensionale Beantwortung der Frage nach den Ursachen nicht zu. Unterschiedliche Tätertypen wenden unter unterschiedlichen Voraussetzungen verschiedene Formen und Intensitäten sexueller Gewalt an. Die Streitfrage, ob sexuelle Gewalt eher ein Gewalt- oder ein Sexualdelikt darstellt, dürfte in ihrer Ausschließlichkeit auch deshalb verfehlt sein. Beide Komponenten treffen bei den beschriebenen Tätertypen in dazu disponierenden Situationen zusammen.

Krieg und sexuelle Gewalt

Sexuelle Gewalt in Friedenszeiten lässt sich auf bestimmte Tätertypen oder Ausnahmesituationen begrenzen. Anders sieht es im Krieg aus. Ganz normale Männer sind hier nicht nur zum massenhaften Töten, sondern auch zu Massenvergewaltigungen der Lage. Das Prinzip männlichen kriegerischen Verhaltens ist seit Beginn kriegerischer Auseinandersetzungen in der Geschichte der Menschheit in seiner brutalen Variante immer das gleiche: die Männer der Feinde werden getötet, die Frauen vergewaltigt, versklavt oder ebenfalls getötet. Seitens der Sieger geht es dabei es nicht nur darum, die Frauen der Besiegten zu demütigen, sondern auch darum, das euphorische Gefühl des Sieges durch sexuellen Lustgewinn weiter zu steigern. In Analogie zum massenhaften Töten kann man für die soziale Gemeinschaft der Soldaten auch in solchen Situationen eine Verschiebung des Referenzrahmens[12] postulieren, weg von im bürgerlichen Leben gültigen moralischen Normen hin zu gemeinsamen kriegerischen Gräueltaten.

Beispiele drastischen Ausmaßes aus der jüngeren Geschichte hierfür sind das Verhalten deutscher Soldaten zu Beginn und Soldaten der sowjetischen Armee zum Ende des Zweiten Weltkrieges, desgleichen die Vergewaltigungsorgien japanischer Militärs in den eroberten asiatischen Gebieten in den 1930er und 1940er Jahren, die Vorkommnisse während der Genozide in Bangladesch 1971/1972, im Bosnienkrieg im Jahr 1993 und in Ruanda 1994.

Für Deutschland der unmittelbaren Nachkriegszeit wird die Zahl vergewaltigter Frauen auf zwei Millionen geschätzt, meist durch sowjetische Soldaten, ehe die militärische Führung um die Disziplin der Truppe besorgt, dagegen vorging[13].

Phylogenetische Aspekte

Auch die Gene von Vergewaltigern wurden weitervererbt und mit ihnen die genetische Basis von deren Mentalität – ein Grund dafür, dass dieses Phänomen in der Geschichte der Menschheit stets präsent blieb.

Das Verhalten unserer Urahnen hinsichtlich sexueller Gewalt im Krieg dürfte nicht anders gewesen sein als das ihrer Nachfahren. Ein interessanter Hinweis hierfür könnte der Vergleich der Gene aus archäologisch geborgenen Überresten des Neandertalers mit unseren Genen sein. Das männliche Y-Geschlechtschromosom des Neandertalers, der vor 30.000

Jahren ausstarb und mehrere tausend Jahre in Europa gleichzeitig mit Homo sapiens lebte, konnte nie im modernen Menschen nachgewiesen werden, wohl aber das X-Chromosom, das bei Frauen doppelt, bei Männern wie das Y-Chromosom aber nur einfach vorhanden ist[14]. Wenn unsere Ur-Urahnen sich ebenso verhielten wie ihre Nachfahren und bei ethnischen Auseinandersetzungen mit dem Neandertaler dessen männliche Kämpfer beseitigten und die Frauen der Besiegten vergewaltigten, hatte nur das weibliche X-Chromosom, nicht aber das Y-Chromosom der Neandertaler-Männer die Chance, weiter vererbt zu werden. Das Y-Chromosom der Homo sapiens-Sieger hingegen, das deren Mentalität mitprägte, existierte bei den männlichen Nachkommen weiter und bildete die genetische Grundlage für deren künftiges Verhalten im Krieg – bis in die Gegenwart.

Bildnachweise
Abb. 19.1 Eigene Darstellung. Datenquelle s. Ref. 8
Abb. 19.2 Eigene Darstellung. Datenquelle s. Ref 8

Literatur

1. Saimeh N. *Ich bring dich um! Hass und Gewalt in unserer Gesellschaft.* Salzburg-München: ecowin; 2017.
2. Kröber H-L. *Mord im Rückfall.* Medizinisch Wissenschaftliche Verlagsgesellschaft; 2019.
3. FRA European Union Agency For Fundamental Rights. Violence against women: an EU - wide survey. fra.europa.eu. https://fra.europa.eu/sites/default/files/fra-2014-vaw-survey-factsheet_en.pdf. Published 2012. Zugegriffen Juli 13, 2020.
4. Smith SG, Zhang X, Basile KC, u. a. National Intimate Partner and Sexual Violence Survey: 2015 Data Brief-Update Release. Atlanta, GA: National Center for Injury Prevention and. https://www.cdc.gov/violenceprevention/pdf/2015data-brief508.pdf. Published 2015. Zugegriffen Juli 13, 2020.
5. Kilpatrick, Dean G.; Resnick, Heidi; Ruggiero, Kenneth; Conoscenti, Lauren; McCauly J. Drug-facilitated, Incapacitated, and Forcible Rape: A National Study. https://www.researchgate.net/profile/Dean_Kilpatrick/publication/224918954_National_Prevalence_of_Posttraumatic_Stress_Disorder_Among_Sexually_Revictimized_Adolescent_College_and_Adult_Household-Residing_Women/links/5891f0f8aca272f9a5582ebe/National-Preva. Published 2007. Zugegriffen Juli 13, 2020.

6. Hörnle VPT. Die geplanten Änderungen der §§ 177 , 179 StGB – ein kritischer Blick. *Kriminalpolitische Zeitschrift.* 2016;(1):19–27. https://kripoz.de/2016/06/10/die-geplanten-aenderungen-der-§§-177-179-stgb-ein-kritischer-blick/#:~:text=Im Gegenteil%3A § 177 StGB soll auf die,gegenwärtiger Gefahr für Leib oder Leben%29 reduziert werden.
7. Papathanasiou K. Das reformierte Sexualstrafrecht – Ein Überblick über die vorgenommenen Änderungen. *Kriminalpolitische Zeitschrift.* 2016;2:133–139. https://kripoz.de/2016/08/25/das-reformierte-sexualstrafrecht-ein-ueberblick-ueber-die-vorgenommenen-aenderungen/.
8. Bundeskriminalamt. PKS 2019-Zeitreihen Übersicht Falltabellen. https://www.bka.de/DE/AktuelleInformationen/StatistikenLagebilder/PolizeilicheKriminalstatistik/PKS2019/Zeitreihen/zeitreihenFaelle.html?nn=124798. Published 2020. Zugegriffen April 16, 2020.
9. Krahé B. Violence against women. *Curr Opin Psychol.* 2018;19:6–10. doi: https://doi.org/10.1016/j.copsyc.2017.03.017
10. Krahé B. *The Social Psychology of Aggression.* 2. London: Psychology Press, Taylor & Francis Group; 2013.
11. Laue C. *Evolution, Kultur und Kriminalität.* Berlin, Heidelberg: Springer Berlin Heidelberg; 2010.
12. Neitzel S, Wetzler H. *Soldaten – Protokolle vom Kämfen, Töten und Sterben.* Fischer-Verlag, Frankfurt a. M.; 2017.
13. Metz KH. *Geschichte der Gewalt – S. 70.* primus verlag; 2010.
14. Mendez FL, Poznik GD, Castellano S, Bustamante CD. The Divergence of Neandertal and Modern Human Y Chromosomes. *Am J Hum Genet.* 2016;98(4):728–734. doi: https://doi.org/10.1016/j.ajhg.2016.02.023

20

Religion und Gewalt

Im Zentrum der Lehren der großen Religionen steht die Verheißung, durch Beschreitung des rechten Weges unter Einhaltung göttlicher Gebote in ein paradiesisches Jenseits zu gelangen. Auf Erden erwies sich dieser Weg jedoch oft als recht beschwerlich und war nicht immer durch Friedfertigkeit gekennzeichnet. Der rechte Weg zum Guten wurde im Verlauf der Geschichte in allen Religionen und Kulturen von gewalttätigen Kollateralschäden begleitet – bis heute. Warum gibt es Gewalt in Namen von Religion?

Gemeinsame Charakteristika der großen Religionen

Religiöser Glaube und Zugehörigkeit zu einer Religionsgemeinschaft sind für alle Religionen weltweit sinnstiftend und haltgebend; gemeinsamer Glaube, gemeinsame Traditionen, gemeinsame Rituale, Zeremonien und Gottesdienste fördern Gemeinschaftssinn und soziale Identität, Zugehörigkeits- und Geborgenheitsgefühl. Gemeinsame religiöse Werte, ethische und moralische Vorstellungen bilden eine stabile Basis für gegenseitige Verlässlichkeit und gemeinsames Handeln, geben Trost in Krisenzeiten. Die hohe Akzeptanz und der Erfolg der am weitesten verbreiteten vier Weltreligionen, Christentum, Islam, Hinduismus und Buddhismus wie auch der fernöstlichen Lehren von Konfuzius und Jnatraputra (beide 6. Jahrhundert v. Chr.) lässt sich damit erklären, dass sie prosoziales,

© Der/die Autor(en), exklusiv lizenziert durch Springer-Verlag GmbH, DE, ein Teil von Springer Nature 2021
B. Bogerts, *Woher kommt Gewalt?*, https://doi.org/10.1007/978-3-662-63338-0_20

mitmenschliches Verhalten (oft jedoch nur gegenüber Mitgliedern der eigenen Religionsgemeinschaft) zum Kernpunkt religiöser Pflichten erklären, um damit ein erträglicheres Leben im Diesseits und Belohnung im Jenseits zu erlangen.

Andererseits wurde auch hinterfragt, ob Religion grundsätzlich menschenfreundlich ist[1].

Typisch für die großen Weltreligionen ist ein Geist-Materie-Dualismus, der unter Heranziehung übernatürlicher Mächte (Gott, Engel, Satan) Erklärungen für Phänomene anbietet, die mit irdischen Gegebenheiten und den Erfahrungen der Gläubigen nicht begründet werden können. Damit wird ein Bedürfnis nach kausaler Geschlossenheit und teleologischem (d. h. Sinn und Zweck suchendem) Denken befriedigt[2]. Der Verlauf der Welt wie auch der Sinn der eigenen Existenz erscheint dadurch plausibler.

Gewalt im Namen der Religionen

Trotz der geduldiges, friedfertiges und mitmenschliches Verhalten gebietenden Lehren aller Religionen, die von der großen Mehrheit der Gläubigen auch befolgt wurden, übte eine nicht unerhebliche Anzahl von Religionszugehörigen im Verlauf der Geschichte massive Gewalttaten insbesondere gegenüber Andersgläubigen und Apostaten (Glaubensabtrünnigen) aus. Dabei tat man sich nicht schwer, Gräueltaten und Tötung von Ungläubigen, Heiden oder Ketzern religiös zu rechtfertigen. Es waren kaum je die Glaubensinhalte selbst, die den Grund zum Morden hergaben, sondern die Motive waren solche, die proaktiver Gewalt üblicherweise zugrunde liegen; Machtbesessenheit, Überlegenheitsdenken, Dominanzstreben, Habsucht, Fanatismus wurden religiös verbrämt[3]. Oft ist auch – wie beispielsweise bei der mittelalterlichen Inquisition oder Hexenverbrennungen – hedonistische Gewalt als zentrales Motiv anzunehmen, d. h. Genugtuung durch Folter oder die Tötungshandlung selbst, zu deren Begründung Religion missbraucht wurde.

Islam

Seit den mit dem Anschlag auf das World-Trade-Center am 09.11.2001 beginnenden Aktivitäten islamistisch-dschihadistischer Terrorgruppen, insbesondere des sog. Islamischen Staates (IS) wird vielfach die Auffassung vertreten, dass der Islam eine besonders gewaltbereite Religion sei. Die Gesamtheit der muslimischen Gemeinschaft, die Umma, stellte jedoch in ihrem ursprünglichen Selbstverständnis Tugenden wie Nachgiebigkeit, Geduld und Barmherzigkeit in den Vordergrund, indem sie für die Bedürftigen sorgte, Sklaven befreite und gebot, anderen Menschen gegenüber hilfsbereit und freundlich zu sein. Bei Provokation sollten Muslime der Umma nicht zurückschlagen, sondern die Rache Allah überlassen[4]. Die Ausführungen im Koran bezüglich der Anwendung militärischer Gewalt sind aber nicht einheitlich. Mal verlangt Allah Zurückhaltung statt Kampf, mal ruft er zum Krieg auf. Nach der Rückkehr des Propheten Mohammed nach Mekka (630 n. Chr.) habe Allah befohlen, gegen die Nicht-Muslime in den Krieg zu ziehen, wo und wann auch immer man sie antreffe. Auch sollte bei der Beurteilung des Zusammenhangs zwischen Gewalt und Islam beachtet werden, dass Mohamed nicht nur Religionsgründer, sondern auch Militärstratege und -befehlshaber war. Der Islam verdankt seine frühen Erfolge und rasche Ausbreitung nicht nur den prosozialen Prinzipien der Umma, sondern auch den von Mohamed befehligten Überfällen, Attacken und Schlachten, die er nach der Hidschra in den Jahren 622–630 n. Chr. siegreich gegen seine Gegner in Mekka führte. Anderseits gibt es Koranverse, die auffordern, nicht zu vergelten, sondern zu vergeben[5].

Für militante, dschihadistisch eingestellte muslimische Gruppen bietet sich als Rechtfertigung zum Kampf gegen Ungläubige seither die „Schwert-Sure" an: „...*tötet die Götzendiener, wo immer ihr sie findet, ergreift sie, belagert sie und lauert ihnen aus jedem Hinterhalt auf! Wenn sie aber bereuen, das Gebet verrichten und die Abgabe entrichten, dann lass sie des Weges ziehen! Gewiss Allah ist allvergebend und barmherzig.*" (zit. nach[5]). Durch den Koran zieht sich somit ein Gegensatz zwischen Ansporn zum Kampf und Barmherzigkeit denen gegenüber, die um Frieden bitten[4]. Das in den für Christen und Juden gültigen Zehn Geboten enthaltene Tötungsverbot wird in den entsprechenden Suren des Korans relativiert: „*Tötet nicht das Menschenleben, das Gott für unantastbar erklärt hat, es sei denn bei vorliegender Berechtigung. Wird jemand ungerechterweise getötet, so geben wir seinen nächsten Verwandten die Vollmacht, ihn zu rächen*" (Sure 17, 33)[6]. An anderer Stelle heißt es (Sure 5, 31 u. 32): „*... wenn jemand einen Menschen tötet, ohne dass dieser einen Mord begangen hätte, oder ohne dass ein Unheil im Lande geschehen wäre, soll es so sein, als hätte er die ganze Menschheit getötet; und wenn jemand einem Menschen das Leben erhält, soll es so sein, als hätte er der ganzen Menschheit das Leben erhalten.*" Und (Sure 5, 32): „*... Der Lohn derer, die gegen Allah und seinen Gesandten Krieg führen und Verderben im Lande zu erregen trachten, soll sein, dass sie getötet oder gekreuzigt werden oder* *dass ihnen Hände und Füße wechselweise abgeschlagen werden oder dass sie aus dem Lande vertrieben werden…".*

Der Begriff Jihad bedeutet heiliger Glaubenskrieg, der mit einer Bedrohung des Islam vor allem durch die westliche Welt begründet wird und nach Ansicht extremistischer Salafisten als eine Art Notwehr auch bewaffnet zu führen ist. Wer im Kampf gegen Ungläubige fällt, der wird ebenso wie ein Selbstmordattentäter als Märtyrer verehrt, der direkt ins Paradies einzieht und mit schönsten Belohnungen im Jenseits überhäuft wird. Zur Verherrlichung jihadistischer Gewalt gehören auch Kampflieder, die im Internet und Videoportalen verbreitet werden, um Jugendliche zum Kampf gegen Ungläubige anzuwerben und einen Märtyrertod auf dem Weg ins Paradies zu riskieren[7].

Die militanteste Richtung des Islam ist der Salafismus, der jedoch nicht immer mit Extremismus oder gar Terrorismus gleichzusetzen ist. Dem jihadistischen Salafismus ist nur ein kleinerer Anteil der Salafisten zuzurechnen. Salafisten sehen sich als die wahren Muslime, die sich auf die Gründergeneration des Islam berufen. Nicht nur Angehörige anderer Religionen oder Atheisten werden von Salafisten als „Kuffar" (Ungläubige) angesehen. Auch Muslime, die ihren Glauben nicht so praktizieren, wie es die extremistische Ideologie vorsieht, werden zu Ungläubigen erklärt. Ein solcher Fundamentalismus innerhalb des Salafismus ist bei dem im 18. Jahrhundert in Saudi-Arabien aufgekommenen Wahhabismus besonders ausgeprägt. Gewaltorientierte salafistische Gruppierungen berufen sich auf die „Schwert-Sure" des Koran und fordern zum Töten der „Kuffar" auf[8].

Die ewigen Kämpfe in der Golfregion zwischen Schiiten, Sunniten und Wahhabiten mit Iran, Irak und Saudi-Arabien als Hauptakteuren sind nicht nur machtpolitische, sondern auch religiöse Auseinandersetzungen zwischen verschiedenen Glaubensrichtungen des Islam und erinnern an die Verhältnisse in Europa während des Dreißigjährigen Krieges.

Die meisten Opfer der Anschläge jihadistischer Terroristen im Nahen Osten und in der Golfregion sind andere Muslime.

Christentum

Auch die Aussagen des Neuen Testamentes der Bibel zur Handhabung von Gewalt sind nicht eindeutig. Einerseits heißt es im Matthäusevangelium in der Bergpredigt von Jesus (Mt. 5–7): *„Selig die Sanftmütigen; denn sie werden das Land erben… - Selig die Barmherzigen; denn sie werden Erbarmen finden… - Selig, die Frieden stiften; denn sie werden Kinder Gottes genannt*

werden... und. ...Liebet eure Feinde und betet für die, die euch verfolgen".
Andererseits sagt Jesus bei der Aussendung seiner Jünger (Matthäus 10, 34–36) auch: *„Denkt nicht ich sei gekommen, um Frieden auf die Erde zu bringen! Ich bin nicht gekommen, um Frieden zu bringen, sondern das Schwert; denn ich bin gekommen, um den Sohn mit seinem Vater zu entzweien und die Tochter mit ihrer Mutter und die Schwiegertochter mit ihrer Schwiegermutter".*

Zur frühen Geschichte des Christentums sollte daran erinnert werden, dass dieses seine Ausbreitung im römischen Reich der von Kaiser Konstantin im Jahr 312 gewonnen Schlacht an der Milvischen Brücke in der Nähe von Rom verdankt. Konstantin soll der Legende nach vor der Schlacht ein Kreuz erschienen sein mit den Worten „in diesem Zeichen wirst du siegen". Der Kaiser führte jedenfalls seinen Sieg auf den Beistand des Christengottes zurück, stellte deshalb die von seinen Vorgängern betriebene Verfolgung der Christen ein und bevorzugte deren Religion. Sein Nachfolger Kaiser Theodosius erhob im Jahr 380 das Christentum zur Staatsreligion, mit der Folge, dass fortan Nichtchristen drangsaliert und verfolgt wurden[9]. Theodosius erließ Gesetze mit Strafandrohung gegen das Heidentum, ließ christliche Mönche über heidnische Dörfer und Schreine herfallen und heidnische Priester vertreiben oder töten. Dies war die erste gewaltsame Christianisierung[10]. Die Christen; die früher selbst im römischen Reich intensiver Verfolgung ausgesetzt waren, drehten nun den Spieß gegen die Heiden um.

Christliche Gewalt im Mittelalter richtete sich gegen alle Nichtchristen, insbesondere gegen Juden, Muslime und Ketzer. Bei jedem der zwischen 1095 und 1208 stattfindenden Kreuzzüge griffen die Christen zunächst die Juden im eigenen Land an. Bei der Einnahme Jerusalems 1099 metzelten die christlichen Eroberer in einem Blutrausch alle Einwohner nieder, die sie vorfinden konnten, überwiegend Muslime; insgesamt sollen es 30.000 Tote gewesen sein. Danach zogen die Kreuzfahrer Hymnen singend zur Grabeskirche und feierten die Osterliturgie[11]. Einer der einflussreichsten Kreuzzugsprediger war der Zisterziensermönch Bernhard von Clairvaux (+1153). Er predigte, ein Christ solle jubeln, wenn er sehe, wie die Heiden zerstreut und vertrieben werden. Im Kampf für den Herrn zu sterben, sei ein hohes Verdienst. Er lobte die Templer, ein aus militärisch ausgerüsteten und organisierten Mönchen bestehender Ritterorden, zu deren Zielen es gehörte, die Feinde Christi zu töten. Bernhard von Clairvaux wurde von der Kirche heiliggesprochen und blieb bis heute ein häufig gewählter Namenspatron.

Die Kreuzzüge waren nicht nur religiös, sondern auch machtpolitisch motiviert. Papst Urban II. trieb die Ritter des Christentums dazu an, um die Macht der Kirche auszudehnen und eine das christliche Europa beherrschende päpstliche Monarchie zu schaffen. Wer im Kampf gegen Muslime fiel, wurde durch päpstliche Erlasse von allen Sünden freigesprochen. Die Templer waren ein dem Papst ergebener militaristischer Orden. Sie selbst wurden 200 Jahre nach dem letzten Kreuzzug ausgelöscht. Als dem Papst unterstellte Kampftruppe erschienen die Templer dem französischen König zu gefährlich. Dieser beschlagnahmte ihre Güter, warf die Mitglieder des Ordens in Kerker, ließ sie foltern und auf Scheiterhaufen verbrennen[12].

Ähnlich brutal wie bei der Eroberung des Heiligen Landes verhielten sich die Kreuzritter in den Albigenserkriegen in Frankreich (1209–1229). Die Albigenser waren eine von der kirchlichen Lehre abweichende sozialreligiöse Bewegung, glaubten an einen guten Gott und an einen bösen Gott; die traditionelle christliche Kirche mit ihrer Anhäufung riesigen materiellen Reichtums verachteten sie. Sie wurden auf Geheiß des Papstes zu Ketzern erklärt eingekerkert, gefoltert und verbrannt; ihre Städte wurden zerstört, bis zu ihrer vollständigen Auslöschung.

Diejenigen, die die päpstliche Lehre infrage stellten, wurden über Jahrhunderte hinweg verfolgt und beseitigt. Der vor allem in Spanien betriebenen Inquisition fielen im 16. und 17. Jahrhundert im Namen der Kirche zehntausende zu Ketzern erklärte Glaubensabtrünnige zum Opfer.

Nach der Entdeckung Amerikas kam es durch die christlichen Eroberer zur Ausplünderung und massiven Dezimierung der einheimischen Bevölkerung. Papst Alexander VI., erlaubte dem spanischen Königshaus, einen „gerechten Krieg" gegen alle indigenen Völker zu führen, die den europäischen Kolonialherren Widerstand leisteten. Nach einer Schätzung sank zwischen 1519 und 1595 die Bevölkerungszahl Zentralmexikos von 17 Mio. auf 1 Mio. Menschen, die Inka-Bevölkerung wurde halbiert[13].

Auch untereinander verhielten sich die sich auf die Heilige Schrift berufenden christlichen Religionen nicht immer friedlich. Die aus der reformatorischen Bewegung hervorgehenden Hugenotten gerieten in Konflikt zur kirchlichen Lehre und zum katholischen französischen Königshaus, was zu den Hugenottenkriegen (1562–1594) führte. Höhepunkt war die sog. „Bluthochzeit" in der Bartholomäusnacht (1572). Zu einer als Versöhnung gedachten Fürstenhochzeit waren Hugenotten aus dem ganzen Land nach Paris gekommen. Auf Veranlassung des katholischen Königshauses wurden alle in Paris auffindbaren Hugenotten in dieser Nacht abgeschlachtet und eine Ausrottung im ganzen Land in die Wege geleitet, der zehntausende zum Opfer fielen. Als Papst Gregor XIII die Nachricht hiervon erhielt, soll er im Vatikan ein Tedeum angestimmt haben[14]. Die überlebenden Hugenotten flohen in europäische Nachbarländer.

Das größte europäische Inferno, das durch religiöse Konflikte zwischen Katholiken und Protestanten aber auch durch machtpolitische Ambitionen europäischer Herrscher ausgelöst wurde, war der Dreißigjährige Krieg (1618–1648). Die erbitterten Schlachten zwischen den Anhängern dieser beiden großen christlichen Religionen und die damit einhergehende Verwüstung ganzer Landstriche forderte fünf bis sechs Millionen Tote, etwa ein Drittel der damaligen Bevölkerung Zentraleuropas.

Ein weiteres Beispiel blutiger Massaker von Christen an Christen ist die Eroberung der irischen Stadt Drogheda im September 1649 durch die Truppen Cromwells. Die puritanischen Eroberer wollten die katholischen Iren beseitigen oder in einen Sklavenstatus degradieren, was weitgehend gelang. Cromwell sah dabei den göttlichen Willen auf seiner Seite und hatte die Gewissheit, durch sein Handeln Gottes Werk in der Geschichte durch Unterdrückung und Vernichtung der Ungläubigen zu vollziehen[15]. Der auf diese historischen Zusammenhänge zurückzuführende Konflikt in Nordirland zieht sich bis heute hin.

Seit der Aufklärung im frühen 18. Jahrhundert und mit zunehmender Bedeutung des Humanismus verlor sich nach und nach die gewalttätige Seite des Christentums. Statt ihre Autorität mittels Gewalt, Ausgrenzung oder Androhung von Strafen im Jenseits aufrecht zu erhalten, sehen die Kirchen heute ihre zentrale Aufgabe in spirituellem, karitativem und seelsorgerischem Wirken. Dies war auch schon in der Vergangenheit ihre wichtigste Mission, die jedoch zeitweilig gewalttätig ausartete. Die christlichen wie auch andere Religionen sind heute eine bedeutsame Komponente der Gesellschaft zur Befriedigung religiöser Bedürfnisse und zur Förderung prosozialen Verhaltens.

Judentum

Laut Altem Testament erhielt Moses nach dem Auszug der Israeliten aus ägyptischer Gefangenschaft auf dem Berg Sinai von Gott die Zehn Gebote; darunter das Gebot ‚Du sollst nicht töten'. Die Geschehnisse direkt im Anschluss daran werden im Alten Testament so dargestellt (Exodus 32:26–29): „… *und Mose stellte sich auf im Tore des Lagers (der Israeliten) und sprach: Her zu mir, wer für Jehova ist! Und es versammelten sich zu ihm alle Söhne Levis. Und er sprach zu ihnen: Also spricht Jehova, der Gott Israels: Leget ein jeder sein Schwert an seine Hüfte, gehet von Tor zu Tor im Lager, und erschlage ein jeder seinen Bruder und ein jeder seinen Freund und ein jeder seinen*

Nachbar. Und die Söhne Levis taten nach dem Worte Moses; und es fielen von dem Volke an selbigem Tage bei dreitausend Mann." Alle, die nicht für Jehova waren, wurden getötet. Beim Einzug ins gelobte Land wies Moses sein Volk an, die dort ansässige Urbevölkerung auszulöschen *„Der Herr, euer Gott wird sie euch ausliefern. Ihr sollt sein Urteil an ihnen vollstrecken und sie töten… "*[16]. Weiter wird im Alten Testament berichtet (Deuteronomium 2,3): *„Damals eroberten wir alle Städte. Wir weihten die ganze männliche Bevölkerung, die Frauen, die Kinder und die Greise der Vernichtung; keinen ließen wir überleben"* und (Deuteronomium 3,3–3,7): *„… Und der Herr, unser Gott, gab auch Og, den König des Baschan, und sein ganzes Volk in unsere Gewalt. Wir schlugen ihn und ließen keinen überleben. … Wir weihten die ganze männliche Bevölkerung und die Frauen, Kinder und Greise der Vernichtung. Alles Vieh und das, was wir in den Städten geplündert hatten, behielten wir als Beute."* Als die Israeliten auf die im verheißenen gelobten Land liegende Stadt Jericho stießen, fielen laut biblischem Bericht mit Hilfe Jawes die Mauern der Stadt zusammen; danach wurden alle Einwohner Jerichos getötet, 12.000 Männer und Frauen; die Stadt wurde zur Ruine gemacht[16].

Auch in der hebräischen Bibel stehen zahlreiche Darstellungen der Billigung von Gewalt durch Gott und Aufforderungen zu mitmenschlichem Verhalten nebeneinander. In Juda setzte sich der Prophet Jesaja gegen Ausbeutung der Armen, Enteignung von Bauern und Anwendung von Gewalt ein und für die Rechte von Witwen und Waisen[16]. An einer anderen Stelle des Alten Testamentes heißt es (Exodus 21,23–25): *‚Auge um Auge, Zahn um Zahn'*, womit die Vergeltung von Gleichem mit Gleichem und nicht mit noch Schlimmerem gemeint war. Andererseits heißt es in einem Gebot der als Wort Gottes geltenden Tora des Judentums (Lev 19,18 EU): *„An den Kindern deines Volkes sollst du dich nicht rächen und ihnen nichts nachtragen. Du sollst deinen Nächsten lieben wie dich selbst."* Damit wird selbstloses Eintreten für Andere ohne Rücksicht auf deren soziale Stellung oder Verdienste eingefordert[17]. Zudem wird in den um 200 v. Chr. entstandenen Testamenten der zwölf Patriarchen gefordert: *„Liebet den Herrn in eurem ganzen Leben und einander mit wahrhaftigem Herzen"* und *„… liebt den Herrn und den Nächsten, der Schwachen und Armen erbarmt euch"*[17].

Bibel und Koran gleichen sich darin, dass zur Gewalt auffordernde und Gewalt rechtfertigende Textstellen nur schwer vereinbar mit solchen zu finden sind, die Gewalt verurteilen und Mitmenschlichkeit einfordern.

Das Judentum war selbst im Verlauf der Geschichte, von der Antike über das Mittelalter bis ins 20. Jahrhundert hinein intensivster Ausgrenzung und Verfolgung ausgesetzt. Das ist wohl auch ein Grund dafür, warum für orthodoxe Juden Israel bis heute das von Gott nur seinem auserwählten Volk verheißene Land blieb. Dem gewaltsamen Anspruch anderer hierauf wird mit Gegengewalt und Hochrüstung begegnet. Sowohl die den Staat Israel bekämpfende schiitische Hisbollah (übersetzt: Partei Gottes) als auch die jüdischen Siedler im Westjordanland glauben, dass Gott auf ihrer Seite steht.

Buddhismus und Hinduismus

Im Zentrum der Lehre Buddhas (5. Jahrhundert v. Chr.), die zum Ziel hat, das Leben von Schmerz und Unbill zu befreien, steht Gewaltlosigkeit, Absage an Hass und Habgier, stattdessen Freundschaft, Zuneigung und Einsatz für alle Menschen. Der Buddhismus wird deshalb oft als die friedfertigste aller Religionen angesehen.

Auch die Lebensregeln der schon im zweiten Jahrtausend v. Chr. entstandenen verschiedenen hinduistischen Strömungen beinhalten Gewaltlosigkeit, Unterdrückung von Zorn, Gier und Verleumdung, Mitleid mit den Geschöpfen, Milde und Bescheidenheit. Weder den Mitmenschen noch anderen Lebewesen dürfe etwas zugefügt werden; ein Grund dafür, warum viele Hindus Vegetarier sind.

Auch Buddhismus und Hinduismus haben ihre Schattenseiten. Unter dem Einfluss der Hetze buddhistischer Mönche gegen Muslime wurden in Myanmar im Jahr 2017 hunderttausende der muslimischen Volksgruppe der Rohingya ins benachbarte Bangladesch vertrieben, tausende wurden vergewaltigt oder ermordet, Dörfer niedergebrannt und dem Erdboden gleich gemacht. In anderen Teilen des Landes wurden Koranschulen auf Druck radikaler Buddhisten geschlossen; buddhistischer Mob griff wahllos Muslime aus der Nachbarschaft an[18,19].

Die Vorkommnisse in Myanmar sind keinesfalls eine Ausnahme, sondern reihen sich ein in eine lange Geschichte von durch Buddhisten ausgeübten Gewalttaten[20]. Führende japanische Zen-Buddhisten feuerten den 1937 beginnenden japanischen Angriffskrieg gegen China an, in dem die japanischen Armeen hemmungslos plünderten, mordeten, vergewaltigten und niederbrannten[21]; 15 Mio. Chinesen wurden getötet. Allein bei der Einnahme der Stadt Nanking wurden durch japanische Soldaten mehrere hunderttausend chinesische Zivilisten niedergemacht. In Sri Lanka ging erst 2009 der von buddhistischen Mönchen legitimierte jahrzehntelange Bürgerkrieg zwischen buddhistischen Singhalesen und hinduistischen Tamilen zu Ende.

Auch hinduistischer Terror gegen Andersgläubige ist in der neueren Geschichte keine Seltenheit. Internationales Aufsehen erregte der Abriss der Babri-Moschee 1992 in Indien durch Hindus, zur Demütigung der muslimischen Minderheit. Es folgte als Vergeltung ein Anschlag von Muslimen auf einen Zug mit Hindu-Pilgern, der wiederum von Hindus mit einem Massaker an Muslimen gerächt wurde[22]. Hindu-Fundamentalisten führten 2008 im indischen Bundesstaat Orissa eine brutale Christenverfolgung durch. In einer pogromartigen Aktion wurden mehr als 300 Dörfer und fast 5000 Häuser und Kirchen zerstört, viele Christen kamen ums Leben[21].

Andererseits gab es massive Verfolgungen von Hindus. Von 1946–1970 flüchteten mindestens vier Millionen Hindus aus der ostbengalischen Provinz vor den Angreifern aus dem muslimisch geprägten Westpakistan. Zehntausende Hindus wurden bei wiederholten Pogromen getötet. Die Gewalt ging im Verlauf des Konfliktes aber nicht nur von einer Seite aus. Nachdem das pakistanische Militär mit Hilfe der indischen Armee vertrieben war, wurden in einer Racheaktion die westpakistanischen Gefangenen umgebracht; tausende Menschen nichtbengalischer Herkunft wurden von Hindus getötet. Schließlich war die sowohl religiös wie auch ethnisch begründete Gewalt in diesem Konflikt multipolar: Muslime gegen Hindus, Hindus gegen Muslime, Hindus und Muslime gegen Christen, Bengalen gegen Nichtbengalen. Die Hindus hatten darunter am meisten zu leiden[23].

Ehrenmorde, die früher weit verbreitet waren, kommen auch heute noch in einigen Kreisen archaischer, von Stammestraditionen bestimmten hinduistischen und muslimischen Gesellschaften vor. Häufigste Opfer sind junge Frauen, die sich weigern, eine arrangierte Ehe einzugehen oder sich vom einem Ehemann scheiden lassen wollen sowie die Verweigerung orthodoxer Glaubensvorschriften.

Sekten

Nicht nur durch Angehörige der großen Weltreligionen sondern auch durch Mitglieder von Sekten wurde Extremgewalt ausgeübt. Nachstehend zwei besonders aufsehenerregende Beispiele:

Im November 1978 rief eine mörderische Aktion der christlichen Sekte „Peoples Temple" in Guayana unter dem amerikanischen Prediger Jim Jones weltweites Entsetzen hervor. Wegen Berichten über Mißstände in der Sekte besuchten besorgte Angehörige von Sektenmitgliedern in Begleitung von einigen Sektengegnern und eines US-Kongressabgeordneten die von Jones gegründete Siedlung Jonestown. Einige abtrünnige für die Sekte wichtige

Mitglieder wollten bei der Gelegenheit die Sekte verlassen. Unter der Annahme, dass Jonestown nun von den bösen Mächten der Welt überwältigt werde, griffen Jones und Gefolgsleute die Gruppe bei der Abreise auf dem Flugfeld mit Waffen an. Fünf Personen starben, elf wurden verletzt. In der folgenden Nacht brachten sich 911 der Bewohner von Jonestown durch Einnahme oder Injektion des Giftes Zyankali freiwillig oder unter Zwang selbst oder gegenseitig um; die, die versuchten zu fliehen, wurden erschossen[24].

Im März 1995 schütteten in der U-Bahn von Tokio zur morgendlichen Hauptverkehrszeit der Endzeitprediger und Führer der Aum-Sekte mit Gefolgsleuten das hochwirksame Nervengift Sarin aus. Mehrere Tausend Personen wurden verletzt, elf Menschen starben sofort. Die Sekte verkündete den bevorstehenden Weltuntergang, fühlte sich aber nicht ernstgenommen und wollte deshalb ein Exempel statuieren[25].

Angesichts der immensen im Namen von Religionen verübten Gewalttaten könnte man vermuten, dass im Verlauf der Geschichte Verfolgung, Vertreibung, Folter, Mord und Krieg überwiegend von Religionsvertretern und deren Anhängern ausgeübt worden seien. Das ist aber nicht der Fall. Weltliche Regime richteten Massaker an, deren Dimensionen die religiöser Auseinandersetzungen weit übertrafen. Alle der zehn der in Tab. 18.1 aufgeführten Völkermorde und Pogrome des 20. Jahrhunderts mit jeweils mehr als einer Million Toten – insgesamt über 200 Mio. Todesopfer – wurden von weltlichen Diktatoren veranlasst, die mit Religion nicht viel gemein hatten oder diese sogar bekämpften.

Dennoch bedarf es einer Erklärung, warum im Verlauf der Geschichte in allen Konfessionen das Töten so oft als sakrale Handlung angesehen wurde, die im Namen Gottes zu verrichten sei.

Psychologische und soziologische Erklärungsmodelle für den Zusammenhang zwischen Religion und Gewalt

Gewalt wurde im Verlauf der Geschichte unterschiedslos von allen Religionen in allen Erdteilen und von allen Volksgruppen ausgeübt, auch wenn die Gewaltintensität zwischen einzelnen Zeitspannen variierte und Phasen von Gewaltlosigkeit mit Religionskriegen und Ketzerverfolgungen abwechselten. Die allseitige Präsenz religiös motivierter oder gerechtfertigter Gewalt spricht dafür, dass diese zu den Universalien der menschlichen Natur gehört, die der menschlichen Psyche deshalb eigen sind, weil sie sich in der Evolution – wie individuelle und kollektive Gewalt überhaupt – als Negativhypothek unseres Verhaltensrepertoires herausgebildet haben.

Die in den vorangegangenen Kapiteln dargestellten allgemeinen psychologischen und soziologischen Prinzipien für das Zustandekommen von Gewalt treffen auch für Gewalt durch Religionsvertreter oder -gemeinschaften zu. Auch bei religiösen Konflikten greift das Prinzip der sozialen Identität (s. Kap. 18), Überheblichkeitsdenken der eigenen (Religions-) Gruppe und Abwertung einer anderen. Bedrohungsgefühle und daraus entstehende Auseinandersetzungen sind religiösen wie weltlichen Konflikten gemeinsam. Entscheidend sind nicht die jeweiligen Glaubensinhalte, sondern einfach die Tatsache, dass zwei verschiedene sich gegeneinander abgrenzende Glaubensgruppen aufeinandertreffen, wobei die phylogenetisch geprägten Voraussetzungen zu kollektiver Aggression genauso gegeben sind wie bei Auseinandersetzungen ohne religiösen Hintergrund. Das sind Zusammenhalt und Identifizierung mit der Eigengruppe bei feindseliger Einstellung gegenüber der Fremdgruppe, oft gepaart mit einer hedonistischen Motivation zur Gruppengewalt. Eine religiöse Rechtfertigung wie bei den Kreuzrittern oder bei islamistischen Fundamentalisten nach dem Motto: ‚tötet die Ungläubigen, dann ist die Belohnung im Jenseits sicher' steigert die Angriffslust und beschleunigt das Morden durch Beseitigung eventuell vorhandener Skrupel. Zudem soll der erhoffte Sieg über die Anderen das Selbstwertgefühl heben.

Vermeintliche Befehle Gottes zu töten entspringen den Gehirnen derer, die morden wollen und können als Produkte von solchen hirnbiologischen Aktivitäten eingestuft werden, die proaktiver und hedonistischer Gewalt zugrunde liegen; sie sind keinesfalls übernatürlichen Ursprungs.

Bei der Folterung und Tötung von Ketzern durch die mittelalterliche Inquisition und bei den Hexenverbrennungen beriefen sich die Täter darauf, das Böse aus der Welt schaffen zu müssen. Es ist naheliegend anzunehmen, dass im Vorfeld der dabei angewandten brutalen Folter- und Hinrichtungsmethoden religiöse Argumente benutzt wurden, um hedonistische Gewalt und Sadismus ausleben zu können.

Vor allem für monotheistische Religionen ist ein autoritäres Beharren auf der absoluten Wahrheit von Glaubensinhalten mit Bestrafung derer typisch, die religiöse Dogmen infrage stellen und nicht befolgen wollen oder sich sogar gänzlich davon distanzieren. Das entspricht der überall anzutreffenden Wesensart derer, die Macht besitzen und Autorität für sich beanspruchen; beruht also auf einem allgemeinen psychologischen oder soziologischen Prinzip des Machterhalts.

Anspruch auf Besitz und Erhalt der Macht geht Hand in Hand einher mit Anspruch auf Besitz der Wahrheit.

Machtanspruch und Einfluss der Religionsverwalter sind dann am größten, wenn den von ihnen vertretenen Lehren möglichst viele folgen. Wird die Lehre angezweifelt, wird das ideologische Fundament der Machtbasis angegriffen, weshalb Abtrünnige, Ungläubige und Ketzer möglichst rasch beseitigt werden müssen. Dasselbe gilt auch für ideologisch begründete diktatorische weltliche Regime. Noch vor wenigen Jahrzehnten wurden in Deutschland Menschen, die ein solches weltliches Regime verlassen wollten, inhaftiert oder erschossen.

Die Forderung nach absoluter Autorität und Folgsamkeit der Untergebenen wurde von nicht wenigen weltlichen Herrschern damit untermauert, dass sie sich selbst zu gottgleichen Wesen erklärten, angefangen bei den ägyptischen Pharaonen über die Sonnenkönige der Inkas bis hin zum japanischen Kaiser, dem dieser Status erst zum Ende des Zweiten Weltkrieges aberkannt wurde. Zahlreiche europäische Könige, zuletzt auch der deutsche Kaiser beriefen sich auf ein Gottesgnadentum, was beinhaltete, dass sie ihr Amt und Handeln als göttlich legitimiert ansahen. Das hielt sie nicht davon ab, Kriege anzuzetteln.

Neurowissenschaftliche Erklärungsmodelle für den Zusammenhang zwischen Religion und Gewalt

Religion ist so alt wie die Menschheit selbst, dafür sprechen auch die in vielen Teilen Europas aufgefundenen Ringheiligtümer, die in einem Zeitraum von mehreren Jahrtausenden v. Chr. errichtet wurden. Religiöse Rituale finden sich in allen primitiven Kulturen und fördern dort wie in Religionsgemeinschaften der modernen Welt den Zusammenhalt und gleichgerichtetes Verhalten von Gruppen. Hierin ist der Wert von Religion im Verlauf der Evolution der Menschheit zu sehen: Kooperation, gegenseitiges Vertrauen aufgrund gleicher Überzeugungen, gemeinsames auf denselben Werten und Zielen basierendes Handeln boten Überlebensvorteile gegenüber Gruppen, die diese Eigenschaften nicht hatten. Deshalb bevorteilte die Phylogenese von Homo sapiens Gehirne, in denen eine Anlage zu religiösem Empfinden und Verhalten vorhanden war. Das ist aus evolutiver (und somit naturwissenschaftlicher Sicht) der Grund dafür, warum Religion bis heute und auch in Zukunft von vielen menschlichen Gehirnen nachgefragt wird[2].

Ebenso wie Aggression und Gewalt sind auch religiöse Gefühle und Handlungen Resultate von Vorgängen im menschlichen Gehirn. Diese Feststellung scheint mit dem Selbstverständnis der meisten Religionen unvereinbar zu sein, wonach übernatürliche Kräfte oder Gott selbst Einfluss auf religiöses Denken und Handel haben. Vor allen den großen monotheistischen (nur an einen Gott glaubenden) Weltreligionen liegt ein dualistisches Weltbild zugrunde. Nach diesem gehören Geist und Seele auf der einen, Körper und natürliche Dinge auf der anderen Seite, getrennten Welten an, auch wenn diese sich gegenseitig beeinflussen. Die philosophische Diskussion hierüber ist zwar noch lange nicht abgeschlossen. Durch neuere neurowissenschaftliche Untersuchungen konnte aber nachgewiesen werden, dass religiöse Gefühle ebenso wie Gewaltneigung an die Funktion sich überlappender Schaltkreise im Gehirn gebunden sind, in deren Zentrum die limbischen Strukturen des mittleren Schläfenhirns und Areale des Stirnhirns stehen[26,27]. Störungen dieser Hirnbereiche können bei einigen Hirnerkrankungen abnorme religiöse Phänomene verursachen[28]. Dieselben Schaltkreise sind auch in das Zustandekommen von aggressivem wie auch von prosozialem Verhalten involviert. Aggression, Mitmenschlichkeit und Religion haben somit sich teilweise überschneidende hirnphysiologische Korrelate.

Einige Hirnforscher vertreten die Auffassung, dass religiöser Glaube ein Produkt unseres Gehirns und somit eine hirnphysiologische und deshalb rein irdische Angelegenheit ist[27]. Dafür sprechen mehrere funktionskernspintomografische Studien, die in den letzten Jahren den Zusammenhang zwischen Hirnphysiologie und religiösen Empfindungen untersuchten. Dabei zeigten sich bei der Präsentation von Glaubensinhalten bei gläubigen Personen hauptsächlich Aktivierungen von Arealen des unteren und mittleren Stirnhirns und des Schläfenhirns[26,27]. Das sind Hirnbereiche, die auch bei der Steuerung aggressiven Verhaltens eine bedeutende Rolle spielen (s. Kap. 6, Abb. 6.9 und Kap. 7, Abb. 7.1).

Bei gläubigen Mormonen wurde die Hirntätigkeit während andächtiger, spiritueller Hingabe funktionstomografisch untersucht. Dabei wurde eine Aktivierung des Nucleus accumbens (Abb. 6.5, 6.9 und 13.2), einer zentralen Schaltstelle des Belohnungssystems unseres Gehirns, festgestellt[29]. Alles was das Belohnungssystem aktiviert, dazu gehören religiöse Ekstase, Befriedigung elementarer Triebe, sozialer Erfolg – aber auch hedonistische Gewalt – wird als lustvoll empfunden und bei Erfolg erneut angestrebt (s. Kap. 13).

Es liegt somit eine bemerkenswerte Überschneidung der neuronalen Netzwerke vor, die für die Kontrolle gewalttätigen Verhaltens zuständig sind und auch bei religiösen Empfindungen und Empathie aktiv werden. Darin mag eine neurowissenschaftliche Erklärung für die enge Nachbarschaft von Religion und Mitmenschlichkeit einerseits und Gewalt andererseits und somit von urtümlichen menschlichen Eigenschaften gesehen werden, deren neuronale Korrelate in den gleichen Hirnregionen miteinander oder gegeneinander aktiv werden können.

Religiöse Phänomene und Gewalt bei Hirnerkrankungen

Der enge Zusammenhang zwischen Hirnfunktion, Religion und Gewalt äußert sich auch in der Symptomatik einiger Hirnerkrankungen. Epilepsien mit Ursprung in den limbischen Strukturen des Schläfenhirns (Mandelkern, Hippokampus und benachbarte Strukturen, s. Abb. 6.6) äußern sich nicht in Form klassischer epileptischer Anfälle mit plötzlichem Hinstürzen, Zittern, Verkrampfungen der Muskulatur und Bewusstlosigkeit, sondern in Zuständen von eigenartigem, bewusstseinsverändertem Wegtreten oft verbunden mit seltsamen Bewegungsabläufen und Sinneserscheinungen, die Halluzinationen ähneln und von den Betroffenen manchmal als übernatürliche Erfahrungen gedeutet werden. Bis zu einem Viertel der Schläfenhirnepileptiker mit pathologischen Veränderungen des Hirngewebes in der Region des Mandelkernes haben im Verlauf des Anfallgeschehens massive aggressive Ausbrüche[30] (s. Abb. 6.2). Ein geringer Anteil solcher Patienten (ca. 4 %)[31] weist im Alltag zwischen den Anfällen Persönlichkeitseigenarten auf, gekennzeichnet durch hyperreligiöses Verhalten und Schreibwut (Polygraphie). Eine solche Diagnose soll auf den Apostel Paulus (+ 65 n. Chr.) zugetroffen haben[28]. Nachdem er zuvor gewaltsam Christen verfolgt hatte, sah er auf dem Weg nach Damaskus plötzlich am Himmel ein helles Licht, fiel zu Boden, hörte die Stimme Jesu und war blind für drei Tage (Apostelgeschichte 9,1–18). Nach diesem Bekehrungserlebnis wurde er mit ungeheurem Eifer für das frühe Christentum missionarisch tätig (Hyperreligiosität?) und verfasste eine Vielzahl von Schriften (Polygraphie?). Als weiteres Beispiel für eine Kombination von exzessiver Religiosität, Hypergraphie und Gewaltneigung im Rahmen einer Schläfenhirnepilepsie wurde von einigen Autoren der Prophet Mohamed (570–632 n.Chr.) genannt. Danach sollen bei ihm sich mehrfach intoxikationsähnliche kurze Bewusstseinsveränderungen mit Hinstürzen, visuellen und akustischen Halluzinationen ähnlich wie bei dem Apostel Paulus ereignet haben[28]. Eine neue Analyse der historischen Quellen, auf denen diese Vermutungen basieren, kommt aber zum Schluss, dass diese diagnostische Einstufung auf Interpretations- und Übersetzungsfehlern der Originalquellen beruht und dass Mohamed nicht an einer Epilepsie gelitten habe[32]. Aufgrund ähnlicher Symptomatik wurde die gleiche Verdachtsdiagnose bei mehreren anderen Religions- und Sektengründern sowie einer Reihe von katholischen Heiligen gestellt[28].

Auch bei psychotischen Erkrankungen, die überwiegend dem Formenkreis schizophrener Erkrankungen zugehören aber auch durch Drogen verursacht sein können, kann es zu abnormen religiösen Empfindungen bis hin zu religiösen Wahnvorstellungen und auch zu Gewaltdurchbrüchen kommen[33]. Ein Schwerpunkt der Fehlfunktion des Gehirns liegt bei diesen Psychosen in den limbischen Strukturen des Schläfenhirns und somit in denselben Hirnregionen wie bei Schläfenhirnepilepsie.

Die abnorme Ausprägung von Aggressivität und Religiosität bei Fehlfunktionen in emotionsrelevanten limbischen Regionen des Schläfenhirns lässt vermuten, dass diese Hirnareale auch für das Zustandekommen von normaler Aggressivität und Religiosität eine wesentliche Rolle spielen. Es macht auch verständlich, dass die Hirnrindenareale im Stirnhirn und Schläfenhirn, die Aktivität des limbischen Schläfenhirns steuern, bei religiösen Empfindungen im Funktionskernspintomogramm vermehrt aktiv sind[27,26].

Das Auftreten von sowohl krankhafter Religiosität wie auch pathologischer Aggressivität bei Psychosen und Schläfenhirnepilepsie als Folge von Funktionsstörungen in den gleichen Hirnregionen, ist ein weiterer Hinweis auf die enge Nachbarschaft derjenigen Schaltkreise des Gehirns, die für Gewalt und Religion zuständig sind.

Grenzen der Erkenntnis

Bei der Erörterung hirnbiologischer Korrelate religiösen Empfindens sollte ein Aspekt nicht außeracht gelassen werden: Unbestreitbar aus hirnwissenschaftlicher Sicht ist die Tatsache, dass die Erkenntniskapazität unseres Gehirns an die Möglichkeiten seiner Struktur und Funktion gebunden ist. Diese durch unsere Hirnphysiologie gesetzten Grenzen der Erkenntnis können wir auch bei Einsatz noch so elaborierter Hilfsmittel und trotz aller kultureller Errungenschaften der Menschheit ebenso wenig überschreiten, wie ein Tier die durch sein Gehirn vorgegebenen Gefühle und Verhaltensweisen. Was außerhalb der neurobiologisch vorgegebenen Erkenntnismöglichkeiten unseres Gehirns liegt bleibt uns verborgen. Es kann – sofern es in unsere Vorstellungswelt Einzug hält – daran geglaubt werden – oder auch nicht.

Literatur

1. Hagenmaier M. Religiöse Legitimierung von Menschenfeindlichkeit. In: Bogerts, B., Häfele, J., Schmidt B, Hrsg. *Verschwörung, Ablehnung, Gewalt.* Springer Berlin Heidelberg; 2020:43–68.
2. Voland E. Nichts fiel vom Himmel – Die biologische Evolution von Religiösität. *Forsch und Lehre.* 2010;3 | 10:166–167.
3. Hilberath B-J. Religion und Gewalt -Thesen zur Unterscheidug der Geister. In: *Vortrag auf der Generalversammlung der Görres-Gesellschaft 2016 in Hildesheim.* ; 2016.
4. Armstrong K. *In Namen Gottes: Religion und Gewalt – S. 247–252.* Droemer; 2014.
5. Armstrong K. *Im Namen Gottes: Religion und Gewalt.* München: Droemer Knaur GmbH & Co. KG; 2014.
6. Orientierung-M. Zehn Gebote auch im Islam? https://www.orientierung-m.de/zehn-gebote-auch-im-islam/. Published 2011.
7. NRW M für I und K des L. Extremistischer Salafismus als Jugendkultur. https://www.land.nrw/sites/default/files/asset/document/extremistischer_salafismus_als_jugendkultur_internet.pdf.
8. Bayerisches Staatsministerium des Innern. für Bau und Verkehr. Salafismus Prävention durch Information Fragen und Antworten. https://www.antworten-auf-salafismus.de/imperia/md/content/stmas/salafismus/downloads/salafismus-praevention-durch-information-fragen-und-antworten.pdf. Published 2017. Zugegriffen September 24, 2020.
9. Hellfeld M. Christentum wird zur Staatsreligion im Römischen Reich. https://material.rpi-virtuell.de/material/christentum-wird-zur-staatsreligion-im-roemischen-reich/. Zugegriffen August 5, 2020.
10. Armstrong K. *Im Namen Gottes: Religion und Gewalt – S.234.* Droemer; 2014.
11. Armstrong K. *Im Namen Gottes: Religion und Gewalt – S. 297.* Droemer Knaur, München; 2014.
12. Jones D. *Die Templer. Aufstieg und Untergang von Gottes heiligen Kriegern.* Verlag C.H. Beck, München; 2019.

13. Armstrong K. *Im Namen Gottes: Religion und Gewalt – S. 325 f.* Droemer Knaur, München; 2014.
14. Wikipedia.de. Batholomäusnacht.
15. Metz KH. *Geschichte der Gewalt – S. 41.* primus verlag; 2010.
16. Armstrong K. *Im Namen Gottes: Religion und Gewalt – S. 155–165.* Droemer; 2014.
17. Wikipedia. Nächstenliebe. https://de.wikipedia.org/wiki/Nächstenliebe#Der_Begriff_des_Nächsten. Zugegriffen August 10, 2020.
18. Tagesspiegel. Buddhistische Mönche befeuern Hass gegen Muslime. https://www.tagesspiegel.de/themen/reportage/myanmar-buddhistische-moenche-befeuern-hass-gegen-muslime/21014700.html. Published 2018. Zugegriffen August 8, 2020.
19. Ursula R. BURMA: Gewalt im Namen des Buddha? https://info-buddhismus.de/Burma-Gewalt-im-Namen-des-Buddha.html. Published 2013.
20. Hartmann J-U. Krieg und Gewalt im Buddhismus »BUDDHIST WARFARE« Eine Buchbesprechung. https://info-buddhismus.de/Krieg_Gewalt_Buddhismus_Hartmann.html. Published 2010. Zugegriffen August 8, 2020.
21. Tügel H. Wie gefährlich ist Religion? *GEO.* 2012;63-04/201:60–84.
22. Armstrong K. *Im Namen Gottes: Religion und Gewalt – S. 497.* Droemer Knaur, München; 2014.
23. Gerlach C. *Extrem gewalttätige Gesellschaften – S. 167–177.* Deutsche Verlags-Anstalt; 2010.
24. Kippenberg HG. *Gewalt als Gottesdienst. Religionskriege im Zeitalter der Globalisierung.* Verlag C. H. Beck; 2008.
25. Kellerhoff S-F. Mit Giftgas wollte die Aum-Sekte den Weltuntergang vorbereiten. WELT. https://www.welt.de/geschichte/article206667993/Anschlag-in-Tokio-1995-Mit-Giftgas-den-Weltuntergang-vorbereiten.html. Published 2020. Zugegriffen September 24, 2020.
26. Harris S, Kaplan JT, Curiel A, Bookheimer SY, Iacoboni M, Cohen MS. The Neural Correlates of Religious and Nonreligious Belief. Sporns O, Hrsg. *PLoS One.* 2009;4(10):e7272. doi: https://doi.org/10.1371/journal.pone.0007272
27. Kapogiannis D, Barbey AK, Su M, Zamboni G, Krueger F, Grafman J. Cognitive and neural foundations of religious belief. *Proc Natl Acad Sci.* 2009;106(12):4876–4881. doi: https://doi.org/10.1073/pnas.0811717106
28. Saver, Jeffrey; Rabin J. The neural substrates of religious experience. *J Neuropsychiatry Clin Neurosci.* 1997;9(3):498–510. doi: https://doi.org/10.1176/jnp.9.3.498
29. Ferguson MA, Nielsen JA, King JB, u. a. Reward, salience, and attentional networks are activated by religious experience in devout Mormons. *Soc Neurosci.* 2018;13(1):104–116. doi: https://doi.org/10.1080/17470919.2016.1257437

30. Tebartz van Elst LT, Woermann FG, Lemieux L, Thompson PJ, Trimble MR. Affective aggression in patients with temporal lobe epilepsy: A quantitative MRI study of the amygdala. *Brain*. 2000;123(2):234–243. doi: https://doi.org/10.1093/brain/123.2.234
31. Devinsky O, Lai G. Spirituality and Religion in Epilepsy. *Epilepsy Behav*. 2008;12(4):636–643. doi: https://doi.org/10.1016/j.yebeh.2007.11.011
32. Aziz H. Did Prophet Mohammad (PBUH) have epilepsy? A neurological analysis. *Epilepsy Behav*. 2020;103:106654. doi: https://doi.org/10.1016/j.yebeh.2019.106654
33. Demling JH. Gesunde Religiösität, religiöser Wahn und Fanatismus. In: Bogerts, B., Häfele, J., Schmidt B, Hrsg. *Verschwörung, Ablehnung, Gewalt*. Springer Berlin Heidelberg; 2020:27–42.

21

Schlussfolgerungen für die Vorhersage und Prävention von Gewalt

Eine profunde Kenntnis der vielschichtigen ineinandergreifenden Ursachen der unterschiedlichen Erscheinungsformen von Gewalt ist die Voraussetzung für eine möglichst treffsichere Vorhersage und eine effektive Prävention. Vorhersage von Gewaltereignissen ist nur in engen Grenzen möglich und mit einem erheblichen prognostischen Unschärfebereich verbunden; präventive Maßnahmen können hingegen deutliche Erfolge aufweisen.

Grenzen der Vorhersagbarkeit individueller Gewalt

Angesichts der Vielfalt der Erscheinungsformen und Ursachen von Gewalt sind einfache Modelle zur Vorhersage oder Prävention nicht zu erwarten. Selten sind es nur einzelne Ursachen (z. B. wahnhafte psychische Störung), die Gewalttaten zugrunde liegen können; viel häufiger treffen mehrere Faktoren oder ein ganzes Ursachenbündel zusammen auf, z. B. Erbanlage + frühe Lebenserfahrung + Provokation + Alkohol. Aus den zwölf in Abb. 21.1 dargestellten Teilursachen ergibt sich eine nicht mehr überschaubare Zahl von Kombinationsmöglichkeiten, die zudem im zeitlichen Verlauf ihres Zusammentreffens kaum kalkulierbar sind.

Einige Teilfaktoren wie genetische Ausstattung oder vorbestehende Hirnstrukturdefekte sind ohnehin nicht abzuändern; sie disponieren jedoch nur dann zur Gewalt, wenn epigenetische Einflüsse (z. B. durch frühe Traumatisierung; s. Kap. 15) oder gewaltprovozierender sozialer Stress

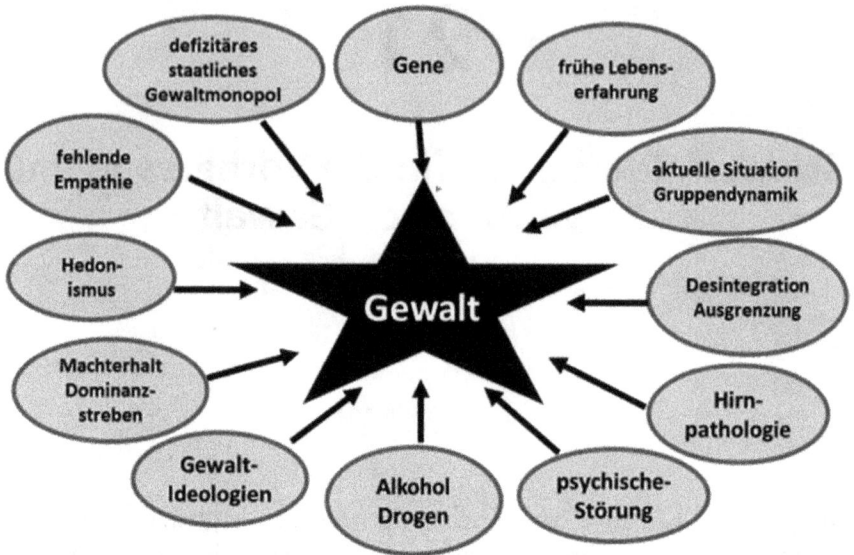

Abb. 21.1 multifaktorielles Ursachengefüge von Gewalt

hinzukommen. Die Vorhersage von gewaltauslösenden Situationen ist ebenso mit Unwägbarkeiten verbunden wie die des Auftretens und Verlaufs psychischer Störungen. Psychosen und Gemütserkrankungen, die mit einem wenn auch nur geringgradig erhöhten Gewaltrisiko einhergehen, entwickeln sich im jungen Erwachsenenalter ohne erkennbare Ursache langsam und von der Außenwelt in den Frühstadien meistens unbemerkt. Sie sind aber durch frühe Warnzeichen manchmal erkennbar (s. Kap. 16 und 17).

Auch in einem bislang gesunden Gehirn können die neuronalen Gewaltzentren krankheitsbedingt aktiv werden ohne dass äußere psychosoziale Ursachen vorliegen müssen. Die Stressschwelle, welche zum Ausbruch von Gewalt überschritten werden muss, kann aufgrund krankhafter Hirnprozesse soweit sinken, dass minimale Auslösesituationen ausreichen. Aggression unterscheidet sich hierbei nicht von anderen elementaren Emotionen wie depressiver Stimmungslage, Euphorie oder Angst; bei all diesen Gefühlszuständen gibt es fließende Übergänge vom normalen in den krankhaften Bereich. Die Ursachen der Hirnerkrankungen, die die Emotionskontrolle auch für Aggression und Gewalt versagen lassen, können vielfältig sein; ins Zentrum der wissenschaftlichen Ursachenforschung rücken mehr und mehr entzündungsähnliche Prozesse in emotional relevanten Hirnarealen[1–3].

21 Schlussfolgerungen für die Vorhersage und Prävention von Gewalt

Von Gerichtsgutachtern wird als Hilfe zur richterlichen Urteilsfindung oft eine Prognose zur künftigen Gefährlichkeit überführter Straftäter verlangt. Neben einer gründlichen Beurteilung der psychopathologischen und sozialen Gesamtsituation kommen hierfür Beurteilungsskalen zum Einsatz, aus deren Summenwerten sich Wahrscheinlichkeiten für künftige Gewaltdelikte formulieren lassen. Zu diesen Skalen zur Beurteilung der Kriminalprognose gehört die *Psychopathie-Checkliste (PCL-R)*[4,5], die HCR-20 Skala[6] und der *Violence Risk Appraisal Guide (VRAG-R)*[7].

Die *Psychopathie-Checkliste (PCL-R)* bewertet die Ausprägung von Persönlichkeitsmerkmalen wie ‚trickreicher, sprachgewandter Blender', ‚übersteigertes Selbstwertgefühl', ‚pathologisches Lügen', ‚betrügerisch-manipulatives Verhalten', ‚Mangel an Gewissensbissen oder Schuldbewusstsein', ‚Mangel an Empathie', ‚Impulsivität', ‚frühe Verhaltensauffälligkeiten' und ‚antisoziales Verhalten'.

Die *HCR-20 Skala*[6] beurteilt Aspekte der bisherigen Biographie (H = History) einschließlich Gewaltneigung, Ausmaß der Psychopathie und psychische Symptome (C = Clinical Items) sowie soziale Situation und Zukunftsperspektiven (R = Risk).

Der *Violence Risk Appraisal Guide (VRAG-R)*[7] bewertet, ähnlich wie die HCR-20-Skala, die frühe familiäre Situation, schulische Probleme, Alkohol- und Drogenprobleme, Partnerschaftsstatus, kriminelle Vergangenheit, Alter, Verhaltensstörungen und Antisozialität.

Anhand der Summenwerte dieser Skalen können Risikokategorien für Rückfallwahrscheinlichkeiten erstellt werden. Die aus diesen Skalen abgeleitete Vorhersagbarkeit von Gewalt ist begrenzt. Beim *VRAG-R* wurde für die höchste Risikokategorie für einen Fünfjahreszeitraum eine Rückfallwahrscheinlichkeit von 76 % ermittelt. Das bedeutet, dass ein Viertel der Gewaltdelinquenten, bei denen ein höchstes Risiko angenommen wird, in diesem Zeitraum nicht rückfällig wird[7]. Das trifft auf Täter zu, die wegen bereits begangener Gewalttaten vor Gericht stehen. Noch unsicherer ist die Vorhersage erstmaliger Gewalttaten durch bisher nicht straffällige Täter.

So wie bei der mittel- oder langfristigen Vorhersage des Wetters oder bei Börsenkursen ist bei allen multifaktoriellen Systemen eine exakte Prognose von Auftreten und Verlauf auch für individuelle Gewalttaten kaum möglich. Deshalb werden wir auch in Zukunft immer wieder überrascht aus den Medien oder aus persönlichem Erleben derartige Ereignisse erfahren.

Vorhersagbarkeit kollektiver Gewalt

Gruppengewalt, sei es durch Hooligans, links- oder rechtradikale Gruppen, „Autonome" einschließlich zugehöriger Krawalltouristen, bis hin zu Pogromen, Völkermord und Kriegen, ist eher vorhersagbar als Individualgewalt. Gruppengewalt kommt nur selten spontan zustande, sondern bedarf zunächst einer gesellschaftlichen Ausgangssituation, einer Gruppenorganisation, Aufbau von Kommunikationsstrukturen und Ausführungsplanung, die Zeit und Aufwand beansprucht. Zudem muss ein Feindbild vorhanden sein und eine Ideologie, mit der Gewalt gerechtfertigt wird. Randale bei Fußballveranstaltungen oder politischen Demonstrationen können von Kennern der Szene mit einem gewissen Wahrscheinlichkeitsgrad vorhergesehen werden. Terrorgruppen planen ihre Aktionen indes naturgemäß im Verborgenen, wobei einschlägigen Internetforen eine immer größer werdende Bedeutung zukommt. Eine Verhinderung von Terroranschlägen hängt weniger von sozialpolitischen Maßnahmen als von der Trockenlegung der Finanzquellen und der Effizienz nachrichtendienstlicher Überwachungsmöglichkeiten ab, die jedoch im Spannungsfeld zu datenschutzrechtlichen Erfordernissen stehen.

Die Beeinflussbarkeit gewaltfördernder politischer oder gesellschaftlicher Situationen (z. B. defizitäres Gewaltmonopol oder Desintegration von Randgruppen) stößt ebenso häufig an ihre Grenzen wie das Zurückdrängen von Gewaltideologien, Machtbesessenheit oder hedonistischer Gruppengewalt durch Hooligans oder andere Randaletruppen.

Diejenigen, die einmal die Wirkung kollektiver Gruppengewalt als das Selbstwertgefühl erhebend oder sogar als berauschend erlebt haben, werden die nächste Gelegenheit wieder dazu nutzen. Ähnlich wie bei anderen Suchtphänomenen wird das Belohnungssystem des Gehirns, wenn es einmal durch Gewaltwahrnehmung oder –ausführung aktiviert wurde, die anderen Hirnstrukturen beauftragen, die gleichen Situationen wieder aufzusuchen. Besonders anfällig hierfür werden Individuen sein, die nicht in der Lage sind, ihr Belohnungssystem durch soziale Erfolge anderer Art zu bedienen.

Phylogenetische Disposition zu individueller und kollektiver Gewalt bleibt unverändert

Hinzu kommt, dass die aus hunderttausenden Jahren Menschheitsentwicklung herrührende phylogenetische Anlage zu individueller, kollektiver, reaktiver und proaktiver Gewalt als Negativhypothek der

Menschheitsentwicklung in jedem von uns vorhanden ist und bleibt. Das wird sich auch in künftigen Generationen nicht ändern. Jedenfalls sind die hirnbiologischen Voraussetzungen dazu in jedem Menschen fest verankert, wenn auch vielen nicht bewusst und bei den allermeisten durch prosoziale Einstellungen weit in den Hintergrund gedrängt. Auch die aus der stammesgeschichtlichen Entwicklung von Homo sapiens herleitbare Bereitschaft zur Überbewertung der Eigengruppe, Dominanzstreben, Abwertung anderer, daraus resultierender Ausgrenzung bis hin zu Gruppenhass und kollektiver Aggression wird weiterhin in der Welt bleiben. Sie wird aufgrund unserer Anlage hierzu immer wieder spontan neu in Menschengruppen und ganzen Gesellschaften entstehen, wenn dem nicht durch intensive kulturelle Anstrengungen einschließlich Bildung und Erziehung mit Vermittlung prosozialer Werte Einhalt geboten wird.

Andernfalls ist zu befürchten, dass sich am Verlauf der Menschheitsgeschichte, die seit Urzeiten bis zur Gegenwart mit phasischen Schwankungen mal mehr, mal weniger intensiv von Gewalt geprägt war, nicht viel ändern wird. Keinesfalls kann ausgeschlossen werden, dass sich die Entwicklungen von Kriegs- und Friedensperioden in Zukunft ähnlich gestalten werden wie die der Vergangenheit. Es gibt viele historische Beispiele dafür, dass sowohl in Europa als auch in Asien andauernde Phasen kriegerischer Gräuel von langen Friedenphasen gefolgt wurden, die jedoch sobald die Geschichte in Vergessenheit geriet von neuer kriegerischer Gewalt oder Pogromen beendet wurden. Der 75 Jahre nach Ende des Zweiten Weltkrieges jetzt wieder erstarkende Rechtspopulismus verbunden mit Fremdenfeindlichkeit, völkischem Bewusstsein und nationaler Überheblichkeit können als erste Vorstufe einer solchen Entwicklung gedeutet werden, zumal in einigen Ländern rhetorisch begabte Populisten mit einer derartigen Persönlichkeit wieder wählbar geworden sind.

Derzeitige Ausgangslage zur Gewaltprävention

Derzeit liegt bei Bewertung der gesellschaftlichen Risikofaktoren in Deutschland und mehreren anderen europäischen Ländern eine günstige Gesamtsituation zur Gewaltprävention vor. Eine aktuelle Einschätzung der Gewalthäufigkeit in Deutschland im weltweiten Vergleich liefert der *German Peace Index 2020*[8], der die Häufigkeit von Mord, Totschlag, Körperverletzung, Waffengebrauch, öffentlichen Unruhen und Polizeipräsenz in einem Indexwert zusammenfasst. Danach liegt Deutschland auf Platz 22 von 163 bewerteten Nationen und gehört damit zu den gewaltärmsten Ländern. Die durch Gewaltkriminalität verursachten Kosten sind dennoch sehr hoch, sie wurden für Deutschland mit ca. 25 Mrd. EUR (2018) angegeben[8]. Der deutsche *Peace Index* als Maßstab der Friedfertigkeit eines Landes wird als Resultat der im weltweiten Vergleich sehr günstig beurteilten sozialen und wirtschaftlichen Gesamtsituation gesehen. Funktionierende Verwaltung, Wirtschaftsleistung, Ressourcen-verteilung, Akzeptanz des Rechtswesens, Pressefreiheit, Bildungsstand und geringe Korruptionshäufigkeit als Grundlagen von Gewaltarmut wurden in einer als ‚Positive Peace' bezeichneten Messgröße zusammengefasst[8]. Je besser diese Messgröße ist, desto niedriger ist das Gewaltvorkommen innerhalb eines Landes. Auch hierbei gehört Deutschland auf Platz 11 liegend zu den am besten bewerteten Ländern der Welt. Bleibt das so, wird auch in Zukunft das Gewaltrisiko hier vergleichsweise niedrig bleiben. Wenn nicht – dann nicht.

Mit anderen Worten: die wirkungsvollste Prävention von Gewaltkriminalität ist durch gesellschaftliche Systeme mit hohem Lebensstandard, gerechter Ressourcenverteilung, funktionierendem Bildungs- und Rechtssystem und angemessener Integration von Randgruppen gegeben.

Andererseits ist angesichts der hier in den letzten 20 Jahren durchschnittlich jährlich erfassten 200.000 Fälle von Gewaltkriminalität (Hellfeld, s. Abb. 3.2) insbesondere auch im Hinblick auf die Zunahme rechtsextremer Gewalt weitere Prävention vonnöten. Diese ist im Kindes- und Jugendalter deshalb am effektivsten, weil in dieser Entwicklungsphase das Hirn wesentlich plastischer ist als im Erwachsenenalter; das heißt, das kindliche und jugendliche Gehirn reagiert schneller und nachhaltiger mit einer Anpassung von Hirnstruktur und -funktion auf psychosoziale Einflüsse.

Präventionsprojekte

In den letzten Jahren wurden bundesweit sowie auf Ebene der Bundesländer und Kommunen eine Reihe von Präventionsprojekten in die Wege geleitet. Das am breitesten angelegte ist das Bundesprogramm ‚*Demokratie leben*'[9], durch das zahlreiche Projekte gegen Fremdenfeindlichkeit, Rassismus und zur Vermeidung extremistischer Entwicklungen gefördert werden. Hierzu gehört auch das ‚*Violence Prevention Network*'[10], das seinen Schwerpunkt in der Vermeidung ideologisch motivierter schwerer Gewalttaten und in Deradikalisierungsmaßnahmen sieht. Der leichte Rückgang der Gewalthäufigkeit im Erwachsenen- und Jugendalter seit 2007 (Abb. 3.2 und 15.1) ist durchaus im Zusammenhang mit diesen Aktivitäten zu sehen.

21 Schlussfolgerungen für die Vorhersage und Prävention von Gewalt

Für das Schulalter wurden verschiedene Präventionsstrategien entwickelt, die entweder alle Schüler einer Klasse oder Kommune einbeziehen (universelle Prävention) oder nur ausgewählte Gruppen mit erhöhtem Risiko (selektive Prävention, z. B. für solche aus einem gewaltbereiten Milieu,) oder nur Hochrisikokinder oder -jugendliche, die bereits durch Problemverhalten aufgefallen sind (indizierte Prävention)[11,12]. Auch hierbei wird ein besonderes Augenmerk auf früh einsetzende Entwicklungen zu extremistischen Tendenzen und Radikalisierungsprozesse gerichtet. Wesentliche Strategie ist, durch Aufbau neuer Freundschaften, Lebensplanung, Integration in Arbeit und Weckung neuer Interessen einen Beitrag zur Deradikalisierung zu leisten[12,13].

Eine besondere Herausforderung hierbei ist die realistische Einschätzung des Risikos für künftige Gewalttaten durch Jugendliche oder junge Erwachsene. Hierzu wurden besondere Beurteilungskriterien und -skalen entwickelt (z. B. VERA 2[14], RADAR-iTE[15], NETWASS, TARGET[16,17]), deren Punktwerte aber – ähnlich wie die für erwachsene Gewalttäter entwickelten Prognoseskalen – nur Wahrscheinlichkeitsgrade angeben, also nicht mit Sicherheit vorhersagen können, ob die beurteilte Person in einem überschaubaren Zeitraum gewalttätig wird oder nicht. Das ist damit erklärbar, dass Gewalttaten auch bei Jugendlichen in der Regel durch ein Zusammentreffen mehrerer ursächlicher und auslösender Faktoren bei unzureichenden Gewalthemmnissen (siehe Abb. 12.5 und 21.1) hervorgerufen werden, deren situative Dynamik und künftiger Verlauf nur schwer kalkulierbar ist. Das durch den Summenwert solcher Skalen ermittelte Gewaltrisiko in Form eines statistischen Wahrscheinlichkeitsgrades kann aber wertvolle Entscheidungshilfen geben, ob und in welcher Form ein Jugendlicher in ein selektives oder indiziertes Präventionsprogramm eingegliedert werden soll.

Für bereits durch Gewalttaten aufgefallene Erwachsenen gibt es vielerorts von den sozialen Diensten der Justiz angebotene Anti-Gewalt-Trainingsmaßnahmen in Form sozialtherapeutischer Gruppenprogramme[18].

Für einige dieser Maßnahmen ist die gewaltpräventive Wirksamkeit nachgewiesen, wobei insbesondere rechtsextremistische und islamistisch extremistische Entwicklungen im Fokus der Aufmerksamkeit stehen. Problemfelder solcher Projekte bestehen in einem Stigmatisierungsrisiko der Teilnehmer, schwer greifbarer Wirksamkeit und oft fehlender Motivation zur Teilnahme. Nicht alle Präventionsprojekte konnten bislang trotz hoher Motivation der Durchführenden positiv evaluiert werden. Eine Übersicht über Projekte mit nachgewiesener Effektivität gibt die ‚Grüne Liste Prävention'[49].

Es stellt sich die Frage, ob auch eine Prävention von Gewaltvorkommnissen größten Ausmaßes von mitunter apokalyptischen Dimensionen, das sind Staatsterrorismus, Pogrome, Kriege und Völkermord, möglich ist. Die hierzu in der Nachkriegszeit geschaffenen Organisationen der UNO, insbesondere die 1948 beschlossene *Konvention über die Verhütung und Bestrafung des Völkermordes*, erwiesen sich in vielen Konfliktsituationen als effektiv, bei Weitem aber nicht immer. Am wenigsten anfällig für Kriegsführung, Staatsterror und Völkermord sind Staaten mit einer demokratisch gewählten Regierung, einem Mehrparteiensystem, das die Pluralität von Meinungen garantiert, und einem parlamentarisch kontrollierten Gewaltmonopol[20].

Schlussbemerkung

Trotz aller Hochtechnisierung liegt unsere im Reptilteil unseres Gehirns verankerte mentale Grundausstattung immer noch auf Steinzeitniveau. Dieses kann nur durch Bildung und nochmals Bildung, insbesondere in Form der Aneignung prosozialer Einstellungen und moralischer Normen, korrigiert werden.

Die beste und nachhaltigste Gewaltprävention ist eine Erziehung, die in der formbarsten Lebensphase, das ist das Kleinkindesalter, durch intensive positive emotionale Zuwendung eine stabile Bindungsfähigkeit, zwischenmenschliche Wärme und ein Gefühl für Fremdwerte vermittelt. Ist diese Voraussetzung nicht gegeben, bleibt die Wirksamkeit gesellschaftlicher Maßnahmen zur Gewaltprävention äußerst begrenzt.

Bildnachweis
Abb. 21.1 Eigene Darstellung

Literatur

1. Goldsmith DR, Rapaport MH, Miller BJ. A meta-analysis of blood cytokine network alterations in psychiatric patients: comparisons between schizophrenia, bipolar disorder and depression. *Mol Psychiatry*. 2016;21(12):1696–1709. doi: https://doi.org/10.1038/mp.2016.3
2. Al-Diwani AAJ, Pollak TA, Irani SR, Lennox BR. Psychosis: an autoimmune disease? *Immunology*. 2017;152(3):388–401. doi: https://doi.org/10.1111/imm.12795

3. Bogerts B, Winopal D, Schwarz S, u. a. Evidence of neuroinflammation in subgroups of schizophrenia and mood disorder patients: A semiquantitative postmortem study of CD3 and CD20 immunoreactive lymphocytes in several brain regions. *Neurol Psychiatry Brain Res.* 2017;23:2–9. doi: https://doi.org/10.1016/j.npbr.2016.11.001
4. Hare RD, Clark D, Grann M, Thornton D. Psychopathy and the predictive validity of the PCL-R: an international perspective. *Behav Sci Law.* 2000;18(5):623–645. http://www.ncbi.nlm.nih.gov/pubmed/11113965.
5. Hare RD. *The Hare Psychopathy Checklist-Revised (PCL-R).* Toronto, Ontario: Multi-Health Systems; 1991.
6. Müller-Isberner et al. R. *Die Vorhersage von Gewaltaten mit dem HCR-20.* Institut für Forensische Psychiatrie Haina; 1998.
7. Rettenberger et al. M. *Deutsche Version des Violence Risk Appraisal Guide Revised (VRAG-R).* Wiebaden: Eigenverlag Kriminologische Zentralstelle,; 2017.
8. Institute for Economics & Peace. *German Peace Index 2020, Measuring the Dynamics of Peace.* Sydney; 2020. http://visionofhumanity.org/app/uploads/2020/04/DPI-2020-web.pdf.
9. Bundesministerium für Familie Senioren Frauen und Jugend. Demokratie Leben. https://www.demokratie-leben.de/das-programm/ueber-demokratie-leben/modellprojekte. Zugegriffen September 20, 2020.
10. Violence Prevention Network. https://violence-prevention-network.de/angebote/projektuebersicht/. Zugegriffen September 24, 2020.
11. Groeger-Roth et al. F. Universelle Prävention. In: Brahim, BS; Kemmesies U, Hrsg. *Handbuch Extremismusprävention, Gesamtgesellschaftlich Phänomenübergreifend.* Bundekriminalmt; 2020:453–468.
12. Allroggen et al. M. Handlungsfeld „Indizierte Extremismusprävention". In: Slama, Brahim Ben, Kemmesis U, Hrsg. *Handbuch Extremismusprävention, Gesamtgesellschaftlich Phänomenübergreifend.* Bundeskriminalamt; 2020:505–522.
13. Allroggen M, Fegert JM, Leuschner V, Scheithauer H. Prävention und Prognose hoch expressiver Gewalttaten bei Jugendlichen – Eine schwierige Herausforderung. *Z Kinder Jugendpsychiatr Psychother.* 2016;44(3):177–179. doi: https://doi.org/10.1024/1422-4917/a000420
14. Sadowski F, Rossegger A, Pressman E, Rinne T, Duits N, Endrass J. Das Violent Extremism Risk Assessment Version 2 Revised (VERA-2R): Eine Skala zur Beurteilung des Risikos extremistischer Gewalt. Deutsche Übersetzung. *Kriminalstatistik.* 2017;5:335–342.
15. Bundeskriminalamt. Presseinformation: Neues Instrument zur Risikobewertung von potentiellen Gewaltstraftätern. https://www.bka.de/DE/Presse/Listenseite_Pressemitteilungen/2017/Presse2017/170202_Radar.html. Published 2017. Zugegriffen September 24, 2020.

16. Scheithauer, H.; Leuscher V. *Krisenprävention an Schulen: Das NETWASS-Programm zur frühen Prävention schwerer Schulgewalt.* Stuttgart: Kohlhammer.; 2015.
17. Bannenberg B. Schlussbericht Projekt TARGET. Teilprojekt Gießen: Kriminologische Aspekte von Amoktaten – junge und erwachsene Täter von Amoktaten, Amokdrohungen. Bundesministerium für Bildung und Forschung. https://www.uni-giessen.de/fbz/fb01/professuren-forschung/professuren/bannenberg/mediathek/dateien/schlussbericht-target-giessen.pdf. Published 2017.
18. Marx, Tim; Marx, Manja; Rektorik, Steffen; Beck, Norbert; Nopens HW. *Anti-Gewalt-Training Magdeburg.* Lengerich: Pabst Science Publisher Verlag; 2011.
19. Groeger-Roth F. Grüne Liste Prävention – CTC – Datenbank empfohlener Präventionsprogramme. Landespräventionsrat Niedersachsen. https://www.gruene-liste-praevention.de/nano.cms/datenbank/information. Published 2020. Zugegriffen September 24, 2020.
20. Rummel R. *Statistics of democide: genocide and mass murder since 1900.* New Brunswick/NJ: Transaction Publishers, Rutgers University; 1997.

GPSR Compliance

The European Union's (EU) General Product Safety Regulation (GPSR) is a set of rules that requires consumer products to be safe and our obligations to ensure this.

If you have any concerns about our products, you can contact us on

ProductSafety@springernature.com

In case Publisher is established outside the EU, the EU authorized representative is:

Springer Nature Customer Service Center GmbH
Europaplatz 3
69115 Heidelberg, Germany